—原水文化—

您的健康，原水把關

—原水文化—
您的健康，原水把關

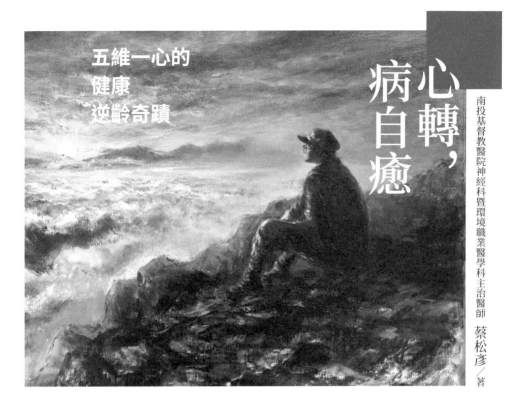

五維一心的
健康
逆齡奇蹟

心轉，
病自癒

南投基督教醫院神經科暨環境職業醫學科主治醫師　蔡松彥／著

非主流醫學（互補另類醫學）的範疇很廣，其對疾病的評估及療癒方式，不一定為主流醫學所認同及接受。本書中所提到的非主流醫學領域，在有限的資源下，盡量以客觀的角度取得有證據基礎的結果，其依據包括醫學研究報告、其他相關書籍、作者個人實驗或實際體驗、所親自輔導癌症患者之觀察、或網路上取得的訊息。以上資料以主流醫學的嚴謹實證證據等級而言，相信還有許多不足之處，但囿於人事物地之限制，非主流醫學之證據基礎有時無法以主流醫學的角度來滿足，但這不一定代表其非具有真實性，但也因主客觀條件限制或變異，其中也有可能缺乏再現性，甚至造成負面的結果。所謂「盡信書，不如無書」。

既然非主流醫學其證據等級或許可能不足，為何作者還要專書介紹此範疇？因為除了癌症之外，更多的疑難雜症如自體免疫系統失調、神經或其他器官的不明原因退化疾病、孩童的發展障礙以及當前最嚴重的 COVID-19 病毒，都是目前主流醫學還無法完全滿足病患期待結果的領域，其中還有很多的未知，基於對恢復健康的盼望及維護自身的權益，民眾或許會自行尋求其他的治療可能。但問題是非主流醫學

領域非常廣泛，患者可能求助無門，也可能莫衷一是，作者本身也曾走過這條辛苦的路，因此才分享個人的經驗及一路走來的心路歷程，無非希望能讓患者在最短的時間及最少的金錢投入下，盡量避免走冤枉路而能得到最佳的療癒結果，但或許這並不一定能完全滿足讀者的期待。

因此建議讀者應以客觀嚴謹的角度來了解此書所提到的任何內容，先求無害再求有益，依個人的狀況，選擇對自己最有益而無疑慮的部分來提升自己的健康。如有任何疑慮，不宜貿然接受非主流醫學所涉及的領域，作者也無法對私自因本書所提到內容而自行操作或體驗的讀者負責其後果。讀者應隨時諮詢專業人士，並在專業人士的指導或執行下進行非主流醫學所涉及的一切行為或服務，才能保障自身的權益。

心
轉
病
自
癒

致
謝

　　從我罹患肺癌至今將近 8 年，經由主流及非主流醫學的共同治療，已康復 6 年。期間歷經治療的嚴重副作用，疑似腫瘤復發，人生陷入谷底，似乎看不到希望與未來，但由於許多人的協助及陪伴，我才能得以重生。以下的內容基本上與我的第一本書《心轉癌自癒》的內容雷同，但我還是將它保留下來，如果已閱讀第一本書的讀者可以略過。我的目的是強調凡事飲水思源，沒有以下的貴人及善緣，我無法重生，更不可能藉此幫助更多無助的患者，也無法出版第二本書，來延續他們的光與熱來給予需要的患者也許微不足道但可能剛好符合他們需求的一條指引之道。讓他們在徬徨無助時，重新燃起對生命的希望。從靈性的法則，一切的生靈都是同源，所謂「無緣大慈，同體大悲」，唯有透過感恩，分享與愛，才是最大的療癒力量，勝過一切有形的治療及養生調理。

　　首先，我要感謝南基醫院顏玉娟副主任，因為她適時提醒我進行健康檢查，才讓我得以提早發現肺癌，及時治療。另外要感謝我的兩位臨床主治醫師——彰化基督教醫院的胸腔外科鄭清源主任（現雲林基督教院長）及胸腔內科林慶雄醫療長（現彰化基督教醫院副院

長），與影像醫學部李國維醫師（現員林基督教醫院院長）團隊及病理部葉坤土主任團隊，在第一黃金時間協助診斷及治療我的肺部腫瘤。感謝雲林基督教醫院李重臣主任團隊長期協助我的影像診斷追蹤。感謝彰化基督教醫院體系，尤其是總院（彰化基督教醫院）、南投基督教醫院及雲林基督教醫院裡所有曾經關心我或提供協助的長官們，包括前蔡崇偉董事長及總院郭守仁院長及同仁，因為您們的專業、支持及協助，使我能得到妥善且無微不至的醫療服務及照護。感謝牧師及同工們的代禱，使我領受神的恩典。

另外，我要感謝田雅各及曾綺華醫師，因為您們使我有機會認識了另外兩位讓我生命從谷底轉折的貴人——宋東豪先生及錢柔先中醫師，讓我開始對非主流醫學的飲食營養療法及其他相關療法有了新的體悟及實踐。

接著，我要感謝我的家人，我的母親在我罹病期間隱忍她的悲傷，默默支持我。我的大哥為我祈福。而我的賢內助一路無怨無悔的陪伴我不停的往來奔波於醫院與家之間，提供我一個舒適的調養環境，辛勤的打理一切，是我能夠重獲健康的最大支柱。

隨著，我要感謝所有經過我輔導的癌症個案，包括在本書中提供相關病情資料及分享他們努力過程的個案，文中所提及的個案，及其他的每一位個案，您們都讓我從中有所學習及成長。而一些從其他資源取得的成功個案，不管來自何方，您們的經歷是每一個患者生命反轉的契機，我替自己及所有的患者感謝您們。另外，我要感謝曾經在生命中任何給我協助過的人，也許我忽略了或者不認識您，我也在此一併致謝。而我也感謝曾經讓我跌倒、失落及痛苦的人或事，因為您們才讓我更懂得人生的真諦。

感謝我所任職的彰化基督教醫院體系及總院院長陳穆寬，前協同院長郭守仁及董事長陳信良的支持，提供我一個可以幫助癌症患者的平台，也感謝營養部門的協助，共同藉由定期及不定期的癌症調理養生班教育課程和相關活動，使癌症患者能夠正確的認知整合醫學的重要性，一方面接受主流醫學的治療，另一方面藉由具有實證基礎的非主流醫學輔助，提升自己的免疫力，達到癌症療癒的最好結果。另外，也在同樣的支持下，為了強調食安及有機食材營養成分對健康與疾病療癒的重要性，並回歸土地的永續利用，造福民眾，彰基已開始扮演領航者的角色，在彰化鹿港地區設立了「彰基大健康有機生態園區」，將從「醫、養、食、農、教」五個面向推展，讓民眾獲得真正的健康。此書中有一段飲食營養相關的內容委請前營養部林佳青執行長就其專業撰稿，也感謝她的辛勞。藉由樓宇偉博士推薦原水文化出版社，而總編輯林小鈴也欣然同意出版這本或許是冷門的書籍，同時相關人員潘玉女及吳燕萍女士的專業協助，使第二本書得以繼續順利出刊，在此一併致謝。

林燦城醫師帶我進入中醫學習之門，黃建成醫師開啟我對氣功養生調理的認識，陳光敏老師指導我研習太極拳，王德槐老師讓我瞭解內金丹功（法）的奧祕，曾坤章老師演示了量子信息醫學的發展潛能，陳銘堂老師及其弟子李文瑞醫師指導我無相氣功（學），莫雪子及鄭安淇老師是我在臼井靈氣及巴哈花精學習的啟蒙者。王長寧博士讓我在現有主流醫學的限制下，找到可以追蹤我癌症病情的評估工具。李泰宗老師使我體悟了傳統的「風水」可以在現代科學的環境生態影響學下找到共同的對應點。

在其他相關非主流醫學領域，李德初醫師、林承箕理事長（醫師）、劉大元醫師、江志宏醫師、鄭惇方醫師、賴美惠醫師、阮慶定

心轉病自癒

致謝

醫師、吳秉賸醫師、楊紹民醫師、高有志醫師、王群光醫師、林君宜醫師、吳剛先生、王真心老師、林維洋先生都給予很多指導。經由我大學同學黃旭瑞醫師的因緣，陸續認識了黃旭瑩先生、李邦敏先生、黃進祥先生、樓宇偉博士、呂銘峰老師、陳萬壽先生、吳清忠先生、高誌駿先生、黃俊凱先生等人，他們對我在上述領域的引領及分享，讓我也受益良多。

在德國的 Dr. Folker Meissner、Dr. Michael Ptok 夫婦、葡萄牙的 Dr. Nuno Nina，也讓我了解並學習歐洲非主流醫學的發展及臨床服務的狀況，並發現在歐洲非主流醫學領域中的同類（順勢）療法及花精療法有如我們的中醫一般，也是民眾除了主流醫學外的一個選項。同類（順勢）療法在某些歐洲國家可以得到醫療保險給付，也是官方認可的，而且歐洲的非主流醫學中，經絡系統及氣場氣輪能量醫學體系被廣泛的應用。

另外，中醫方面，經由譚志高醫師的引薦，陸續認識了馮勁驃醫師，受他的開導，又學習了張菁蓉醫師的舌問—四維療法及潘曉川醫師的經典中醫自洽體系，發覺中西醫的結合，是癌症整合療癒中另一種很好的選項。在此一併致謝他們。

此外，尤其是崔玖教授、李嗣涔校長、潘念宗教授、李順來教授及已故的陳國鎮教授及王唯工教授這些前輩們，他們都曾是在主流學術界的菁英分子，卻毅然放下了原來受到的肯定及光環，在非主流科學領域，長期無怨無悔投入及做出貢獻，為科學注入了新血，也拓展了科學的疆界。他們的付出及堅持，讓我深深感動並藉此預見了未來醫學的無限可能。非常感謝他們讓我能夠有所學習並不斷的成長。李嗣涔校長及王德槐老師是我於約 30 年前臺大神經科當住院醫師時，基於當時國科會主委陳履安先生的授意下，在臺大醫院與我的老師張楊

全教授一起進行氣功研究，當時當住院醫師忙於自己的專業研習，只隱約知道有一群神祕的人士藉由神經科的相關儀器進行相關氣功對腦部功能影響的相關研究，當時並無緣接觸見面，想不到日後一場大病，反而讓我重新以非主流醫學的角度認識了他們，並有所學習且收穫滿滿。這或許是上天的巧妙安排，希望藉此讓我由主流進入非主流醫學的殿堂，並由我個人的學習及體驗所得，來協助在此領域尚不得其門而入但又有所期待或需求的民眾。

最後，我感謝上天讓我得到癌症，因為這個病讓我的人生有了不同的轉折，讓我重新省思生命的意義。在我的人生下半場，我將會盡量貢獻我在這條重生之路上所獲得微不足道的體悟，希望能使更多如我當時罹癌陷於無助時一般的民眾，再次拾起生命的力量，踏上療癒之路，重獲新生，並將他們的經驗，再度發光發熱，幫助更多的人。

原來，這世界一直是如此美好，只在於你如何面對它。

我的第一本書《心轉，癌自癒》主要在強調我個人罹癌後的學習、成長、重生歷程分享，以及癌症成因探討與主流醫學的可能療癒之道。

我是同時具有神經內科、環境職業醫學及重症醫學三個臨果醫學領域的專科醫師，也具有公共衛生的碩博士學習歷程。對於各種疾病的成因（內因及外因）、預防及對治已有過去累積的基礎。因此這幾年我除了以個人罹癌經驗幫助癌症患者之外，也協助各種急慢性病及疑難雜症的患者，讓他們除了主流醫學的治療外，還有其他的選項可以重新找回健康的身心。

我也重新省思疾病的成因，發覺原來所有疾病的原因不外乎（一）外因：物理性、化學性及生物性；（二）內因：不良生活型態、心理情緒面及先天特質，只是各個影響的權重可能不一。但是藉由我在書中所提出的成因樹狀圖，讀者可以按圖索驥找到自己可能的病因來進行調整。另外，我也強調身心靈三個面向對人體的整體健康缺一不可，一般大眾往往重視有形如營養及運動的改善，但容易忽略心理情緒及靈性的部分，然而這無形的後者才是所有疾病的最終源頭，在此書中將一一詳述，使讀者能藉此找到完整的療癒之道。

書中除了針對癌症，也探討常見的心血管疾病，當前影響鉅大COVID-19及較少見的疑難病症領域，讓此書的可讀性更為寬廣。而且當民眾閱讀完此書，會有一種豁然開朗的感覺，原來疾病都是同源的，只要透過本書中五維一心的養生調理之道，適時再配合主流醫學的適時治療，遠離疾病，重新恢復健康並非那麼困難。

在此書中，我會盡量依非專業的醫學術語來讓民眾了解相關內容，也會以圖或表使民眾閱讀上更易領會。本書中，將有我輔導過的個案來分享其心路歷程，希望能對所有民眾有所助益。在附錄中，有專文介紹一些我個人體驗或涉獵的非主流醫學的領域，讓可能需要的民眾，找到相關的知識、服務或產品。下文的表格也列出我曾經涉獵過的互補另類醫療範疇，如有民眾有這方面的需求，可以與我聯繫交流。

最後，我用 2016 年肺癌康復後登尼泊爾卡拉帕塔峰（海拔 5550 公尺）眺望珠穆朗瑪峰（世界最高峰）的留影來鼓勵任何生病的民眾。希望透過我的體驗及分享，讓民眾有更多的治療及調理選擇，在療癒養生的路上更順利，重新建立嶄新健康喜樂甚至逆齡回春的人生。

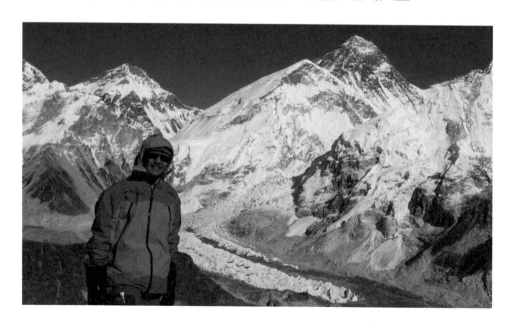

本人所曾接觸相關互補另類醫療範疇

評估	療癒
· 超微癌症基因檢測	· 中藥、針灸（傳統、電針、彩光、雷射）
· 克里安攝影	· 華陽複方
· 腦波意識測量（Brainlink 勝宏精密科技）	· 低糖生酮飲食、營養補充品
· 潘念宗特殊免疫系統功能檢測	· 蓮見疫苗免疫療法
· 安拓經絡儀（自購）	· 光、音樂及礦石療法
· 光子密碼儀 (SE-5) 量測（自購）	· 精油療法
· 遠音 Power AVS 2D&3D 氣場脈輪系統（自購）	· 顧薦椎療法
· TimeWaver 信息場系統（自購）	· 舒曼波共振
· Aaronia 電磁頻譜分析儀（自購）	· 氣功（無相氣功 - 陳銘堂、內金丹法 - 王德槐、返老還童氣功、中華生物能醫學氣功、返璞歸真氣功……）、太極拳
· 八字命理、紫微斗數、卜卦問事、奇門遁甲	· 靜坐（心）調息
· 風水	· 辟穀斷食
· 虹膜學	· 調整風水、祭改
· Vitastiq 營養素檢測儀	· 信息場療法（光子密碼儀、TimeWaver Med、RealTimeWaver）
· 心率變異分析儀（TW cardio pulse、 HeartQuest HRV、麗台科技郭博昭教授共同研發之 HRV）（自購）	· TimeWaver Freq & Home, Healy 頻率療法
· 細胞地域分析（Vincent 生物電子分析儀）（自購）	· 順勢（同類）療法，含頻率轉換儀（鄭惇方、劉大元）
· 水質 H2 測定儀（自購）	· 溫熱療法，遠紅外線照射
· KME 頻譜分析平衡儀系統（自購）	· 螯合療法
· Consort PH、Redox & ORP 測定儀（自購）	· 花精療法，含巴哈花精
	· 南氏去過敏療法（NAET）

評估	療癒
• 王唯工金姆脈診儀（自購） • Rayonex 生物能共振（保羅施密特）（自購） • MORA 生物能共振（自購） • IPP 3D-NLS 非線性系統（Metatron） • 催眠療法 • 阿卡西紀錄 • 癌症、各種體質及疾病風險基因檢測（大江基因、先見基因） • 腸道菌相分析（瀚仕功能醫學、臺灣腸道公民科學計畫、醫新生命科學） • 粒線體檢測 • 端粒檢測	• 日本礒谷式力學療法 • 靈氣（臼井、銀河射線療法） • 氫（水 / 氣）療法 • 生物頻譜共振療法（KME） • Rayonex 生物能共振系統（自購） • MORA 生物能共振（自購） • IPP 3D-NLS 非線性系統（Metatron） • 催眠療法 • 梅爾卡巴療法 • 金字塔能量療法 • 垂直及水平律動儀（Bgreen） • 自天然經絡氣血共振儀 • 人體工學鞋墊（Superfeet、Footdisc） • MET 經皮電刺激 • 御富通（提升腎功能） • 活新寶（延長端粒） • 幹細胞療法 • 肌筋膜及骨架結構調整

目錄

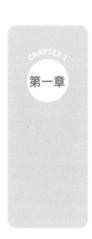

面對 21 世紀大瘟疫
及各種疾病的療癒良方

五維一心蔡氏養生療癒法

第二章

壹 · 營養

貳‧活動

叁‧紓壓

肆・排毒

伍・靈昇

陸・心

互補另類療法介紹及體驗分享

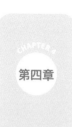

見證美好生命

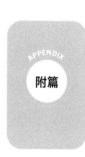

檢核表

心轉病自癒

面對 21 世紀
大瘟疫及
各種疾病的
療癒良方

六維一心療法＝
身心靈皆安康

2019 年，全世界因為新型冠狀病毒（COVID-19），變得很不一樣。這個病毒傷害的不只是人的身體，更嚴重傷了人心。心是牽動全身的主宰，心轉病自癒，包括癌症，所有的病都會因為心念轉變而痊癒。有人可能會問：「真的嗎？只要我想病會好，就真的會好？」當然會，因為你的想法會變成你的行動，行動就會產生執行力，一步步往好的方向邁進，病自然就會好。

對於身體的健康運作，我提出了六維一心的概念。六維代表六個面向，如下圖。其中的主流是指主流醫學，是一個很重要的實證基礎；第二個是營養，不論是癌症或任何疾病，營養占了 1/3 的影響力；活動及運動，就如健康養生的雙軸，也具備相對的重要性；再來是搭配舒壓與排毒，以及靈性方面的成長；另外，最重要的是我們的「心」，只要心願意改變，不論是什麼疾病，都有機會痊癒。

六維一心

主流

營養

紓壓

靈昇

排毒

活動

心

21 世紀影響
全球的大瘟疫

3 年前，大家對冠狀病毒的認識可能有限，但 COVID-19 疫情爆發後，在媒體不斷放送訊息下，人人聞 COVID-19 色變。COVID-19 病毒為何可怕？可從歷年來各種病毒的影響狀況做比較。首先看看在 2002 年 11 月至 2003 年

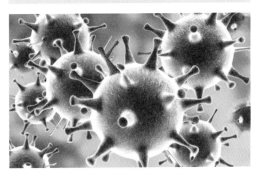

9 月間流行的 SARS-COV（嚴重急性呼吸道症候群冠狀病毒），它的致死率為 10%，當時引起相當大的驚慌，曾經在臺灣造成一段時間的小型爆發；其次是 MERS-COV（中東呼吸症候群冠狀病毒），主要流行在中東地區，致死率更高達 34%；另外是季節性的流感，死亡率約為 0.1%；至於這次的 COVID-19，死亡率介於流感和 SARS 之間，目前死亡率大約是 2% 到 3%。

歷來冠狀病毒比較表

病毒	病死率（CFR）
嚴重急性呼吸道症候群冠狀病毒，簡稱 SARS 冠狀病毒（SARS-CoV）	10% Venkatesh and Memish (2004) Munster et al. (2020)
中東呼吸症候群冠狀病毒（MERS-CoV）	34% Munster et al. (2020)
季節性流感（Seasonal flu [US]）	0.1% 美國 CDC
伊波拉病毒（Ebola）	50% 2013-2016 年爆發時為 40% WHO (2020) Shultz et. Al (2006)

資料來源：漢和源株式會社

近期許多公衛疾病研究陸續發布，已經讓大家比較了解 COVID-19 病毒，從研究數據得知 COVID-19 對於各年齡層的致死率有相當明顯的差異。確診者越年輕，致死率相對越低，但還是有一些年輕者染疫即重症死亡案例，這與他是否有其他疾病與以及平日生活型態有極大關係，年輕不代表一定健康。50 歲以上整體死亡率就變高了，到 60 歲以上更是大幅上升，這是由於年長者免疫系統啟動較緩慢，而且這個族群的人慢性病發生率也較高所致。以下圖例是中國的狀況。

而在臺灣，COVID-19 自今年（2022 年）1 月起至 4 月 28 日

本土病例共累計 6 萬 3006 例，其中 189 例中重症、9 例死亡。根據前臺大醫院感染科醫師林氏璧的統計 49 歲以下佔了感染總人口近 8 成，僅有 27 例中重症和一例死亡；50 歲以上僅占感染人口兩成，但有 172 例中重症和 8 例死亡。60 歲以上僅占感染人口 10.7%，但 148 例中重症和 7 例死亡，占了中重症和死亡的 8 成。年長者真的較容易引發重症。從確診分年齡的中重症和致死率分析發現，危險群在 50 歲以上，越年長風險越高。中重症的機率隨年齡升高，49 歲以下在萬分之 7 以下，50 多歲是 0.23%，60 多歲是 0.82%，70 多歲是 2.13%，80 多歲是 9.27%，90 歲以上跳到 14.8%。情況也是類似。[1]

影響 COVID-19 致死率的因素，與是否有潛在疾病有極大的相關性，這正是為何我要不斷強調自然醫學、養生調理的重要性，因為我們所做的一切努力，不是只為了要防範 COVID-19，而是希望調理到自己的身體完全沒有其他疾病，自然就不會有 COVID-19 或

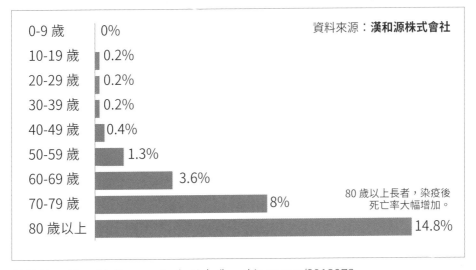

COVID-19：依年齡別，早期致死率在中國狀況

年齡	致死率	
0-9 歲	0%	資料來源：**漢和源株式會社**
10-19 歲	0.2%	
20-29 歲	0.2%	
30-39 歲	0.2%	
40-49 歲	0.4%	
50-59 歲	1.3%	
60-69 歲	3.6%	
70-79 歲	8%	80 歲以上長者，染疫後死亡率大幅增加。
80 歲以上	14.8%	

[1] https://health.ltn.com.tw/article/breakingnews/3913973

其他病毒入侵的問題。

　　舉例來說，根據中國的發表數據，若有癌症病史而染疫，致死率就有 5.6%；有三高問題，致死率也是節節高升；患心血管疾病者染疫的致死率高達 10.5%。臺灣因為死亡個案較少，目前無正式的整體統計分析資料，但從媒體的死亡個案報導中不難發現大多數的致死個案，如果不是年齡高，通常大都合併潛在疾病，例如心肺系統、神經或免疫系統疾病、三高或癌症等。或許你也會疑惑，心血管疾病與 COVID-19 有什麼關聯？從中醫的角度比較容易解釋：因為血液負責運送人體所需氧氣、養分及免疫細胞，用來抵抗壞細胞與所有入侵身體的病毒、細菌、黴菌等，若人的心血管有問題，身體就容易產生經絡阻塞、氣血不通的狀況，其影響的層面不單單是血流不順的問題。如果身體完全沒有其他疾病，就算染疫，致死率則會降到 0.9%。

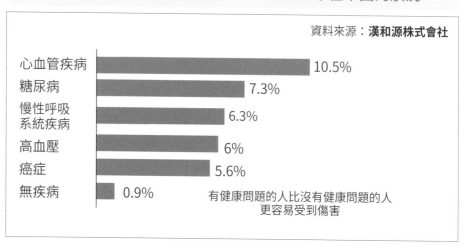

COVID-19：依潛在健康狀況，早期致死率在中國的狀況

資料來源：**漢和源株式會社**

心血管疾病 　10.5%
糖尿病 　7.3%
慢性呼吸系統疾病 　6.3%
高血壓 　6%
癌症 　5.6%
無疾病 　0.9%

有健康問題的人比沒有健康問題的人
更容易受到傷害

03

身體的健康
自己維護

　　再來看看臺灣人的健康狀況。依據內政部主計處公布的統計數據，2021 年臺灣人的平均壽命是 81.3 歲，算是長壽的國度，以直轄市（六都）相較，前三名的縣市為臺北市、新北市與桃園市。女性（84.7 歲）比男性（78.1 歲）壽命長，高出將近 6.6 歲，表示女性基本上似乎比較懂得照顧自己的身體。本人觀察的非正式統計後發現，女性的醫囑順從度通常較高，另外女性因為長期從事家務的身體活動較多，根據醫學研究，身體活動量愈高，越有益身心，因此可能身體也相對能維持較健康狀況，也是給長期辛苦家務女性的回饋。

　　另根據衛福部統計處 2019 年的數據，國人罹病後失能、臥床的「不健康生存年數」時間是 8.5 年，如此換算下來，真正健康平均餘命只剩下 72.4 歲。從這個角度看，國人雖然長壽，但並不全然健康。所以養生調理的目標，應是讓大家能夠健康活到老，而不是躺在病床上。

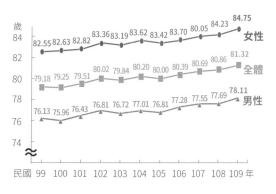

資料來源：內政部

根據 2020 年衛福部統計資料，臺灣人的十大死因中，癌症（惡性腫瘤）連續 39 年蟬連第一位，第二名是心臟疾病，本來居第三名的腦血管疾病降到第四名，肺炎躍升到第三名。這次 COVID-19 疫情之所以如此大爆發，原因之一是因為慢性病患者越來越多，免疫系統變差，一旦年紀大了，肺炎對身體造成的傷害就不容小覷。以前大家可能會認為，感染病毒後只要打打抗生素就沒事了，但事實上，肺部感染病毒引發的肺炎已經是國人十大死因第三名，這也難怪 COVID-19 會引起大家的恐慌與重視。

國人近年平均餘命、健康平均餘命與不健康生存年數

年度	0 歲平均餘命	健康平均餘命 (*1)	不健康生存年數 (*2)
2005 年	77.4	69.5	7 9
2010 年	79.2	71.0	8.2
2011 年	79.1	70.8	8.3
2012 年	79.5	71.6	7.9
2013 年	80.0	71.8	8.2
2014 年	79.8	71.6	8.2
2015 年	80.2	71.9	8.3
2016 年	80.0	71 8	8.2
2017 年	80.4	72.1	8.3
2018 年	80.7	72.3	8.4
2019 年	80.9	72.4	8.5
2020 年	81.3	--	--

* 註：

1. 以原有平均餘命為基礎，扣除因不健康狀態損失之年數而調整的平均餘命。係基於現行死亡率及疾病盛行率估算各種健康狀況下，預期可健康生活的年數。
2. 不健康生存年數 = 平均餘命 - 健康平均餘命

資料取自：新新聞 製表人：黃天如

排名	死因	人數
1	惡性腫瘤	50,161
2	心臟疾病（高血壓性疾病除外）	20,457
3	肺炎	13,736
4	腦血管疾病	11,821
5	糖尿病	10,311
6	事故傷害	6,767
7	高血壓性疾病	6,706
8	慢性下呼吸道疾病	5,657
9	腎炎、腎病症候群及腎病變	5,096
10	慢性肝病及肝硬化	3,964

至於癌症死亡原因，以肺癌最多，其次為肝癌及結／直腸癌，如下表：

排名	癌症死亡原因	比例（%）
1	氣管、支氣管和肺癌	19.2
2	肝和肝內膽管癌	15.5
3	結腸、直腸和肛門癌	12.9
4	女性乳癌	5.3
5	前列腺（攝護腺）癌	3.4
6	口腔癌	6.7
7	胰臟癌	4.9
8	胃癌	4.7
9	食道癌	3.9
10	卵巢癌	1.4

什麼原因導致癌症及
各種疾病發生？

　　各種慢性病，包括癌症，很少是由單一因素所造成，致病成因可分為外因性的物理性、化學性、生物性因素，而內因性則包含基因或先天體質、不健康生活型態、心理情緒等。（參見下圖）

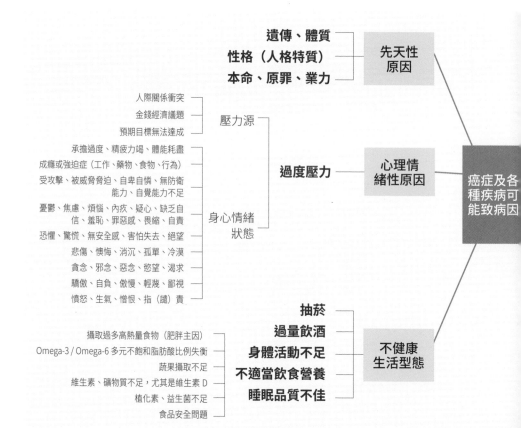

（一）外因性因素

1. **物理性：**包括環境中的電子煙霧、地理磁區干擾；以及其他有害物，如電磁波、噪音、異常溫度等。
2. **化學性：**包括來自環境的，如空氣汙染、水汙染、藥物等；以及生活中的有害物質，如有機／無機化合物、農藥、重金屬等。
3. **生物性：**指的是病毒、細菌、黴菌、寄生蟲等。

（二）內因性因素

1. **先天因素：**包括遺傳、人格特質，以及本命／原罪／業力。
2. **不健康生活型態：**例如抽菸、過量飲酒、身體活動不足、飲食營養不足、睡眠品質不佳等。
3. **心理情緒性：**一般指的是過度壓力，又可分為源自人際、金錢（經濟）等所造成的壓力源；以及個人的身心情緒狀態。

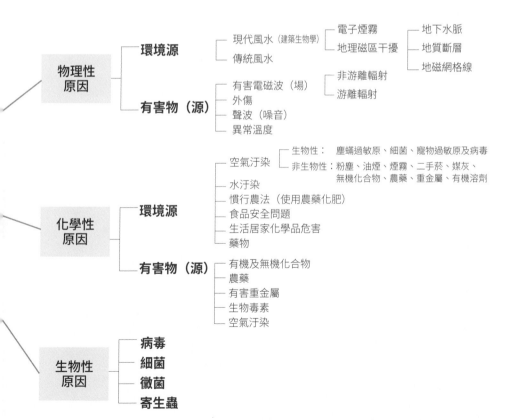

整合醫學六維一心

　　罹癌後,我就不停地追溯我得到癌症且又不能避免復發的原因,抽絲剝繭,一一探源後,自己有了一些體悟,所以這趟追溯之旅,與其說目的在探究罹癌因素,更貼切的說法是,這是自我檢討的心路歷程。

　　雖然近幾年的臨床數據顯示,癌症可在短短 2 至 3 年間產生,但未病之前沒有好好關照自己的身心,以及不在乎上述的各項危險致病因子,讓可改善及預防的因子累積成大問題,才是導致一發不可收拾引發疾病的最關鍵因素。

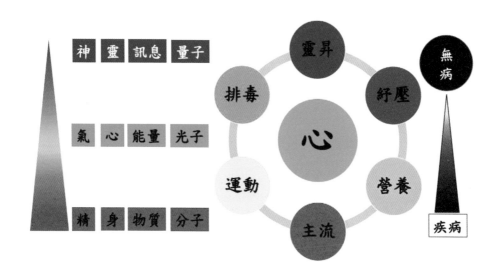

既然致病成因是多面向的，因此治療時除了主流醫學外，應同時從外因性及內因性原因著手，以減少對身體的危害，增強自身免疫能力，達到急性期的治癒及維持身體良好運作機能的終極目的。

而且我更發現，上述的致病因素，不管是癌症或是任何疾病，也是大多數民眾都會面臨的，只是每種疾病或個人罹病時，上述致病因素所占的比重或有差異而已。透過六維一心整合療法，從疾病到無病，是人人都應追求、且可以達到的目標。

06

年齡與健康不是等號，
人人都可以健康到老

70 歲，已經可以算是高齡長者，但真的能代表「老」嗎？

先前有媒體新聞報導了一位中國名模王德順，雖然已達 79 歲的年紀，但全身卻有著結實強壯的肌肉，看不出多餘的脂肪。他每天花時間鍛鍊自己的身體，因得到健康的結果。

在日本，也有一位 91 歲、名為瀧島末香的奶奶，她原是一位家庭主婦，從 65 歲開始才接觸運動，循序漸進地進行重量訓練、體操、舞蹈等鍛鍊，後來甚至成為日本最高齡的健身教練。

而在臺灣，一位退休的運安會調查官，雖然已經 65 歲，但一身精壯的肌肉卻絲毫不輸給年輕人，甚至還獲得兩次全國健美協會

舉辦的總統盃健美比賽冠軍。

73 歲的許月寶奶奶經過訓練，在「健力三項」（深蹲、臥推、硬舉）總合，破了個人最佳成績的 100 公斤。

人稱「噴射機阿嬤」的潘秀雲女士現年 83 歲，她自 63 歲起在田徑賽場發光發熱，曾代表臺灣參加亞運田徑賽奪得金牌。在 74 歲時還遠赴喜馬拉雅山脈的安納布爾納峰 AC 大環線，79 歲成功登上 5895 公尺的吉力馬札羅山，創下當地最高齡登頂紀錄。

此外，在世界各地還有更多類似的例子。從他們身上可見，健康與年齡不盡然是畫上等號的。健康是自己用心照顧而來，只要你願意努力，有願意改變，讓自己擁有健康的心態並付諸行動，人人都可以健康到老。

第二章

五維一心
蔡氏養生療癒法

01

維生素 D 含量低者
較易感染及死於 COVID-19

營養與 COVID-19 有關嗎？答案是「有」。

英國伊莉莎白女王醫院（Queen Elizabeth Hospital）基金會和東安格里亞大學（University of East Anglia）的科學家，針對 20 個歐洲國家的 COVID-19 確診病例及死亡率與民眾體內維生素 D 平均含量進行了關聯研究，發現維生素 D 低含量者，比較容易感染 COVID-19，且一旦確診後，死亡率也較高。

維生素 D 不只對 COVID-19 有影響，對癌症也具有一定影響力。從我輔導的個案資料顯示，癌症個案的維生素 D 濃度平均低於正常值 42%，許多數據也顯示，目前國人體內維生素 D 濃度嚴重缺乏，根據衛福部國民健康署之國民營養健康狀況變遷調查成果報告 2017-2020 年，國人血中維生素 D 濃度分布狀況有隨著年齡增加而上升

的趨勢，且男性各年齡層均高於女性。男性 13 至 18 歲青少年、19 至 64 歲成人及 65 歲以上高齡長者，其維生素 D 濃度分別為 28.4 - 28.7 ng/mL、28.5 - 33.4 ng/mL 及 37.1 - 38.0 ng/mL，女性分別為 23.6 - 25.4 ng/mL、22.1 - 27.6 ng/mL 及 30.5 - 33.0 ng/mL（見下表）。

將血清維生素 D 濃度 <20 ng/mL 定義為缺乏，20 ng/mL ≦血清維生素 D 濃度 <30 ng/mL 定義為邊緣缺乏，發現國人維生素 D 缺乏盛行率於男性以 13 至 64 歲最高達 12.5 - 17.4%，其次是 65 歲以上高齡長者達 4.0 - 7.6%；女性以 16 至 44 歲最高達 31.5 - 42.9%，其次是 13 至 15 歲與 45 至 64 歲分別達 18.2% 與 20.5%，65 歲以上高齡長者達 11.3 － 15.1%。女性各年齡層之維生素 D 缺乏盛行率均高於男性，約莫 1.5 至 3.8 倍。

在維生素 D 邊緣缺乏盛行率方面，男性 13 至 44 歲的邊緣缺乏盛行率相對高於 45 歲以上高齡長者，分別為 43.8 - 55.3% 及 20.8 - 29.1%；女性則 13 至 18 歲、19 至 64 歲及 65 歲以上高齡長者分別為 52.1 - 57.3%、40.3 - 42.3% 及 31.4 - 34.5%（見下表）。

若以預防醫學角度切入合併缺乏及邊緣缺乏盛行率來評估國人維生素 D 不足狀況，國人維生素 D 攝取不足狀況相當嚴重，女性各年齡之攝取不足比例高達 4 至 9 成，尤以 13 至 44 歲最為嚴重，男性以 13 至 44 歲高達 6 成最為嚴重。

維生素 D 是身體功能運作很重要的一種營養素，體內缺乏，不僅會造成骨質疏鬆，還可能導致心血管疾病、自體免疫疾病、長期不明原因疼痛、慢性疲勞等，更會增加罹患癌症的機率。民眾應盡量多攝取富含維生素 D 的食物，也可直接補充維生素 D 營養補充品。

2017-2020 年性別、年齡別之維生素 D 的加權平均值及缺乏盛行率 *1

性別	年齡層	人數	Vit D(ng/mL) 平均值	Vit D 缺乏盛行率 *3（%）	Vit D 邊緣 缺乏盛行率 *3（%）
男性	13-15 歲	64	28.7	12.5	55.3
	16-18 歲	99	28.4	17.4	43.8
	19-44 歲	549	28.5	14.9	48.2
	45-64 歲	645	33.4	13.2	29.1
	65-74 歲 [2]	696	38.0	4.0	23.1
	75 歲以上 [2]	355	37.1	7.6	20.8
	19 歲以上	2245	31.7	12.8	37.2
女性	13-15 歲	58	25.4	18.2	52.1
	16-18 歲	94	23.6	31.5	57.3
	19-44 歲	589	22.1	42.9	42.3
	45-64 歲	693	27.6	20.5	40.3
	65-74 歲 [2]	705	30.5	15.1	34.5
	75 歲以上 [2]	288	33.0	11.3	31.4
	19 歲以上	2275	25.8	29.4	39.9
全體	13-15 歲	122	27.1	15.3	53.8
	16-18 歲	193	26.3	23.7	49.8
	19-44 歲	1138	25.4	28.7	45.3
	45-64 歲	1338	30.5	16.9	34.8
	65-74 歲 [2]	1401	34.0	9.9	29.1
	75 歲以上 [2]	643	34.8	9.6	26.7
	19 歲以上	4520	28.7	21.2	38.6

1. 維生素 D 於 2017 收集對象為 13 歲以上，民國 2018-2020 年為 18 歲以上，合計樣本數為 4,835 人；分析結果經 SUDAAN 加權調整。

2. 65 歲以上高齡長者資料為國民營養健康狀況變遷調查與高齡營養監測資料共同分析，後者屬前者取樣架構內，可視為一完整調查一併分析。

3. VitD 邊緣缺乏定義為 20 ng/mL ≦ VitD<30 ng/mL，缺乏定義為 <20 ng/mL。

資料來源：衛福部國健署「國民營養健康狀況變遷調查成果報告 2017-2020 年」

　　民眾如對自己的維生素 D 是否不足有疑慮，可自費到醫院檢測，正常值為 30ng/ml，如果在 30ng/ml 以下但 20ng/ml 以上者，我個人建議可以先加強富含維生素 D 食物的攝取，植物來源包括蕈菇類、有添加維生素 D 的豆腐及穀物，動物來源包括（鱈）魚肝油、富含油脂的魚（鮭魚、鯖魚、鮪魚、沙丁魚）、蛋黃及牛肝等，以及每天接受鄰近中午的陽光 15 分鐘。如果民眾的維生素 D 血中濃度在 20ng/ml 以下者，除了上述的改善方案外，建議應每日服用 2000 IU 的維生素 D，3 個月後再追蹤檢查，依結果重新調整劑量。一般建議每日的維持劑量約 400-800 IU。

癌症個案維生素 D 濃度之實際案例

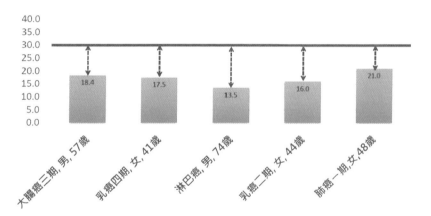

平均比正常值缺少 40%

長期營養失衡
易引起癌症

再來談談，營養是否與癌症有關？當然有。除了維生素 D，其他的營養素對於癌症的預防及預後也很重要。體內的維生素 C、D 都是可抗氧化的，維生素 E 則是全身需要的營養素，因此不只是 COVID-19 或癌症，心血管疾病、呼吸道疾病等，與這些營養素在體內是否足夠皆息息相關。

我曾輔導過一位肝癌四期預後狀況良好個案，他自認為病後非常注重營養，餐餐都留意吃進的營養素，但經過檢測卻發現，他體內維生素 A、C 及植化素只能算是勉強過關，維生素 E 不足，一些抗氧化的微量元素也偏低。這位個案的血液中氧化壓力也偏高，如果三餐能攝取足夠的營養素，其血液中氧化壓力就會降低，相對的，復發機率降低，甚至有機會朝痊癒的方向邁進。

我長期輔導該個案，因為一些主客觀因素，我所建議的低糖生酮飲食及營養補充品的內容，該個案雖有配合但還是未達我為他設定的目標，因此我安排了進一步的相關檢測來讓患者了解他目前身體的實際狀況，因為該個案目前雖是肝癌四期，但身體並無不適，因此從主觀認知，並無法得知自己的營養狀態。從檢測結果可以發

現其抗氧化維生素 A、C、E(a)、D 及抗氧化植化素中的葉黃素，CoQ10，及抗氧化微量營養素硒不是嚴重缺乏、輕度不足、就是位於正常值的低標。這樣全面性的抗氧化營養物質不足，再加上該個案前述的腎上腺皮質壓力相關荷爾蒙失衡，其結果表現出氧化傷害指標包括丙二醛 (MDA)、花生四烯酸過氧化物 (F20IsoPs) 及硝化酪胺酸 (Nitrotyrosine) 過高；另一方面穀胱甘肽轉硫酶 (GSTs) 不足及穀胱甘肽 (T-GST) 過亢。這是一個典型的營養失衡及過度壓力造成氧化傷害的癌症狀況，這會使癌症進入惡性循環而繼續惡化。

　　該個案從此結果才更清楚意識到問題的嚴重性，因此接受了全方位的營養補充品調理，同時三餐飲食也更依循我所建議的原則。在短短的一個月後，病人的體能氣色比之前更加提升，而他更意外的發現原來已經變白的頭髮又重新長出黑髮。一般人的頭髮一旦變白，是很難在短時間再長回黑色的。依中醫的理論，「腎藏精，其華在髮」，而且「肝藏血，髮為血之餘」，所以頭髮能反映我們「腎」與「肝」的健康狀態，也就是「腎精」、「肝血」是否充沛。腎精如果不足，頭髮容易提早出現白髮；而肝血虧虛的話，養分不足，就比較容易掉髮。中醫的腎包括西醫的腎上腺，所以也與我們人體的抗壓能力有關。此個案因為已經二個月前被主流醫學宣布無法再提供更有效的治療，過度壓力下黑髮變成白髮，經由短時間一個月的營養調理又重長黑髮，個案目前只接受非主流的治療，但其癌症指數仍能保持在穩定的狀況，讓他更有信心來面對自己的未來。

　　營養問題一定要加以重視，而且不能光靠自己感受，只憑感覺就認定自己營養已足夠，必要時應運用科學檢測的方式，清楚了解自己飲食是否均衡、營養是否足夠。

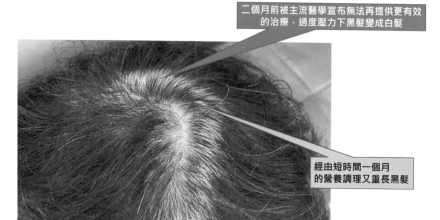

二個月前被主流醫學宣布無法再提供更有效
的治療，過度壓力下黑髮變成白髮

經由短時間一個月
的營養調理又重長黑髮

54 歲男性肝癌四期 血液中抗氧化營養素分析

維生素 A		結果		25th	16th	50th	84th	97.5th	參考區間（理想值）
Retinol	視黃醇	18.8	↓	⊗					38.4-103
β-Carotene	β-胡蘿蔔素	62.4					⊗		8.4-110 (45.9-110)
維生素 C									單位：μg/dl
Vitamin C	維生素 C	<2.50	↓	⊗					4.2-20.6 (12.5-20.6)
植化素									單位：μg/ml
Lutein	葉黃素	16.3			⊗				11.1-68.8 (33.0-68.8)
Zeaxanthin	玉米黃素	4.07				⊗			2.17-8.67 (5.3-8.67)
Lycopene	茄紅素	17.5				⊗			4.4-39.0 (18.6-39.0)
維生素 E									單位：μg/dl
α-Tocopherol	α-維生素 E	7.14	↓	⊗					8.1-24.7 • (15.7-24.7)
γ-Tocopherol	γ-維生素 E	174				⊗			42-370 • (151-370)
δ-Tocopherol	δ-維生素 E	19.1				⊗			2.7-34.3 • (10.6-34.3)
CoQ10									單位：•μg/ml、•μg/dl
CoQ10	輔酵素 Q10	106				⊗			66.4-279 註一 (>200)
維生素 D				30	50 理想值	80	100		單位：μg/dl
25-OHD(D2+D3)	維生素 D	32.1		⊗					30-100 註二 (50-80)
25-OHD3	維生素 D3	32.1		⊗					30-100 (50-80)
25-OHD2	維生素 D2	<1.00							

單位：ng/ml

54 歲男性肝癌四期 血液中營養素分析（礦物質）

營養礦物質

			檢體別	結果	25th	16th	50th	84th	97.5th	95%參考值	
Calcium	Ca	鈣	血清	9.3			⊗			8.60-10.1	mg/dL
Magnesium	Mg	鎂	紅血球	5.27				⊗		4.07-6.18	mg/dL
Potassium	K	鉀	紅血球	330			⊗			280-395	mg/dL

微量營養元素

			檢體別	結果	25th	16th	50th	84th	97.5th	95%參考值	
Ferritin		鐵蛋白	血清	92.6		⊗				40-330	μg/L
Selenium	Se	硒	全血	150		⊗				131-261	μg/L
Manganese	Mn	錳	紅血球	24.2		⊗				21.0-33.8	μg/L
Chromium	Cr	鉻	全血	2.55			⊗			1.45-3.10	μg/L
Vanadium	V	釩	血清	5.64				⊗		2.73-5.82	μg/L
Molybdenum	Mo	鉬	全血	1.10			⊗			0.70-1.70	μg/L
Cobalt	Co	鈷	全血	0.95				⊗		0.40-1.05	μg/L
Lithium	Li	鋰	全血	6.30		⊗				0.32-20.0	μg/L

銅、鋅

			檢體別	結果	25th	16th	50th	84th	97.5th	鶴仕參考值	Walsh/Pfeiffer 功能性參考值
Copper	Cu	銅	血清	115				⊗		70-122 •	70-110•
Zinc	Zn	鋅	血漿	105		⊗				75-152 •	90-135•
Cu / Zn ratio		銅鋅比值	-	1.10			⊗			0.58-1.41▲	0.8-1.0▲

單位：μg/dL•,ratio▲

圖 54 歲男性肝癌四期 血液中氧化壓力分析

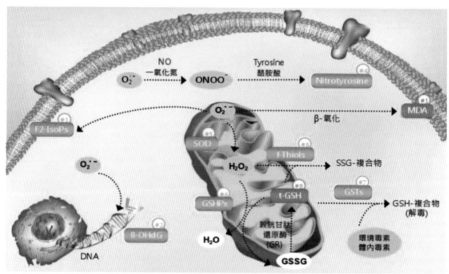

氧化傷害		結果		參考值	
#1 MDA	丙二醛	1.53 ↑	⊗	<1.52	nmol/mL
#2 8-OHdG	去氧鳥糞核糖核苷	1.11	⊗	<5.6	μg/g-cr.
#3 F2-IsoPs	花生四烯酸過氧化物	3.23	⊗	<3.35	μg/g-cr.
#4 Nitrotyrosine	硝化酪胺酸	8.75	⊗	<10	ng/mL

抗氧化物與抗氧化酵素					
#5 SOD	超氧化物歧化酶	82.5	⊗	65-109	U/mg-p
#6 GSHPx	穀胱甘肽過氧化物酶	65.7	⊗	41.2-74.2	U/g-Hb
#7 GSTs	穀胱甘肽轉硫酶	5.51	⊗	4.38-9.84	U/g-Hb
#8 f-Thiols	含硫化合物	362	⊗	238-391	μg/mL
#9 t-GSH	穀胱甘肽	2039 ↑	⊗	1039-1990	μmol/L

03
現代人營養攝取
面臨的狀況與挑戰

現代人的營養攝取面臨到許多狀況與挑戰，包含食品安全及品質問題以及不良的飲食習慣，造成長期營養失衡，進而可能引起發生癌症的機轉。

現代人營養攝取面臨的狀況與挑戰

食品安全及品質問題	飲食習慣

• 基改食物
• 農藥、生長素、荷爾蒙、抗生素
• 食品人工添加物 (防腐劑、提味劑、反式脂肪)
• 食物中的甜度太高
  - 各種甜食、飲料及糕點
  - 過甜的水果
• 劣質的食材
  - 缺乏足夠維生素、礦物質、微量元素，Omega-6/Omega-3 比例失衡
	• 暴飲暴食
	• 精緻食物 (好吃但不一定營養)
	• 碳水化合物的比例偏高
	• 蔬菜 (水果) 攝取不足
	• 使用油炸及燒烤的方式料理食物

（一）體內營養素不足

　　人類進入工業化時代後，生活環境的變化讓人類體內營養狀況也隨之變差，許多體內的營養素如維生素 C、維生素 E 都降低了，總脂肪、飽和脂肪及反式脂肪卻上升了，另外 Omega 6 增加過多，容易引起發炎反應，但可以抗發炎的脂肪 Omega 3 卻不夠，這已成為多數人的共同問題，反映出工業化社會後，人類體內的營養狀態逐漸惡化。

（二）蔬果攝取不足

　　根據衛福部國民健康署針對國人做的「國民營養康狀況變遷調查 2017-2020 年」顯示，遵行每天吃「3 蔬 +2 果」的人數比例非常低，尤其是如果限縮每日蔬果攝取達 5 份且至少含 3 份蔬菜，達標率更

人類進入工業化時代後體內營養狀況之變遷

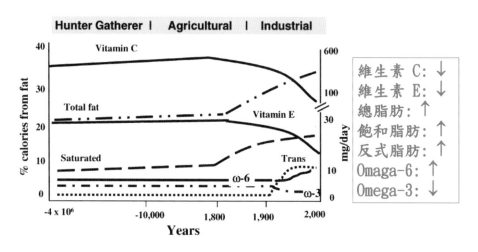

資料來源：Exp Biol Med (Maywood). 2008 Jun;233(6):674-88. doi:10.3181/0711-MR-311. Epub 2008 Apr 11.

低，約有超過 80% 的國人蔬果攝取不足，各年齡層均呈現下降趨勢，全體 7 至 12 歲、13 至 15 歲、16 至 18 歲、19 至 44 歲、45 至 64 歲、65 至 74 歲及 75 歲以上之達標率分別為 6.4%、6.1%、4.2%、8.0%、16.2%、19.7% 及 13.0%，7 至 44 歲族群的達標率均低於一成以下，45 歲以上族群約莫一至兩成。全體各年齡層的蔬果攝取狀況均偏離每日飲食指南的建議攝取量，呈現攝取量不足的狀態，以 7 至 44 歲族群最為嚴重，其次為 75 歲以上高齡長者，再者為 45 至 74 歲族群。國人因為水果甜容易多吃，蔬菜相對攝取更不足，但水果中過多的糖對身體的健康是負向指標，因此更應強調多吃蔬菜優於水果。

蔬果攝取不足，體內維生素 C 或維生素 E 就不足，會增加罹患慢性病的風險。一項醫學研究證實，每日吃 5 份蔬果 (3 蔬 +2 果)，可以減少糖尿病發生率；美國國家衛生研究院（National Institutes of Health, NIH）支持的研究也指出，每天吃 5 份蔬果的人，比每天平均吃不到 2 份蔬果的人，其罹患癌症的機率減少一半；歐盟的研究報告也顯示，每日蔬果攝取達 600 公克（約 6 份）以上者，患心血管疾病的機率可降低 25%，癌症罹患率可減少 2 － 10%；多吃蔬果，對於降低中風及冠狀種動脈心臟病的發生，都有顯著的幫助。[1]

簡單初略的估量方法，一份蔬菜就是半碗煮熟的蔬菜，一份水果就是一個拳頭大小份量的水果，以香蕉為例，一份大約是半條的份量，水果切記不要太甜。若以每日 3 蔬 +2 果的標準，每天要吃 1.5 碗的煮熟蔬菜，加 2 個拳頭大小的水果。我個人建議，慢性病及癌症高風險族群，每天可以增加 2 份蔬菜，即 7 蔬 +2 果。

[1] https://www.hpa.gov.tw › Pages › ashx › File › File › Attach › File_3305

（三）農業改良導致水果甜度過高

　　為了迎合任人們的口味，農業耕作模式持續改變，更不斷追逐品種改良，許多水果的滋味變得如人們所期待的汁多、味美、甜度高。有一次我跟果農買葡萄，問他有沒有不甜的葡萄，他訝異的回我，「你開玩笑，葡萄不甜怎麼賣？沒有人要買不甜的葡萄啦。」基於這樣的考量，果農都會想辦法讓水果甜度增加，如果以正常標準 1 份拳頭大小的水果來看，這樣甜度的葡萄，只能吃 5、6 顆，平時我們可能動輒就吃半串葡萄，那就太多了。

（四）劣質的食材

　　現在食材和食物的取得十分便利，種類也多，但食材品質可能不良，很多都缺乏足夠的維生素、礦物質、微量元素及 omega-6、omega-3，就算我們吃好吃的、喜歡的食物，卻不一定能獲得營養。

　　再來就是植化素跟益生菌不夠，植化素跟益生菌與防癌、抗癌，提升免疫力，對抗細菌病毒（包括這次 COVID-19）都有關。甚至益生菌目前的研究顯示與多種神經系統疾病，例如巴金森氏症、失智症及自閉兒過動症等，也有相關。益生菌也可改善三高，使血壓、血糖及膽固醇趨於正常。另外有可改善自體免疫系統疾病，例如風溼性關節炎、紅斑性狼瘡、及多發性硬化症等。益生菌也可減少俗稱「公主病」的纖維肌痛症的某些症狀，例如腸躁症、憂鬱及焦慮等。益生菌這幾年逐漸獲得大家重視，但是很多人還是會忽略。現在因為整個大環境的關係，我們的腸道好菌已經慢慢少了，蔬菜和醃漬的食品裡面都有好菌，可是人們卻很少攝取這兩類食物，所以我們現在就得額外補充益生菌了。益生菌不是只讓我們比較好排便，事實上它可以提升調節我們的免疫系統及諸多有益身體的作用，這

在很多實證的研究中都已清楚證實了。

　　長期營養缺乏會引起很多疾病,包括所有的心血管、慢性病以及癌症。現在全球面臨的最大健康問題就是肥胖,食物中碳水化合物太高了,但是維生素、礦物質不足。

　　長期營養缺乏會引起很多疾病,包括所有的心血管、慢性病以及癌症,現代人的飲食環境及習慣不佳,引起許多造成癌症及各種慢性疾病機轉的機會。下文將從專業醫學觀點,及我親身體驗後的結果,提出個人罹癌後飲食的模式,可當作癌症治療、預防復發以及養生抗癌的飲食參考,另經由我這幾年以飲食調理處理各種神經系統、自體免疫系統及三高代謝症候群的實際個案輔導經驗,以下的飲食建議也是目前現代人的所處的生活形態下建議的健康飲食原則。

長期營養失衡引起癌症的機轉

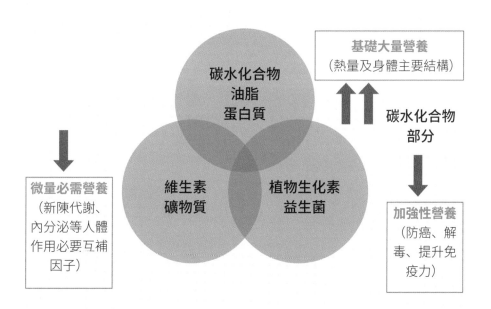

蔡氏養生飲食建議

（一）減少攝取碳水化合物

速食時代、美食當道，生活在這個世代的我們，很容易就吃進許多碳水化合物的食物，肥胖、體重過重的問題跟著產生，增加罹癌及慢性病的風險。碳水化合物中除了纖維素人類無法消化吸收外，其他的多醣(如澱粉)、雙醣(蔗糖、乳糖及麥芽糖)及單醣(葡萄糖、果糖及半乳糖)都是糖分的來源，也是熱量的主要來源之一，現代人因為活動量少，攝取過多的產糖碳水化合物，往往消耗不完，人體的本能會將其轉化成脂肪儲存起來，日積月累，就成了胖子，這也是現代人容易肥胖的原因。

要養生、防疾病，務必讓自己減少攝取碳水化合物食物，不要再吃太多、吃太甜、減少食用煎炸燒烤等食物，才能保持健康體位，不讓疾病找上你。

1. 亞洲胖胖國冠軍

臺灣現在是亞洲最胖的國家，根據國健署的調查發現，2016-2019 年成人過重或肥胖者，高達 47.9%，男性近半肥胖，女性有

1/3、兒童有 1/4 過重與肥胖比例。國人十大死因中,高達八項與肥胖有關,包括肺癌、乳癌、大腸直腸癌、胰臟癌、子宮內膜癌、肝癌、攝護腺癌等癌症、心血管疾病,也包括腦中風等,研究亦顯示,肥胖會增加感染COVID-19時的住院和重症風險,肥胖真的不是福啊!

2. 檢視碳水化合物的攝取是否過量

如何知道自己是否攝取了適當而非過量的碳水化合物,最簡單的方式就是計算自己的身體質量指數(BMI＝體重 [kg] / 身高 [m]^2),讓自己的 BMI 最好保持在 22 左右,18 至 24 之間都是可接受的。如果超過 24,基本上已是體重過重,就要注意了。另外一個更簡單的方式是看看自己的腰部,如果穿褲子,腹部有多餘的油脂超過腰帶,通常就是過重了,應開始節制碳水化合物的攝取。

3. 我的營養調理——以低醣生酮飲食為主軸

根據 2011 年 Rainer J Klement and Ulrike Kämmerer 在《營養與代謝雜誌(Nutrition & Metabolism)》發表回顧性的探討中,揭示若系統性的減少碳水化合物(CHOS)攝食量,能抑制或至少延緩腫瘤出現,以及讓已經存在腫瘤細胞的擴散變慢。研究文獻同時指出,碳水化合物或葡萄糖,甚至更複雜的碳水化合物,會直接或間接影響腫瘤細胞的增殖。

而近年來頗盛行的生酮飲食法,是目前具有實證醫學、支持性最佳的防癌及抗癌飲食方式。

基於以上兩個理由,我的飲食中盡可能謝絕會產生糖的碳水化合物食物。

我們人體的熱量來源,可分為碳水化合物、蛋白質及油脂三部分。當採取低醣飲食,每天的熱量相對不足,因此要增加油脂的攝取,

才能保持足夠的熱量，維持正常的新陳代謝。優先選擇油脂而不是蛋白質作為熱量替代來源的理由，是根據 1931 年諾貝爾獎得主奧托・海因里希・瓦爾堡（Otto Heinrich Warburg）的研究理論，癌細胞的粒線體有缺陷，主要以葡萄糖，部分以麩醯胺酸（glutamine）為能量來源，葡萄糖是由碳水化合物，而麩醯胺酸是由蛋白質分解而來，所以一方面低醣，另一方面補充好的油脂（主要是含 Omega-3 的油），就可能有效的抑制癌細胞的生長，以上稱為瓦氏效應（Warburg effect）。而因為油脂攝取較高，代謝後在尿中會出現酮體（ketone body），所以稱為低醣生酮飲食。這種酮體的出現是屬於生理性的，與糖尿病患者出現病理性的酮酸中毒是不一樣的狀況，所以民眾不用太擔心。但仍建議在醫療人員的專業指導下進行低醣生酮飲食為宜。

根據 2017 年 8 月發表在《內科腫瘤學（Medical Oncology）》醫學期刊，題目為「生酮飲食對癌症患者的益處：證據及確認的真實性回顧」研究結果顯示，生酮飲食對抗腫瘤方面在動物實驗可達到 72%，在人體試驗可達到 42% 的效果。相反者，造成促進腫瘤結果在動物實驗只有 3%，在人體試驗只有 4%。這種效果已可與某些單獨主流治療的結果相比擬。因此生酮飲食可稱為是目前針對癌症最有實證基礎的飲食輔助療法。

民眾如果要自行在家執行低醣生酮飲食，如何簡易的得知其目標是否達成？其一，可以在醫院附近的醫療器材商店購買尿液的酮體試紙，或是上網購買氣酮機，自行在家檢驗。其二，根據我個人的臨床經驗，如果正確的依據低醣生酮飲食原則來實施 3 餐，除非身體有特別狀況，否則無需刻意運動或控制卡路里（熱量），體重會自動調整到個人的標準值，身體質量指數（BMI）接近 22 左右。如果以男生 170 公分而言，大約是 64 公斤；女生以 160 公分而言，大約是 56 公斤。

醣類的分類

分類	例子	組成分子
單醣類	葡萄糖	
	半乳糖	
	果糖	
雙醣類	蔗糖	葡萄糖—果糖
	乳糖	葡萄糖—半乳糖
	麥牙糖	葡萄糖—葡萄糖
聚合醣類	寡醣類	由 3 至 7 個分子的單醣鍵結而成
	多醣類（澱粉）	由數百至數千個單醣分子連合而成
	膳食纖維	非澱粉性多醣

資料來源：http://fishbio0918.weebly.com/3728339006.html

以上醣類（碳水化合物）的分類中除了膳食纖維無法經由人體轉化為糖以外，其他的醣類都可以轉化為糖，產生熱量（能量），而這也是癌細胞的主要能量來源，所以生酮飲食的概念就是要斷糖，讓癌細胞無法得到能量，進而藉由啟動我們的免疫系統來清除癌細胞。

碳水化合物

是由碳、氫、氧三種元素組成的一大類化合物，也稱為糖類化合物，是自然界存在最多、分布最廣的一類重要的有機化合物。葡萄糖、蔗糖、澱粉和纖維素等都屬於碳水化合物。

碳水化合物的主要食物來源有：
- 蔬菜類：
  * 葉菜類：白菜、菠菜、空心菜等（纖維素較多）。
  * 根莖類：馬鈴薯、番薯、紅蘿蔔、豆類等（澱粉較多）。
- 水果：葡萄、桃子等。
- 穀類及其相關主食：米、小麥（粉）及白米飯、稀飯、麵條、麵包、通心麵等。
- 甜食類：可可、巧克力、餅乾。
- 飲料：酒、茶、咖啡。

如何以升糖指數（Glycemic Index, GI）選擇食物

高升糖指數（應避免）

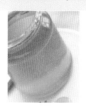

- 糖：白糖或紅糖、蜂蜜
- 糖漿：楓糖、果糖、葡萄糖

白色的漂白麵粉：白麵包、白飯、過度焙煮的白色義大利麵食、英式小鬆餅、貝果、牛角麵包、米香

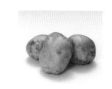

馬鈴薯（除稀少的 Nicola 品種之外），尤其是馬鈴薯泥、脆玉米片、米粒脆片（以及大多數漂白或者加甜的早餐穀類）

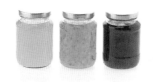

果醬和果凍、糖煮水果、水果罐頭

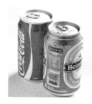

含糖飲料：商業果汁、汽水
酒精飲料（正餐以外時間飲用）

低升糖指數（可大量使用）

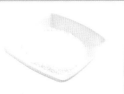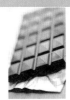

天然糖甜味劑：龍舌蘭蜜、甜葉菊、木糖醇、黑巧克力（可可含量高於 70%）

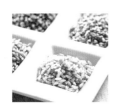

混合全穀物：多穀類麵包（不只是小麥）或酵母（酸麵糰）麵包、米（糙米或香米或泰國米）、煮至彈牙的通心粉和麵條（最好是多穀類）、藜麥、燕麥、雜糧、蕎麥

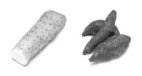

小扁豆、豌豆、蠶豆、甘藷、山藥、燕麥片（粥）、Muesli 什錦果麥、All-Bran 或 special K 穀片

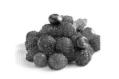

自然狀態的水果：特別是藍莓、櫻桃、覆盆子，這些水果有助於控制血糖濃度（如有需要，請使用龍舌蘭花蜜來增甜）

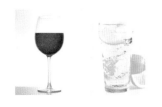

- 檸檬、百里香或鼠尾草調味的水
- 綠茶（不加糖，或者使用龍舌蘭花蜜）能直接對抗癌症
- 一天一杯紅酒，配一頓正餐飲用

大蒜、洋蔥、紅蔥頭：與其他食物混合食用，有助於降低胰島素的峰值

（二）增加好的油脂：Omega-3 多鏈不飽和脂肪酸

依據細胞或動物研究文獻資料顯示，Omega-3 可減少癌症，包括乳癌、肝癌、小腸癌、大腸癌、攝護腺癌及皮膚癌之發生風險，另一方面能抑制癌症，包括肺癌、乳癌、肝癌、膽道癌、大腸癌、攝護腺癌、腦瘤、胰臟癌、子宮頸癌及白血病之擴散增生或使癌細胞死亡。[1] 因此多補充 Omega-3，可以強化身體抗癌的機制。然而該如何正確讓身體獲得 Omega-3 多鏈不飽和脂肪酸？以下提供幾項原則供參考：[2]

準則一：飲食中加強 Omega-3 的攝取

深海魚居多，包括鮭魚、鮪魚、鯖魚（小型青花魚）、秋刀魚、烏魚子；魚油補充錠。

準則二：以單元不飽和油做為主要食用油

橄欖油、芥花油（Canola Oil，或稱菜籽油）、苦茶油。

準則三：每天吃 7 份以上蔬果

深綠色蔬菜含少量 α-次亞麻油酸（LNA），能補充 Omega-3。

準則四：多吃豆類和堅果類

豆類有 LNA；堅果中亞麻籽、無花果、核桃的 LNA 含量最高。

準則五：少吃飽和脂肪和膽固醇

一週可吃至 3 次瘦肉，好的飽和脂肪來源還包括牛奶、起司、優格；含 DHA 的雞蛋可以吃。

準則六：少用 Omega-6 含量高的油脂

玉米油、花生油、葵花籽油、紅花油等都屬於 Omega-6 含量高的油種，最好少用。

如何選用好的油脂？好的食用油脂是包含 Omega-3 的油脂，如亞麻仁油、橄欖油及苦茶油（後二者在體外以 Omega-9 較高，但食用後進入人體會轉換成 Omega-3），以及一些比較少見的像紫蘇油，或者是大麻油和近年來很流行的印加果油等。也可以補充一些生食的油脂，包括堅果，如夏威夷豆、核桃、松子、杏仁、南瓜子等都是好的選擇，但是量不宜太多，因為它們的 Omega-6 相對高一點。酪梨是一個很好的食物，富含優質油脂，可當作蔬菜的一部分，也可以當主食。動物油的來源原則上是以魚、肉為主，但豬、牛、羊等紅肉，大部分的飽和脂肪酸偏高，建議以魚為優先選擇，包括近海的鯖魚、秋刀魚，以及遠海的鮭魚等。

Omega-3 與 Omega-6 有什麼差別呢？Omega-6 是屬於容易引起發炎、凝血、促進細胞生長的油脂。當我們年輕的時候，促進細胞生長沒有問題，可是當我們年紀大了，加速生長的細胞就可能變成癌細胞，而且有可能走向一些免疫疾病發炎反應，再者凝血就容易造成心血管疾病。

[1] Jing, Kaipeng, Tong Wu, and Kyu Lim. "Omega-3 polyunsaturated fatty acids and cancer." Anti-Cancer Agents in Medicinal Chemistry （Formerly Current Medicinal Chemistry-Anti-Cancer Agents） 13.8 （2013）: 1162-1177.。

[2] 六大準則，吃對 Omega 好健康，康健雜誌 144 期，作者：林慧淳 http://topic.commonhealth.com.tw/2015lohas/article1.aspx

現在許多油脂作物不是選擇有機栽種，而是採用所謂的基改作物，其榨出來的油，如玉米油、大豆油、葵花油等，大部分屬於omega-6 油脂。一項統計數據顯示，從 1930 年到 2000 年間，市面上含 omega-6 植物油的比例越來越高，所以大家購買油品的時候要稍微留意，寧可買好一點的油，這些好油品的花費，遠比你生一次病所花費的，可能好省下幾十倍甚至上百倍。

（三）選購無農藥及化肥的新鮮原形食材及食物

　　稻米會在加工過程流失大量營養素，其他食品也不遑多讓，如下表所呈現。為了避免吃進營養素低的食物，強烈建議選用新鮮原形食物，才能讓身體吸收各類食物完整的營養素，具備足夠的體能來抗癌。

碾磨加工過程中一些次要元素的損失

礦物質	含量（mg/kg）				相對全麥損失率（%）
	全麥	小麥粉	胚芽	麥麩	
鐵（Fe）	43	10.5	67	47~78	76
鋅（Zn）	35	8	101	54~130	77
錳（Mn）	45	6.5	137	64~119	86
銅（Cu）	5	2	7	7~17	60
硒（Se）	0.6	0.5	1.1	0.5~0.8	16

食品罐頭加工處理時維生素的損失（%）

食品	生物素	葉酸	維生素 B6	泛酸
蘆筍	0	75	64	-
利馬豆	-	62	47	72
青豆	-	57	50	60
甜菜	-	80	9	33
胡蘿蔔	40	59	80	54
玉米	63	72	0	59
蘑菇	54	84	-	54
青豌豆	78	59	69	80
菠菜	67	35	75	78
番茄	55	54	-	30

食品	維生素 A	維生素 B1	維生素 B2	菸鹼酸	維生素 C
蘆筍	43	67	55	47	54
利馬豆	55	73	67	64	76
青豆	52	62	64	40	79
甜菜	50	67	60	75	70
胡蘿蔔	9	67	60	33	75
玉米	32	80	58	47	58
蘑菇	-	80	46	52	33
青豌豆	30	74	64	69	67
菠菜	32	80	50	50	72
番茄	1	17	25	0	26

（四）補充蕈（菇）類及藻類

　　這類食物包括靈芝、牛樟芝、巴西蘑菇、褐藻等，下表中列出的都是從一些體外或是細胞研究萃取出的高單位補充品，在細胞體外研究中對癌症的康復可能有輔助性的效果，但通常要價不菲，與其等到生病後再去買這些所謂的萃取品，何不從每日三餐中的食物去補充？平常就可多吃海帶、昆布等藻類食物。所謂「平常不養生，生病養醫生」，何苦呢？

	主成分	肺癌	肝癌	胰臟癌	乳癌	子宮頸癌	頭頸癌	白血病	攝護腺癌	食道胃癌	腎臟癌	大腸癌	黑色素細胞瘤	膀胱癌	口腔癌	骨肉瘤	子宮體癌	鼻咽癌	神經母細胞瘤	胃癌	淋巴癌
靈芝或某些真菌類	β-葡聚醣				∨	∨	∨					∨									
牛樟芝	蟲草素	∨	∨	∨				∨				∨		∨							
巴西蘑菇	β-葡聚醣和蛋白多醣				∨					∨											
褐藻	褐藻糖膠	∨	∨		∨					∨	∨									∨	∨

（五）蔬菜多樣多量，尤其是十字花科及蔥屬

　　蔬菜要多樣多量，尤其十字花科跟蔥屬，因為這兩類的抗癌效果是最好的，花椰菜、白花椰、青花椰等，都屬於十字花科；蒜頭、青蔥、洋蔥等，則是蔥屬，建議多食用。

　　植物生化素（Phytochemicals）是一種存在於植物內的天然化學成分，也稱作植物化學成分，簡稱植化素、植生素。天然酚與多酚、

植物固醇、皂苷等都屬於植物生化素。

　　蔬果中富含維生素、礦物質、膳食纖維等植物營養，是早已被證實的，但近來更多的營養學家發現，蔬果中還有超過數以萬計的營養成分，這些營養物質就是「植物生化素」。學者並提出，植物生化素具有經由刺激或抑制活性氧化／氮化物質等機轉達到促氧化癌細胞死亡及抑制腫瘤生長的功效，每種蔬果各自含有不同的植物生化素，因此我的抗癌飲食中，會透過多元的蔬果攝取，增加蔬果種類，不因個人喜好而只吃某幾種，來增加各種植物生化素的攝取量。但我會避免食用過甜的水果或只會適度食用，盡量選擇甜度較低的有機水果。

　　以下引用資料舉例各種蔬果對於目前臺灣幾種高發生率癌症：肺癌、大腸直腸癌、乳癌及攝護腺癌的抗癌效果。

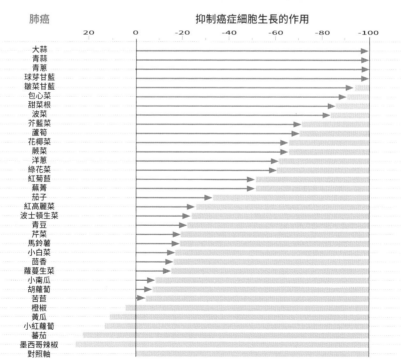

各種蔬菜植物抑制**肺癌**細胞生長的能力

資料來源：大衛・賽文 - 薛瑞伯，《自然就會抗癌 - 罹癌醫師的科學觀點》，2010

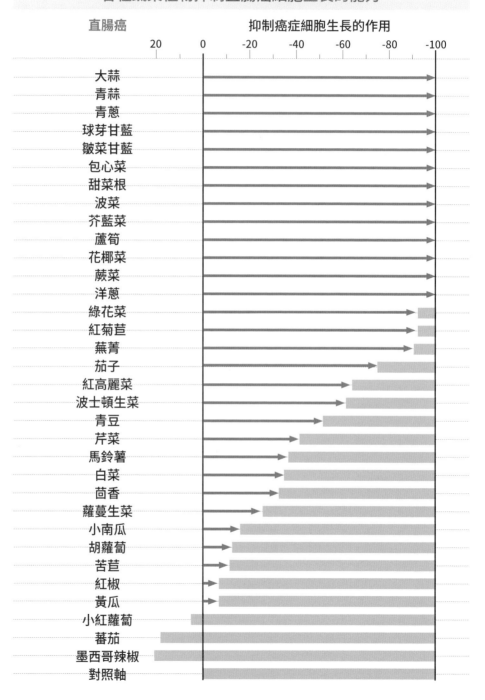

各種蔬菜植物抑制直腸癌細胞生長的能力

直腸癌　　　　　　　　　抑制癌症細胞生長的作用

大蒜
青蒜
青蔥
球芽甘藍
皺菜甘藍
包心菜
甜菜根
波菜
芥藍菜
蘆筍
花椰菜
蕨菜
洋蔥
綠花菜
紅菊苣
蕪菁
茄子
紅高麗菜
波士頓生菜
青豆
芹菜
馬鈴薯
白菜
茴香
蘿蔓生菜
小南瓜
胡蘿蔔
苦苣
紅椒
黃瓜
小紅蘿蔔
蕃茄
墨西哥辣椒
對照軸

資料來源：大衛‧賽文-薛瑞伯，《自然就會抗癌-罹癌醫師的科學觀點》，2010

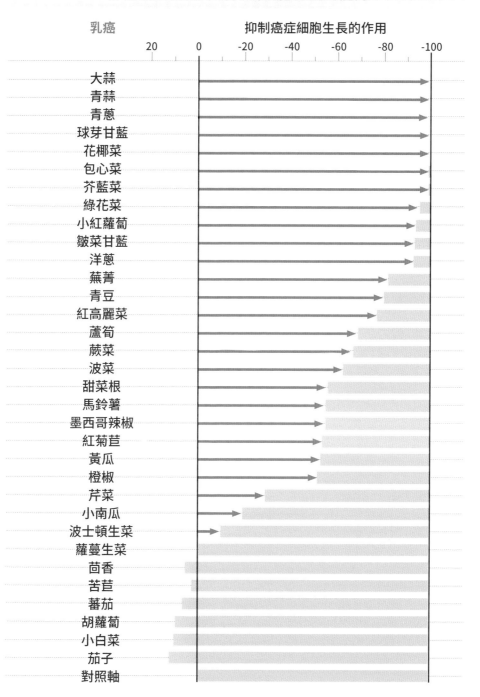

各種蔬菜植物抑制乳癌細胞生長的能力

乳癌 　　　　　　　　抑制癌症細胞生長的作用

20　　0　　-20　　-40　　-60　　-80　　-100

大蒜
青蒜
青蔥
球芽甘藍
花椰菜
包心菜
芥藍菜
綠花菜
小紅蘿蔔
皺菜甘藍
洋蔥
蕪菁
青豆
紅高麗菜
蘆筍
蕨菜
波菜
甜菜根
馬鈴薯
墨西哥辣椒
紅菊苣
黃瓜
橙椒
芹菜
小南瓜
波士頓生菜
蘿蔓生菜
茴香
苦苣
蕃茄
胡蘿蔔
小白菜
茄子
對照軸

資料來源：大衛・賽文 - 薛瑞伯，《自然就會抗癌 - 罹癌醫師的科學觀點》，2010

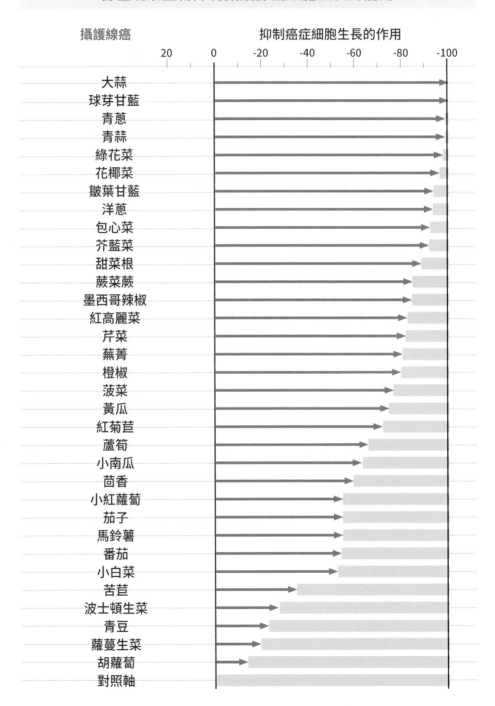

各種蔬菜植物抑制攝護腺癌細胞生長的能力

攝護線癌　　　　　　　　抑制癌症細胞生長的作用

| 20 | 0 | -20 | -40 | -60 | -80 | -100 |

大蒜
球芽甘藍
青蔥
青蒜
綠花菜
花椰菜
皺葉甘藍
洋蔥
包心菜
芥藍菜
甜菜根
蕨菜蕨
墨西哥辣椒
紅高麗菜
芹菜
蕪菁
橙椒
菠菜
黃瓜
紅菊苣
蘆筍
小南瓜
茴香
小紅蘿蔔
茄子
馬鈴薯
番茄
小白菜
苦苣
波士頓生菜
青豆
蘿蔓生菜
胡蘿蔔
對照軸

資料來源：大衛・賽文 - 薛瑞伯，《自然就會抗癌 - 罹癌醫師的科學觀點》，2010

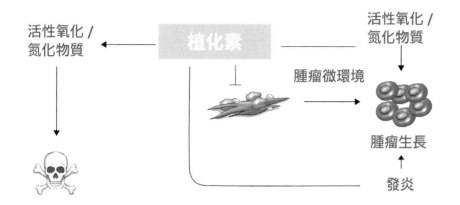

植化素對抗腫瘤的機轉

活性氧化 /
氮化物質

植化素

活性氧化 /
氮化物質

腫瘤微環境

腫瘤生長

發炎

促氧化癌細胞死亡

植化素對抗腫瘤的機轉有四個： (1) 透過刺激活性氧化 / 氮化物質 (ROS/
RNS) 來引起促氧化癌細胞死亡 (2) 透過抑制活性氧化 / 氮化物質 (ROS/
RNS) 進一步抑制癌細胞生長 (3) 透過抑制腫瘤微環境 (TME) 進一步抑制癌
細胞生長 (4) 透過抑制發炎 (Inflammation) 進一步抑制癌細胞生長

資 料 來 源： Zubair, Haseeb, et al. "Cancer Chemoprevention by
Phytochemicals: Nature's Healing Touch." Molecules 22.3 (2017)：395.

（六）食用含益生菌食物

益生菌是人體維持健康到老的終生夥伴，最重要的基本益生
菌有乳酸菌 (Lactobacillus) 及比菲特氏菌 (Bifidobacterium) 二屬，
其下再細分很多種。當然還有其他的微生物菌也是對人體有益的，
在此不再詳述。2015 年一項針對乳癌的動物實驗顯示，以乳酸菌
（Lactobacillus casei CRL 431）發酵的乳製品，可以抑制腫瘤的生長
及肺部轉移；同年，針對肺癌的動物實驗，也顯示鉑金（Cisplatin）
合併乳酸菌（Lactobacillus acidophilus）比單獨使用鉑金的抗癌
效果更好。另外，2016 年對大腸癌細胞的研究，發現以乳酸菌

（Lactobacillus helveticus）發酵的牛乳製品，具有抗氧化能力，可以抑制腫瘤的生長，但對正常細胞卻不產生影響。

抗癌養生，一定要補充足夠的益生菌。我個人在未罹癌時，並不了解益生菌的重要性，這幾年因為基因解碼及其他分子生物研究技術突飛猛進，微生物（含益生菌）的研究已逐漸成為全球化的顯學，除了微生物與癌症關係的研究外，微生物與神經及免疫系統的相關疾病也有很多突破性的進展。所以我現在每天都服用益生菌補充品或者攝取富含益生菌的食品。

富含益生菌的食物可以分兩大類，一類是奶製品，是一類是非奶製品，這些食物有些本身就含有益生菌，有的是在製作過程添加益生菌，都屬於我們日常可以多攝取的好食物。東方人可能有乳糖不耐症，若對於優格、酸奶、乳酪這類食物較不適應的話，可改吃像泡菜、豆腐乳、味噌、納豆，或是青菜汁、水果汁、水果乾等食物，它們都很天然，基本上都富含好菌。

含益生菌食物	
奶製品	**非奶製品**
● 優格（酸奶） ● 乳酪	● 泡菜 ● 豆腐乳 ● 味噌 ● 納豆 ● 青菜汁 ● 水果汁 ● 水果乾

（七）依個人健康狀況，額外補充營養素

如果前面提出的養生建議都做得到，你應該不需要額外補充營養素，除非生病，或本身有癌症或其他重症，或是罹患營養缺乏所造成的疾病，才可能需要額外補充。以下列出若健康出現狀況，幾項可能需要補充的營養素。

1. 維生素 D

研究顯示每日服用維生素 D，可顯著增加整體癌症的存活率。血中 25-hydroxy 維生素 D（25（OH）維生素 D）濃度與大腸癌、肺癌、乳癌及淋巴癌存活率呈正相關，平均可提升 64% 的存活機率；血中 25-hydroxy 維生素 D 濃度在 21.2ng/ml 時，能最有效減少肺癌發生風險；血中 25-hydroxy 維生素 D 濃度在 55ng/ml 時，能最有效減少大腸癌風險；可見維生素 D 之於防止及治療癌症的重要性。另外，維生素 D 可減少新冠病毒的感染風險及確診後的嚴重度及致死率。除此，根據 2020 年最新的維生素 D 缺乏的回顧性文獻探討，也列出了除上述提到的其他可能疾病或用藥風險，項目很多，讀者可自行參考附表。而食用富含油脂魚類（例如沙丁魚、鯡魚、鮭魚、鮪魚）及服用相關營養補充品，是增加血中 25-hydroxy 維生素 D 的最有效方法。雖然曬太陽也可增加體內維生素 D，但對現代人的生活型態而言有時有實質上的困難，所以如果有維生素 D 不足的情形（可以到醫院檢測，除非有特殊疾病，否則須自費），還是以食物及服用營養補充品來補充較為實際。

維生素 D 缺乏症的風險人群，包括高風險人群及藥物

風險人群	藥物
慢性疾病，尤其是腎臟、心臟、和肝功能衰竭，特別是移植候選人和接受者	幾種抗逆轉錄病毒 (antiretroviral) 藥物
包括克羅恩病 (Crohn's Disease)、炎症性腸病和吸收不良症候群在內的胃腸道疾病	抗真菌劑，例如酮康唑 (Ketaconazole)
肉芽腫形成障礙包括結節病和結核病	幾種抗癲癇藥
住院個人，尤其是 ICU 病人	消膽胺 (可利舒散，Cholestyramin)
副甲狀腺功能亢進和副甲狀腺功能低下症	糖皮質激素 (Glucocorticoids)
肥胖的兒童和成人，尤其是之後減肥手術	利福平 (Rifampicin)
有跌倒史和／或骨折、骨質疏鬆	
腫瘤患者	
孕婦和哺乳期婦女，準備懷孕	
減少 UV-B 暴露或有效性（輪班工人、平時不活動的患者、慢性神經精神疾病、穿衣習慣不暴露陽光、燒傷和皮膚癌倖存者，以及非白人）	
呼吸系統疾病，包括慢性阻塞性肺病、哮喘、囊性纖維化 (cystic fibrosis)	

2. 葉酸及維生素 B12

血中葉酸與維生素 B12 濃度不足，與大多數癌症風險呈正相關，前者的罹癌風險為 2.68 倍，後者的罹癌風險為 12.52 倍。另外，慢性維生素 B12 不足，也與神經系統疾病相關，如脊髓亞急性綜合退化症 (subacute combined degeneration of spinal cord)，患者會有肢體無力，行走困難及周邊感覺異常等相關症狀。所以攝取足夠的葉酸及維生素 B12 以降低疾病風險是非常重要的，可以從食物及服用營養補充品來取得，葉酸的食物來源包括深綠色葉菜類、胡蘿蔔、酵母、肝臟、蛋黃、哈密瓜、朝鮮薊、杏仁、南瓜、酪梨、豆類、全麥及黑麥麵包；維生素 B12 的食物來源包括肝臟、牛肉、豬肉、雞蛋、牛奶、乳酪及魚類等。

3. 鎂

臨床上，抗癌藥中的鉑金（Cisplatin）類藥物會造成 1/3 的癌症病人急性腎臟傷害，以及鎂的流失。因此以動物研究補充鎂後，發現可以加強鉑金的抗癌效果，以及對鉑金所引起之腎臟毒性具有保護作用。從這些資料可見到，鎂確有間接強化抗癌的成效。鎂缺乏會導致多種狀況，包括低鈣血症、低鉀血症以及心臟和神經系統表現。慢性低鎂狀態與許多慢性疾病有關，包括糖尿病、高血壓、冠心病和骨質疏鬆症。如有鎂缺乏可多攝取含鎂的食物（例如未加工的穀類、無花果、杏仁、堅果、種子、深綠色蔬菜及香蕉），如果不足也可直接服用營養補充品。

4. 其他

人體構造非常複雜，所需要的維生素、礦物質及植化素種類繁多，以上只是列舉幾種狀況，希望藉此提高國人對營養素重要性的

認知。了解攝取均衡、安全、有機、富含營養素的優質食物對人體的各種疾病風險，預後及維持長期健康到老至為重要。

因為癌症一直是臺灣幾十年來十大死因的第一位，數目不但沒有減少，還有年輕化的趨勢，所以以下是特別針對癌症個案坊間不同療法之比較，及我個人由實務經驗的結果所提出的方案，而我總結的建議，事實上不限於癌症的調理，應該是廣泛地適用於現代人生活方式下的飲食整體建議方案，不管是哪一種疾病患者或是一般人皆宜。

05
葛森療法、星野葛森療法、濟陽式飲食療法比較

（一）葛森療法

德國學者馬克斯・葛森還是大學生時，罹患極為嚴重的偏頭痛，為了解決這個問題，葛森閱讀了大量的書籍和醫學論文，並詢問許多權威，最後推測他的偏頭痛很可能是因為身體無法消化某些食物而引起。後來他開始吃大量的蔬果，最後實驗每天吃蘋果餐，偏頭痛居然好了。葛森發現低鈉高鉀的飲食對身體才是好的，陸續找出治療各種疾病的飲食療法，稱之為「葛森療法」。

葛森療法有 6 個關鍵原則：

1. **無鹽飲食**：少鈉補鉀，管理鹽分和水分的攝取，天然蔬果中已可以提供人體足夠的鈉。

2. **大量新鮮有機蔬果汁**：攝取巨量營養素和微量營養素，補充生病時所需的大量營養元素。

3. **超低脂**：限制食物中的脂肪攝取（亞麻仁油除外），以免攝入疾病的助長因子。

4. **蔬食，並限制蛋白質攝取量**：提升免疫反應。

5. **天然的甲狀腺補充劑**：刺激病人的代謝和細胞能量產生。

6. **咖啡灌腸：**刺激腸和肝臟的酵素，讓肝臟分泌膽汁，透過腸壁排毒，並清除自由基。

（二）星野葛森療法

1990 年，任教於日本福島縣立醫學大學的神經精神科醫師星野仁彥，得知自己罹患結腸癌。接受腫瘤切除手術，但半年後發現兩處轉移性肝癌，根據日本國立癌症中心資料顯示此種狀況的 5 年存活率為 0%，因此星野教授拒絕接受進一步化療，改而自行著手實施葛森療法。至今，星野教授健康活過了 20 多年，他和他的腫瘤醫師都宣稱，星野教授的結腸癌和肝臟的轉移都已經「治癒」。

雖然星野教授是使用葛森療法治癒自己的癌症，但他做了一些改良，更適合現代人作息，不需住院療養，在家就能執行，稱為「星野葛森療法」。其執行的原則為：

1. 無鹽飲食。

2. 限制油脂類與動物性蛋白質。

3. 攝取大量而多種類的果菜汁。

4. 禁止酒精、咖啡因、吸菸、精製砂糖、人工添加物（色素、防腐劑等）。

5. 三餐以薯芋類、未精白的穀類（糙米、胚牙米、全麥麵粉）等碳水化合物、豆類、新鮮的蔬菜和水果、堅果類（核桃、杏仁果等）、海藻類為主。

（三）濟陽式飲食療法

濟陽高穗是一位日本消化道腫瘤外科醫師，他是臨床西醫，面對癌症病患的正統治療就是手術、化療、放療，一般來說，他們是

無法接受所謂的另類療法、替代療法或飲食療法的。

1994 年，濟陽醫師為一位 56 歲的男性治療肝癌。因肝癌惡化到手術也無法完全切除，只能進行「肝動脈注射療法」，但這療法無法根治腫瘤，所以他判斷這病人只能活幾個月而已。沒想到病人的太太決定將病人帶回家療養，徹底進行飲食療法，持續一段時間後，病人的體力越來越好，且一年半的電腦斷層掃描後，發現原本無法切除的癌細胞，已經完全消失，如今這位病人仍健康的定期到醫院回診。這樣的結果讓濟陽醫師相當驚訝，於是開始認真蒐集「飲食療法」相關資料，整理了「葛森療法」、「星野葛森療法」、「甲田光雄療法」，以及美國對癌症與飲食關聯性的研究等，發現結合主流西醫的三大治療（手術、化療及放療）以及飲食療法，能夠大幅提升治療的成效。

在濟陽醫師 10 年的研究中，他理出了癌症飲食療法的基本方針：

1. 幾乎無鹽的飲食生活

對於沒味道吃不下去的人，濟陽醫師也提出了有用的替代方案：
(1) 一定要有鹹味的話，就使用低鈉鹽或薄鹽醬油。
(2) 一份薄鹽醬油，加半量的醋或檸檬稀釋。
(3) 以昆布、柴魚、香菇等熬製高湯，來替代調味品。
(4) 活用山葵、山椒、紫蘇、薑、蔥等香料及蔬菜，替代調味品。

2. 限制動物性（四隻腳的動物）蛋白質、油脂

(1) 至少半年內禁吃牛肉、豬肉，即使雞肉、魚肉也要盡可能避免食用。
(2) 真要吃肉，雞肉要選擇無皮、無油的部分，如：去皮雞胸肉。
(3) 魚肉要避免食用紅肉魚（鮪魚、鰹魚），推薦食用的魚類為冷

水魚（生存於較低水溫的魚），如鰈魚、比目魚、鱈魚、鮭魚等。

(4) 一天一顆優質的雞蛋。

3. 大量攝取新鮮的蔬菜和水果

(1) 一天要喝 1.5 至 2 公升的現打蔬果汁才合格，一半可用吃的，也就是一天至少要 1 公升的蔬果汁。

(2) 蔬果盡量挑選應時的種類，從中搭配多種食材，要現打現喝。

(3) 勿用攪拌式果汁機，改用榨汁機，尤其是「壓式榨汁機」最為推薦，以避免將有效成分粉碎，取其汁飲用。

4. 攝取含胚芽的穀物以及豆類

(1) 多吃糙米和全麥麵包，攝取穀物的「胚芽成分」，以及豆類。含有豐富的維生素 B 群、維生素 E，及木酚素（lignin）和植酸（phytic acid）抗氧物質，有助於改善癌症病情和體質。

(2) 以馬鈴薯、地瓜、芋頭、山芋等搭配主食，每種都含有豐富的食物纖維，還有少量卻多種類的維生素、礦物質。

(3) 大豆異黃酮有助於抑制癌症，特別是對於乳癌和攝護腺癌，豆腐、納豆、豆皮、豆漿等大豆製品，每天至少要吃一樣。

5. 攝取乳酸菌、海藻、菇類

(1) 攝取含有各種乳酸菌的優格，理想每天 400 至 500 公克（至少 300 公克）。注意要選擇優質的優格。

(2) 多食用海藻和菇類。

6. 攝取蜂蜜、檸檬和啤酒酵母

(1) 每天喝 2 大匙蜂蜜，可以加入蔬果汁中，或代替砂糖來煮菜。

(2) 每天吃 2 顆檸檬才算標準，可以榨汁配蜂蜜，或是切片用蜂蜜醃漬，當點心吃。

(3) 啤酒酵母：早晚各服用 10 顆。

7. 食用橄欖油和芝麻油等優質油品

(1) 推薦紫蘇油、亞麻仁油，但因加熱容易氧化，適合作為醬汁使用。

(2) 加熱調理的油，推薦橄欖油和芝麻油。

8. 喝良質好水，並且禁菸、禁酒

濟陽醫師建議，要盡量飲用天然泉，沒有的話，就購買瓶裝天然水，真的無法，那就安裝高性能的濾水器，飲用過濾後的水。因為癌症飲食療法中，會飲用大量的蔬果汁，所以應該不需要喝太多水，但是要直接攝取水分的時候，請務必飲用天然水或是過濾器的淨化水。

以上列出幾項具代表性的癌症飲食療法，各具特色，惟其擁有一些共通點，可以看出一些飲食的黃金準則如下。

1. 不鼓勵食用肉類、動物性脂肪及加工食品。

2. 鼓勵多吃天然的食物。

3. 直接食用蔬菜水果。

4. 多數會將蔬果製成蔬果汁飲用。

5. 無鹽飲食。

（四）各種飲食療法與自我飲食療法的對照比較

對於上述以葛森療法為基礎的各種療法，我個人的看法是一定有相當的經驗佐證。但因為國情不同，飲食文化的差異，另外我又

參考目前實證研究基礎較為清楚的生酮飲食療法。所以我個人又將上述的療法與生酮飲食療法合併考量，截長補短，訂定一套適合我個人的癌症療癒飲食方針。呼應或與上述三種療法雷同之處，除了需特別說明，讓讀者明瞭外，我不再贅述。以下主要就差異較大的部分，特別提出說明。

1. **蔬果汁**：不鼓勵。我個人同意生鮮蔬菜水果的營養素是非常重要的，但在臺灣不容易取得安全無毒有機的農產品，生食會有攝入殘留農藥的風險，另外蔬菜的纖維素如果沒有煮過，不易消化，而臺灣的水果經過農業改造後大多過甜，違反低醣生酮飲食的原則，基於以上理由，我的變通做法就是食用大量多樣燙過的蔬菜及少量甜度較低的水果，例如檸檬。雖然燙過的蔬菜因為高溫過程會損失一些營養素，但可減少農藥殘留且易於消化，是一種權宜之策。但如果有民眾可以買到絕對有機無毒的蔬菜且甜度不高的水果，也能適應生冷的食物，在這種條件下飲用蔬果汁是可以建議的。

2. **主食**：初期禁止，或只能少量的糙米（五穀米）。理由是碳水化合物的比例可能過高，無法達到生酮飲食的目標。取代主食的變通方式，就是攝取大量的蔬菜，來獲得維生素、礦物質及其他營養素。而熱量不足的部分，則以油脂取代（Omega-3 為主的植物油）。

3. **喝茶**：禁止，有機綠茶除外。基於慣行農法栽種下農藥殘留的風險，另外茶種中只有綠茶在相關研究中有防癌抗癌的可能效果，因此除了有機綠茶外，不建議攝取其他種類的茶。

4. **大豆、乾豆**：初期禁止，但少量有機除外。目前市面上的大豆（黃豆）大多是基改作物，基改作物本身就是癌症的可能危險

因子之一，另外如果是執行嚴格的生酮飲食，大豆及乾豆中的碳水化合物比例仍可能過高。因此建議如果是有機的產品可以食用，但量的多寡要依據生酮飲食的控制目標而定。另一個變通方式，是購買有機非油炸的新鮮豆皮，既可吃到優質的蛋白質，又可避免攝入過多的碳水化合物。

5. **堅果及種子：** 雖然葛森療法認為堅果及種子的脂肪及蛋白質過高對癌症病患有負面影響，但我個人較贊同星野醫師的觀點，它們提供的油脂是低醣生酮飲食中另一個熱量的重要來源。而且堅果及種子含有很多維生素，礦物質及植化素等有益身體的營養成分。只是堅果及種子最好是低溫烘培，不添加任何調味的產品，如果能夠有機的最佳，但不容易買到。

6. **營養補充品：** 初期全方位補充。會得到癌症，就表示身體的免疫能力已經出現了問題，經過主流醫學的治療後，身體可能更為虛弱。另外，透過飲食改善的方式可能無法立即達到提升免疫能力的預期效果，而且人體的結構功能相當複雜，除非透過精密耗時且費用頗高的檢驗，才能知道自己可能缺乏何種營養素。因化療對我個人產生極大的副作用，因此我個人在第一年中給自己補充全方位的營養補充品，才讓病情好轉。民眾可以視個人的狀況調整，至少在初期的三到六個月主流醫學治療期間，補充全方位的營養品或許是有必要的。

7. **咖啡灌腸：** 未採用。咖啡灌腸是標準葛森療法的特色之一，但星野及濟陽療法都沒有採用。我個人也沒有採用，主要是日常生活執行上可能造成不便，並沒有反對的意見。我輔導的個案，也有人執行咖啡灌腸，倒無特別不良的副作用，療效的部分因不易客觀評估，所以我個人不予置評。

（五）防癌抗癌食物餐盤建議

綜合以上所列的飲食建議及參考葛森、星野及濟陽等飲食療法，提出以下防癌抗癌食物餐盤的建議：

1. 減少碳水化合物、主食（五穀：米、麥等）及過甜的水果、甜食點心飲料。主食要選擇全穀類，不建議精緻的米及麥製品。

2. 增加好的油脂。

    (1) **植物油**：烹調用橄欖油、亞麻仁（籽）油、苦茶油；生食核桃、夏威夷豆、奇亞籽，松子、杏仁、南瓜子、酪梨等（註：堅果中核桃、夏威夷豆及奇亞籽的 Omega-3 成分較高，可優先選擇，其他堅果的攝取因相對 Omega-6 比例較高，則不宜過量）。

    (2) **動物油**：各種魚肉類混搭烹調，尤其是經過檢驗不含重金屬、Omega-3 含量較高魚類，例如鮭魚、鯖魚、鮪（金槍）魚、鯡魚、沙丁魚、秋刀魚等。紅肉（豬、牛、羊）的飽和脂肪酸較高，不宜過度食用。

3. 選購無農藥及化肥的新鮮原形食材或食物。

4. 補充蕈（菇）類及藻類。

5. 蔬菜多樣多量（尤其是 Brassicaceae 十字花科及 Allium 蔥屬）。

6. 日常飲食中搭配攝取含益生菌食物，例如納豆、味噌湯、泡菜、發酵奶製品（優格、乳酪）等。但有乳糖不耐症者，食用發酵奶製品時應自行斟酌。

7. 依個人的健康或疾病狀況，額外服用維生素、礦物質或植化素等營養補充品等。

8. 不要迷信單一食品療效，以完整天然食物優先。

抗癌食物餐盤

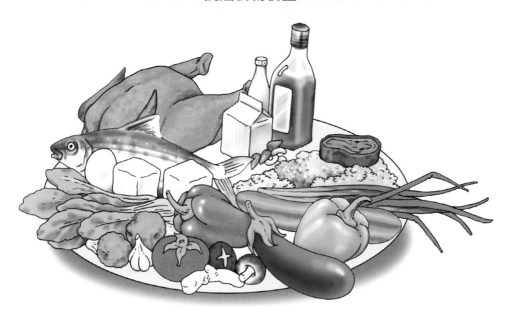

	葛森療法	星野葛森療法	濟陽式飲食療法	蔡松彥療法
有機原形食材	嚴格	嚴格	嚴格	嚴格
碳水化合物	限制甜食	限制甜食	限制甜食	嚴格限制
脂肪	嚴格限制（90 大卡 / 天）	初期嚴格限制	限制動物性（四隻腳的動物）油脂	不限制但以植物性為主
蛋白質	嚴格限制動物蛋白質 6 至 8 週（160 大卡 / 天）	限制動物性蛋白質，數月後可食用白肉的魚及小魚	限制動物性（四隻腳的動物）蛋白質	不限制但以植物性為主
生鮮蔬果汁	超量（225 克 / 時，13 次 / 天）	400cc，3次/天	大量，但未明確規定	不鼓勵
鈉攝取	無鹽	幾乎無鹽	幾乎無鹽	低鹽

鉀攝取	大量補充（3.5-14公克/天）	無特別要求	無特別要求	無特別要求
素食	Y	初期：Y	N	N
主食	馬鈴薯和燕麥	糙米及全麥麵包	糙米和全麥麵包	初期禁止，或少量糙米（五穀米）
油脂來源	亞麻仁油	亞麻仁油	橄欖油及芝麻油及非四隻腳動物油脂	橄欖油、亞麻仁油、苦茶油及少量動物性脂肪
水	不鼓勵		喝良質好水	喝良質好水
菸、酒	禁止	禁止	禁止	禁止
茶	禁止			禁止，有機綠茶除外
大豆、乾豆	禁止	鼓勵	鼓勵	初期禁止，但少量有機除外
苜蓿芽	禁止			
發芽豆類	禁止	鼓勵	鼓勵	
堅果及種子	禁止	鼓勵		鼓勵
鳳梨及莓果	禁止			禁止
菇類	禁止		鼓勵	鼓勵
海藻類		鼓勵	鼓勵	鼓勵
甲狀腺激素（天然）	Y	N	N	N
營養補充品	特定	特定		初期全方位
咖啡灌腸	Y	N	N	N
所需治療時間	>0.5-1 年	>2-3 年		>1 年

【有關癌症飲食 Q&A】

在輔導癌症病患時，發現大家在飲食上都會有許多疑惑，於是整理了輔導個案及癌症營養課程時的一些提問，予以說明，希望能解除一些疑慮。

Q1 有機食物比較營養？

A1 有機食物確實較能保留營養，以下佐證。

1. 臺灣大學農藝系教授郭華仁指出，2008 至 2014 年間，類似有關有機食物的統合分析研究指出：

    (1) 不好成分部分：慣行農法食物含不好成分較多（農藥、抗生素），慣行肉品有較多抗生素菌。

    (2) 有益健康成分：指出有機食品有益成分較多，總酚類化合物、磷含量都顯著較高，肉品的不飽和脂肪酸 Omega-3 也顯著較高，維生素 A、C 略高。

2. 郭華仁教授歸納總結這些研究分析結果：

    (1) 有機食物所含的不好物質，如農藥、抗生素、硝酸鹽較少，部分有益健康的物質較多，顯示吃有機確實對維持

身體健康有益。

(2) 有機農產品的硝酸鹽含量低，而蔬菜的多酚含量比較高。硝酸鹽進入人體可能轉換為亞硝胺，導致癌症；多酚具備抗氧化、預防癌症的條件。

3. 其他相關調查研究也指出，土壤的品質已經被現代工業化農業（慣行農法）所破壞，所生產的食物，其中鐵、鈣、鈉、銅、鎂、硒含量下降約50%；慣行農法種植的番茄，其含鈣、維生素 A、鐵、蛋白質、維生素 C、磷、維生素 B3 的量缺乏；慣行農法種植的馬鈴薯，其維生素 A、維生素 C、鐵、維生素 B2、鈣、維生素 B1 的含量缺乏。

Q2 癌症治療中，需要戒除酒類和咖啡等飲品嗎？

A2 如果處於急性期，建議還是不要喝酒、喝咖啡，因為酒和咖啡會增加新陳代謝的負擔。但若是非常少量可能影響力有限，如果少量的飲用可以讓你心情愉快、讓你覺得人生過得比較有意義，一點點沒有關係，但絕對不能過量。

茶也有含有少量的咖啡因，因為癌症病人的交感神經通常過於亢進，如果再增加咖啡因的攝取，就會讓交感神經更亢進。若想喝茶，最好是喝有機綠茶，因為綠茶中的兒茶素含量高，在研究中發現其具有防癌抗癌的效果。

Q3 癌症飲食一定要全素嗎？

A3 我被診斷得到肺癌後，一開始就是吃全素，後來發現我吃素的方法錯了。素食沒有不好，但是要配合體質。我一開始吃素的時候，

吃了太多碳水化合物食物，卻未搭配均衡的營養，導致吃進過多碳水化合物，而油脂及蛋白質攝取不足，所以這也是判斷造成我後來疑似復發的原因之一。素食要正確吃，並吃到好的素食，首先要注意的是市面上有很多加工的素食產品，這些都應避免，應以有機原形食物為原則。含 Omega-3 的植物油要補充足夠。另外，較容易產生糖的碳水化合物，如主食的米飯、麵食及根莖類要控制適量。這方面如有必要，應請教營養專家。如果你從小就是吃素的體質，那麼癌症飲食素食為準基本上是可行的，但我不認為癌症飲食一定要吃全素，因為目前為止並沒有確切的醫學研究佐證素食者與癌症的關聯性。

Q4 癌症飲食中是否要禁止莓果類的食物？

A4 葛森療法禁止吃莓果類的食物，因為葛森教授認為莓果類食物容易引起發炎。

剛開始進行癌症飲食時，我也不吃莓果類的食物，因為目前使用慣行農法的農民為了民眾的喜好，所種出的大多數水果糖分太多，同時又有農藥殘毒的疑慮。但如果是有機栽種的，甜度不高，也沒有過敏問題的話，則可以適量攝取。

Q5 罹癌化療後，為補充體力、增加營養，要多吃紅肉？

A5 站在營養學角度，營養不足與吃紅肉沒有直接關係。且紅肉尤其是加工的肉類，是引發大腸癌的重要危險因子之一。與食用紅肉及／或再製肉品可能相關的癌症，除了大腸癌，還包括胰臟癌、攝

護腺癌及胃癌。如果你是大腸癌或上述癌症患者，那你還要吃紅肉嗎？正確的癌症飲食是要不偏食，各類食物要平均攝取，如果要選擇肉類食品，個人建議魚肉優於白肉，白肉又優於紅肉（所謂紅肉是指牛肉、豬肉及羊肉）。

有許多文獻研究認為紅肉與某些癌症相關，所以紅肉不適合當作癌症飲食。至於深海魚體內所含的魚油具有抗發炎的作用，但不是所有的魚都有這樣的功效，以含 Omega-3 高的魚種為佳（詳見之前討論 Omega-3 章節）。另外以中醫的角度看，鴨肉是一種「發物」（指特別容易引起發炎），應盡量避免食用，鵝肉相較於鴨肉似乎好一點，或許因為鵝吃素，鴨吃葷。

如果很多人都覺得是不好的食物，你就盡量不要吃，尤其你正在生病中，一些有爭議的食物能不碰就不碰。所有的肉品最好是有機畜牧養殖或天然方式取得，否則其中所含的有害成分，可能對身體造成另一種傷害。

Q6 罹癌後要補充什麼食物？需要吃什麼營養補充品或抗癌偏方？

A6 人體非常複雜，需要的營養素非常多元，所以如果經濟允許，我建議在初期（3 至 6 個月）能補的營養品都要補充，包括全方位的維生素、礦物質及與防癌抗癌相關的植化素。

以我們現在市場上一般食物的品質來看，癌症病人是真的需要額外的營養補充品及抗癌產品的輔助，因為目前市面上的食物很多都明顯地缺乏重要的營養成分，類似空包彈。所以建議補充營養補充品，因為重要營養素缺乏是得到癌症的原因之一。

如果癌細胞正在擴展，你會消耗很多能量，所以需要補充品。建議以吃完整原形的食物得到食物完整的營養素為優先，營養補充品在疾病初期可能是一個必要的選項，但如果病情好轉，可以逐步改為回到以日常飲食中取得完整營養為準。

所謂「高劑量複合抗氧化營養品」是以高於一般日常建議量的劑量同時給予多種具有抗氧化作用的營養補充品。因為癌症是多因子疾病，身體的營養狀況可能要多種高於一般日常建議量的抗氧化作用營養品才能提升自身的免疫能力，使病情逆轉。

高劑量複合抗氧化營養品的抗癌作用如下[2]：
- 限制，甚至預防自由基對細胞內的 DNA 造成損害。
- 為身體提供足夠的養分，來修復之前所造成的傷害。
- 安全的，並能終生服用。藥物則沒有這些優點。
- 即使你已患上癌症，有越來越多的證據指出抗氧化劑能加強你的抵抗力來對付癌症。
- 幫助對抗化療和放射性治療所產生的氧化壓力。
- 優化化療和放射性治療對抗癌症的功效。
- 可能會抑制癌症的複製及生長。
- 在某些病例中，它們被顯示出能導致腫瘤消失。

Q7: 在何時補充營養品？

A7 手術開刀化療之後，吸收消化不良，或者是癌細胞大量擴散的時候，相對於身體的耗用過多，就是補充營養品的好時機。

有人會擔心營養補充品反而強化癌細胞，這是相對性的問題，某些營養補充品可能會強化癌細胞，但更重要的是強化身體大部分

---

[2] 資料來源：www.raystrand.com（營養醫學專家雷・斯特蘭德醫生網站）

正常健康細胞，提升免疫功能，這就是一個抗戰，不能因為它可能會強化癌細胞，就不增加營養補充品，因為需要的食物勢必還是得吃。而且有些營養補充品是直接有抗癌的效果，所以認為所有的營養品都會被癌細胞搶走的觀念不一定是正確的。

有以下狀況，就是癌症患者需要特殊營養補充品的時候：
1. 癌症造成新陳代謝加快，對正常生理功能產生排擠效應。
2. 腸胃功能不良。
3. 手術、化療及放療造成正常組織受損。
4. 現有食品的營養素不足且可能含有毒物質。
5. 癌症造成自由基過多，需要具抗氧化功能的營養品。
6. 需要攝取具有直接抗癌能力的營養品。

Q8 生酮飲食對癌症治療的功效？

A8 生酮飲食的重要原理就是讓正常細胞能持續獲得能量，但癌細胞卻相對無法從此種飲食中取得足夠能量。經過一些科學實證以及癌症患者的實證結果，以生酮飲食治療癌症，已經漸漸被列入治療癌症的重要方法之一。（詳見前述生酮飲食章節）

Q9 斷食對癌症治療的功效？

A9 最近坊間流行斷食養生，甚至認為可以用斷食的方式來餓死癌細胞，到底這種觀念是否正確呢？我個人為了以上疑問，也進行了一次長達 7 天的斷食，其間未攝取任何食物，也未飲用一滴水。我以「經絡檢測」來評估前後差異，發現確實可以改善經絡失衡，使自律神經系統運作重新回到正常。這好比是當電腦或手機長期連續

使用後，其記憶體緩衝區已經塞滿了，速度變慢，反應不佳，這時重新開機，就可以再恢復正常運作。所以斷食就如同電腦重開機一般，讓身體重新設定到原始的最佳狀態。

想想人從出生開始，消化系統就沒有一天休息過，就像機器需要定期保養一樣，藉由斷食讓我們的消化系統適當休養生息也是很合理的。因此斷食又稱為「辟穀」，自古以來就是一種養生之道，古人的智慧是可以參考的。

另外在動物研究也顯示斷食可以提升免疫功能，可能的解釋是當人體處於飢餓狀態下，是一種危機，本能上會啟動防衛機轉（免疫系統）來抵抗外來的危害，當然癌症可能也是其中危害之一。已有更多的證據顯示，斷食或限制熱量的攝取可以加強化療或放療的效果。因為在同樣的條件下，癌細胞因為新陳代謝速率較快，所以與正常的細胞比較，可能更不耐熱量（能量）的缺乏，因此更無法對抗化療及放療的攻擊，而導致更多癌細胞死亡。而因為此時消化系統處於休息狀況，沒有進行大量的新陳代謝及細胞更新，也較不會被化療及放療攻擊而導致相關的副作用，例如口腔黏膜損傷、便秘、腹瀉或腹脹等。所以在身體營養及臨床狀況許可下，適當的斷食對身體可能是有益的，但這必須在專業人員的指導及監督下進行。

實務上，通常如果針劑投予的化療或是接受放療時，我會建議患者可以在接受治療的當天上午進行斷食，維持 2 天左右，水分仍正常攝取，如果不耐飢餓時，可喝一點富含 Omega-3 的油，例如亞麻仁油，就可以止飢。因為癌細胞不易從油脂取得養分，所以讓癌細胞持續處於飢餓狀況，這時化療或放療的效果即可提升。

Q10 針對癌症的預防或治療，應如何選擇特定的植化素？

A10 市面上所謂抗癌防癌的營養品很多，通常其成分在醫學上歸類於植化素。各種植化素是來源於天然的食物，能攝取新鮮原型食物為首要原則，但如果有困難，可考慮各種經過研究（多數是細胞或動物試驗）對癌症預防或治療可能有效的植化素。表列如右，謹供參考，但因醫學研究隨時更新，其內容不一定完整涵蓋了所有的可能，且需要臨床上不斷的驗證。

另外，常有患者問我某種特定的植化素是否能根除其癌症，我的經驗是即使有研究結果顯示某種植化素具有抗癌效果，但其報告大多是體外細胞型研究，所以其效果用於人體，勢必須重新驗證，劑量可能需要很大，況且植化素是營養補充品，畢竟無法與藥物的效力直接相比，因此單一抗癌植化素能夠在臨床上直接治療癌症是很困難的。通常我會建議同時補充多樣的具抗癌作用的植化素，透過彼此的協同作用，比較可能得到預期的效果。

食物	主成分	肺癌	肝癌	胰臟癌	乳癌	子宮頸癌	頭頸癌	白血病	攝護腺癌	食道胃癌	腎臟癌	大腸癌	黑色素細胞瘤	膀胱癌	口腔癌	骨肉瘤	子宮體癌	鼻咽癌	神經母細胞瘤	胃癌	淋巴癌
葡萄、桑椹	白藜蘆醇		V	V	V(?)					V		V	V								
靈芝或某些真菌類	β-葡聚醣				V	V	V					V									
人蔘		V	V	V						V		V									
尼基羅草			V(?)		V			V				V			V	V	V	V			
牛樟芝	蟲草素	V	V	V	V			V				V		V							
茶葉	兒茶素	V	V	V	V					V		V									
大豆	異黃酮				V(?)				V												
巴西蘑菇	β-葡聚醣和蛋白多醣				V			V													
冬蟲夏草	蟲草素	V	V																		
番茄	茄紅素				V				V												
大蒜			V		V					V	V	V									
褐藻	褐藻糖膠	V	V		V			V				V	V						V	V	
薑黃	薑黃素										V	V	V								
黑種草			V		V	V				V		V									
藍莓、杏仁、花生、葡萄	紫檀芪 Pterostilbene				V										V						
憂頓草			V			V		V				V						V	V	V	V

* 以上大多為體外實驗或動物，僅少數為人群研究結果。如實際應用在人體上，仍需更嚴謹的實證醫學研究進行佐證。建議民眾使用前，應諮詢醫療專業人士，以保障自身權益。
* 資料來源：由蔡松彥從醫學文獻中整理獲得。

營養師專欄：
疾病療癒與保健飲食

　　此專欄由彰化基督教醫院前國際營養中心林佳青執行長執筆，林執行長也是前營養部主任，以其豐富的專業及臨床經驗，提供正確及完整的飲食攝取及營養補充之介紹。

　　營養豐富的飲食，是維持人體生理機能處於最佳狀態的基本要素，良好的營養狀況對於疾病本身或接受疾病治療，如開刀、使用特殊藥物或療程而引起身體其他傷害的病人更是重要，其原因如下：

1. 「吃得好」較可抵擋疾病治療所產生之副作用。

2. 健康的飲食可幫助維持體力、防止體組織耗損，並可重建因接受疾病治療損傷的體組織。

3. 當無法攝取足夠量或正確的飲食時、身體會利用原儲存之營養做能量的來源，如此一來免疫力會下降，身體將無法抵抗病菌的感染。罹患疾病者常有合併感染症的危險性，所以此時身體免疫系統是特別重要的。

　　因疾病及治療兩方面因素，都可能造成營養需求增加、厭食、代謝混亂及惡病質等問題，所以很容易發生營養不良、體力及抵抗力減弱情形。以下就飲食療養議題做分項論述。

（一）營養不良問題的處置目標與風險因素評估

飲食目標應優先以預防或矯正營養缺陷問題、維護或修補身體瘦體組織、減輕治療所引起之營養相關副作用並提昇生活品質為重要方向。對於正採用積極治療（特別是容易導致營養不良高風險的處置）之病人，建議需自我評估營養不良風險，如是否有：

1. 體重流失

體重史是評估營養不良危險性之重要指標，短期間之體重流失較長時間之體重變化具有評估意義。在非計畫性減重前提下，如較過去 6 個月之平常體重流失 >5%（例：半年前體重為 60 公斤，而目前體重為 57 公斤，即 -3 公斤 / 原 60 公斤 = 流失 5%），或原本體型即是較瘦弱者（身體質量指數 <20，身體質量指數 = 體重公斤 / 身高公尺 2）合併體重流失 >2%，即定義為明顯體重流失，具營養不良高風險性。

2. 攝食質量改變

比較近 2 週之飲食與過去攝取質量是否有差異，如飲食型態是否改變（例：原本吃固體型式餐食漸漸改成選擇半固體或液態粥、湯品食物或採用營養配方奶品等），同時飲食攝取份量也有變少情形。

3. 出現影響進食症狀

疾病治療之副作用可能會造成不同程度之營養障礙症狀，如噁心、嘔吐、便秘、腹瀉、口腔炎、黏膜炎、味覺改變或喪失等。若病患之疾病療程是需接受營養不良高風險之藥物處置時，則不論病患本身營養狀況是否良好，於飲食計劃時，都需考慮可能發生症狀之後續發展，預先訂定照顧內容。

4. 體能活動力減少

例如體能狀況較以往虛弱無力，活動減少並需更多時間坐或臥床休息。

當發生以上問題時，應諮詢專業營養師或醫師，以維護良好營養狀況及應對疾病與療程。

（二）生病日與醫療期間飲食原則

足夠熱量及較高蛋白質比例飲食是通常性的營養處方，生病者熱量攝取與飲食攝取量相關，體重數字可做為基礎之評量指標，若有食慾不振情形影響正餐進食量，則可增加進食次數 (一日 4 至 6 餐)，以正餐外加點心方式補足需要的進食量，另外亦可視情況改變食物供應型態及質地，以利促進食慾及攝取量。

適當健康的飲食應是每天攝取不同種類且多樣化的食物，因為沒有任何一樣或一類食物含有身體所需的所有營養素，廣泛多樣的變化所選擇的食物，才不至於因飲食內容單調，缺乏食慾，注意飲食的均衡，維持良好的營養及適度活動，以保持體重，增強抵抗力。

應對疾病或治療所造成之不同副作用，應隨時依症狀需求調整飲食或營養供應方式，以免造成營養不良。「均衡飲食」原則並不都適用於生病期間需要採取特殊飲食之時。事實上，適合某些身體狀況可攝取的食物，有可能與健康飲食所建議的完全不同，也就是說，飲食原則需要依個人所接受的治療方式與身體的反應再做調整。例如因疾病或治療而引起腸黏膜損傷性腹瀉期間，就需限制纖維質豐富的食物，如蔬菜、水果、粗糙的全穀類等。又某些狀況下，也可能會鼓勵使用商業營養補充品來獲得足夠的蛋白質、熱量及其他營養素。

需多注意身體的反應，倘若有噁心症狀或對特定的食物反感，

那麼可以改選擇覺得容易接受的食物。舉例來說，如果吃水果會覺得不舒服，而吃肉類食物不會的話，現階段就可以先採取多吃肉類少吃水果類食物來緩解問題。有時試著改變食物的形態，反而可促進食慾也會較吃得下。假如吃整個新鮮水果有問題的話，可試著將水果和牛奶混合打成果汁牛奶來攝食。多嘗試新的事務是很重要的。任何可達到足夠熱量攝取，並維持體重的方法，都值得鼓勵。

若經上述努力仍因攝食量不足，造成體重嚴重減輕時，則應考慮積極採用管灌或靜脈營養治療，並遵照醫囑或評估患者需求建議補充適量的維生素或礦物質。

病人也應定期回醫院做追蹤檢查，如有不適或營養問題，可立刻請教醫師或營養師，以免延誤診治時機。

（三）調正代謝異常的飲食原則

1. 以癌症為例

依據 2016 年歐洲腸道暨靜脈營養醫學會（ESPEN）對癌症病人之營養指引文獻指出，針對有體重流失合併有胰島素阻抗之癌症病人，建議應移轉碳水化合物熱量比例至增加之脂肪熱量比例，這項取代性做法可提高飲食熱量密度並降低升糖負荷。意即有生理代謝問題者，需控制碳水化合物營養素總攝取量(甚或建議禁甜食斷糖)，改用好油提供能量，並配合有足夠量之蛋白質攝取，維持或增加身體活動強度，以利支持肌肉質量、身體功能及代謝狀態。

2. 其他代謝症候群相關疾病

實驗室研究表明，癌細胞攝取及代謝葡萄糖的速率比正常細胞更快。限制含有大量添加糖的高度加工食品（例如蛋糕、糖果、餅

乾和甜穀物）以及含糖飲料（例如汽水、運動飲料和能量飲料），可以幫助達到並維持健康體重以及降低胰島素分泌，並促進具有代謝異常個體（例如患有前期糖尿病或 2 型糖尿病的個體）的健康。

許多研究檢測飲食中的升糖負荷 (Glycemic Load) 對癌症 (代謝異常疾病) 風險的潛在影響。升糖指數 (Glycemic Index) 是衡量食用富含碳水化合物的特定食物後，與攝入標準量葡萄糖相比血糖升高的指標。升糖指數越高的食物，食用後越容易使血糖升高，促使胰島素分泌增加；通常具有高升糖指數會是高度精製加工的澱粉類產品 (如精製米、麵粉製品)，加糖或低纖維含量穀類食品，以及一些澱粉類蔬菜，水果中的西瓜、芒果、鳳梨、香蕉、荔枝、龍眼等升糖指數較高，而含纖維質較多的食物，如糙米、燕麥或全麥食品，以及番茄、葡萄柚、芭樂，及大部分的蔬菜，升糖指數較低。除了高升糖食物種類之選擇以外，進食數量也很重要。升糖負荷概念包含所攝取碳水化合物的種類和數量，有代謝異常體質者，需同時考慮避免高升糖食物並控制其攝取量。

（四）強化免疫防護力的飲食原則

以健康促進為重要目標，調整體質，積極預防或防止疾病惡化與再發，此飲食也適用於健康族群使用。

1. 以防治 COVID-19 之飲食為例

隨著疫苗施打覆蓋率提升，新冠肺炎防疫生活已逐步解封，未來的日子人們需要學會與病毒共存，除了基本防護，也可藉由飲食提升自我免疫力來健康防疫。防治新冠肺炎飲食之相關研究內容建議如下述。

(1) 有肥胖、慢性疾病者，應以積極管理並改善代謝症候群問題為首要目標

感染新冠肺炎後是否會發展成重症及死亡，慢性疾病史是重要關鍵因素。依據中國疾病防控中心紀錄 4 萬 4600 確診個案資料發現，與沒有慢性疾病史者比較，有慢性病者死亡率會增加，有心血管疾病者為 11.7 倍，糖尿病 8.1 倍，高血壓 6.7 倍，而患有慢性病者相對肥胖病比例高，以上問題都會影響免疫力，另外有報導指出，肥胖者疫苗施打後產生之抗體數也會減半。關於飲食管理之建議請參照前述調正代謝異常的飲食原則。

(2) 多蔬食族群，新冠肺炎染疫後發展成重症風險較低

2021 年一份針對多國（英、法、德、義大利、西班牙、美國）曾密集接觸照顧新冠肺炎病人之醫療人員的病例對照回朔性研究顯示，以植物性食物（蔬菜、水果、豆類、堅果）為主要飲食的族群，染疫後發展成重症之風險值為 1/10，相對低於選擇蔬食頻率較少族群之風險值 1/3。

(3) 新冠肺炎個案重症照護期間（第一週）宜限制 Omega-6 脂肪的給予量

Omega-6 脂肪酸（大豆、玉米、葵花等精煉油）經代謝轉化合成發炎前驅物質，於重症急性期應限制使用，可改採用多含有 Omega-3、Omega-9 脂肪酸的油脂做為能量供應的來源。而現代化飲食中，仍有 Omega-6 脂肪酸過度攝取問題，也需留意油脂來源與選擇，Omega-6/Omega-3 攝入比建議應低於 4:1。

(4) 補充足量維他命、礦物質

• **維生素 D**：不足將影響體內許多重要功能，與心血管疾病、第 2 型糖尿病、癌症和憂鬱症等幾種慢性疾病的發生和發展密切相關。另外，維生素 D 缺乏也與骨骼健康惡化和免疫功能不足有關，維生素 D 可促進抗菌胜肽生成，維持先天性免

疫屏障的抵禦功能，以及後天性免疫的抗原呈現免疫調控，維生素 D 缺乏者呼吸道感染的風險增加。

- **鎂**的攝入可能會影響維生素 D 的狀態，在老年 COVID-19 患者中，補充維生素 D 同時也增加鎂、維生素 B12 可以顯著降低需要氧氣支持，重症監護或同時使用兩者的臨床惡化患者的比例。

- **維生素 C**：是抗氧化劑和多種酵素的輔因子，可強化表皮層屏障、調節先天性及後天性免疫的能力，透過白血球嗜中性顆粒細胞對感染物質的吞噬作用，刺激活性氧的產生來進行滅菌，是提高免疫力不可缺少之營養素。建議大眾應天天多食新鮮蔬果攝取足量維他命 C。

- **鋅**：是抗氧化酵素的重要成分，與抗體產生、維護免疫系統及皮膚健康有關。透過促進細胞核內核酸 DNA 和 RNA 的合成，廣泛參與各式免疫功能，缺乏會影響食慾、增加腹瀉及呼吸道感染風險。海鮮中特別是牡蠣含鋅量豐富，南瓜子也含有，可常選擇攝取。

- **益生菌**：人體腸道中存在 70% 的免疫細胞。腸道中菌叢生態健康平衡，是維持免疫力的重要防線。蔬果、豆類、堅果、全穀等植物性食品中的膳食纖維，能幫助益菌繁殖，也可促進消化道蠕動，多攝取可增進腸道免疫健康。

以上參考文獻來源：

- Nutrition Support for Critically Ill Patients with COVID-19 Disease: Top 10 Key Recommendations. ASPEN: https://www.nutritioncare.org/COVID19
- Covid-19: Role of Nutrition and Supplementation. Nutrients 2021, 13, 976.
- Plant-based diets, pescatarian diets and COVID-19 severity: a population-based case–control study in six countries. bmjnph 2021;0. doi:10.1136/bmjnph-2021-000272

2. 學習自然界的植物抗病害原則，應用於維護人體健康

您看過在野外土生土長的植物面對病蟲害時，戴口罩、穿防護衣了嗎？又它們長時間佇立在戶外環境，經歷風吹、日晒、雨淋，可有撐傘、躲避？有些植物經歷數十或數百年如此淬鍊與考驗，仍能屹立不搖、成長茁壯又是怎麼辦到的呢？又您是否可想像，若是人類同樣處在野生植物的生活環境下，不能逃、不能躲也無法遮，這時候會是如何呢？

(1) 大自然界植物的生命力奧祕

植物為適應環境壓力如：對抗太陽曝曬紫外線、輻射，或對抗微生物如：細菌、真菌、病毒的感染傷害，冷、熱溫度刺激及昆蟲等生存競爭等，會被激發產生一系列化學物質，如萜烯類、酚類化合物、生物鹼、有機硫化物等，也是植物為自我保護所生成的二級代謝產物，統稱之為植化素。近年研究得知，植化素具有很強的抗氧化力，當人體攝取天然多樣化及充足的植化素可影響基因的調節，增強身體抵抗力、抗病力，降低身體的發炎反應，甚至對抑制癌症發生也有影響。

這項被喻為「21 世紀維他命」的植物化學營養素，就是經歷大自然淬煉下，能讓植物堅韌成長的生命力奧祕，富含植化素營養的植物是可療癒人的好食物，所以，經友善環境農法種植作物的營養素，會較高於慣行種植作物的原因就在這裡，從健康飲食角度而言，我們需要吃更多原生、野生，種在土地裡的好東西。

(2) 全面性營養價值觀，是含括身、心、靈的療癒

一個全面性的營養觀不單指在餐盤裡面的食物，不只是食物含多少熱量、蛋白質，又怎麼樣去計算營養素含量與控制飲食份量而

已，有太多從土地生長食物來的優質元素擁有豐富與療癒生命奧祕，我們需要更多去發掘它。

　　一個好的環境才會生成能滋養人的好作物，當我們用感謝、珍惜與善待的態度回饋於土地，土地就會再把她豐富的賜予厚賞給我們，這是一個善的循環；真正要獲得健康要有對的飲食態度、並對環境友善的信念，甚至想到生產食物的環境經營是不是對大眾也是有益的；為求最大利益下，不斷壓榨土地與對作物的過度用藥，空汙 PM2.5 裡面非常多的重金屬、農藥是這樣子來的，而最終受害者也是人類自己。所以我們應當思考，對於人、對於社會、於土地、於很多的生物，然後對自己還有跟神之間是否都維持尊重與互愛共生的關係，這就是整全營養，一項能療癒身、心、靈該有的全面性營養價值觀。

3. 海鮮版地中海飲食與哈佛健康餐盤的建議內容

　　1980 年代被提出之地中海飲食，是目前已經有相當可觀研究文獻發表之全球最佳飲食第一名，範圍包含延長壽命、改善腦部認知能力、預防心血管疾病、體重管理、預防糖尿病、減少某些癌症風險等。近期又有一項美國研究顯示，若改良傳統地中海飲食，採取「多海鮮」地中海飲食（Pesco-Mediterranean），可能因攝取更多的 Omega-3 脂肪酸，更能達到降低心血管疾病發生率。另外由哈佛公共衛生學院的營養專家和《哈佛健康雜誌》（Harvard Health Publications）共同編製規劃的健康餐盤（注重飲食品質健康均衡膳食的指南），都是極推薦給有疾病療養與健康促進需求者可採用的飲食方法。整理其原則如下：

　　大量攝取多元多彩的蔬菜和水果（>5-7 份 / 天），每日至少 2 餐（次），每餐可進食 1 碗煮熟蔬菜 +1 小碗生鮮水果，建議占一餐飲食量的一半（蔬菜攝取量應多於水果），蔬菜碳水化合物及熱量較低，水

果（一份 100 公克，約 1 個拳頭大小即含有 15 公克的碳水化合物）若多吃熱量高，也會影響血糖代謝並使三酸甘油酯升高，故應限量（2 份／天）攝取為宜，勿超過 4 份／天（不選擇甜度高的水果）。

碳水化合物來源應選擇全穀類食物，建議攝取量可控制在一餐飲食量的 1/4 以內（約半碗量），全粒完整穀物引發血糖和胰島素分泌量之波動相對較和緩，加工精緻澱粉食品及甜食應限制攝取。

蛋白質食物可占一餐飲食量的 1/4（約一手掌大，3 至 4 兩），豆類、堅果、魚肉（每週吃魚貝類 2 次以上）、雞蛋等都是健康的蛋白質食物來源。紅肉的食用量需限制，加工的肉製品，例如醃肉和香腸則應避免。

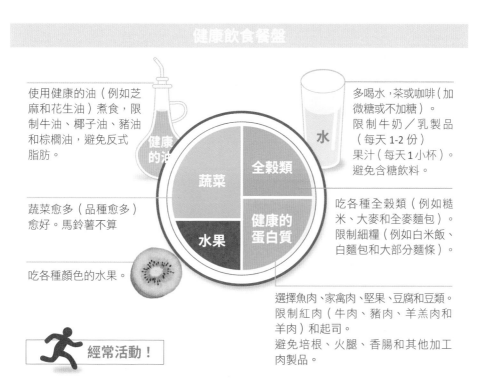

健康飲食餐盤

使用健康的油（例如芝麻和花生油）煮食，限制牛油、椰子油、豬油和棕櫚油，避免反式脂肪。

多喝水，茶或咖啡（加微糖或不加糖）。限制牛奶／乳製品（每天 1-2 份）果汁（每天 1 小杯）。避免含糖飲料。

蔬菜愈多（品種愈多）愈好。馬鈴薯不算

吃各種全穀類（例如糙米、大麥和全麥麵包）。限制細糧（例如白米飯、白麵包和大部分麵條）。

吃各種顏色的水果。

選擇魚肉、家禽肉、堅果、豆腐和豆類。限制紅肉（牛肉、豬肉、羊羔肉和羊肉）和起司。避免培根、火腿、香腸和其他加工肉製品。

經常活動！

資料來源：https://www.hsph.harvard.edu/nutritionsource/healthy-eating-plate/translations/chinese_traditional/

油脂選購以冷壓初榨等級者為佳，每餐的飲食中可使用適量（1至 2 湯匙）的健康油脂，低脂肪不等於「健康」。健康油脂的選擇，如 Omega-9 脂肪酸含量豐富之橄欖油、高油酸葵花油、苦茶油、酪梨油，及 Omega-3 脂肪酸含量豐富之紫蘇籽油、亞麻仁籽油、印加果油等。飽和性油脂如牛油、豬油、棕櫚油、椰子油應限量攝取，避免食用氫化的油品，其中含有不健康的反式脂肪，零食、糕點、餅乾、麵包等類加工食品中較容易使用氫化油脂為原料。

喝水、咖啡、可可或茶，建議不要飲用含糖飲料、甜果汁、酒精性飲料。牛奶或乳製品（每天 1 至 2 份，240 至 480c.c.），需限量飲用無法食用新鮮水果者，建議打成果汁之攝取量為每天 1 小杯，200c.c. 以下。

有助於降低身體發炎的健康食材，除了上述新鮮蔬果、全穀、富含 Omega-3 脂肪之魚類（鯖魚、鮭魚、秋刀魚等）、Omega-9 脂肪之堅果（同時含豐富維他命 E）、具抗氧化功效綠茶、可可之外，各式香料（咖哩、薑黃）、辛香料（蔥、薑、蒜）也建議可較常採用。

經常活動，維持健康體重，保持熱量攝取及體能活動支出平衡，目前體態有肥胖及過重問題者則應減重。

（五）食物選購原則

多數想透過飲食吃出健康的民眾，常選擇採用天然食材，減少食用加工食品；但若不經意食用受汙染的食材，反而對身體造成負擔甚至危害。蔬果類食材最為人詬病即重金屬、農藥不符合衛生福利部食品藥物管理署所制定之殘留容許量標準，世界衛生組織（WHO）轄屬的國際癌症研究署 (IARC) 將 3 種常見的農業用藥：除草劑嘉磷塞（glyphosate）、殺蟲劑馬拉松（malathion）和大利松（diazinon）歸

為可能的人類致癌物。而魚肉蛋品及乳品可能有動物用藥或抗生素殘留問題。要如何選擇相對安全之食材，以下幾點提供參考。

1. 首要應確認食材來源及種植過程方式

根據食藥署農產品監測報告，農藥殘留多的作物，宜小心選購。如：

- 生長期較短的小葉菜類或包葉菜類如高麗菜、包心白菜等
- 連續採收作物等豆菜類或瓜果菜類
- 非當季、非適地種植蔬果（為了抵禦病蟲害，會多施用藥物），如冬季生產之適合生長於溫帶的草莓、梨子、水蜜桃、葡萄等
- 進口蔬果為了增加保存時間，也可能常有施用藥物殘留問題

以上，建議宜選擇可信賴種植者生產品或有機友善耕種農產品，若是選用慣行種植的農產品時，也應充分清洗，以去除一些農藥殘留，並且降低微生物污染的風險。

2. 挑選禽畜水產品時，建議優先擇用合格業者生產、未過度加工或過多添加物的產品，且具有屠宰衛生檢查合格等標誌

- 有色雞藥物代謝較白肉雞慢，故易檢出藥物殘留
- 蛋品、畜產與養殖水產則為飼養過程為抵禦疾病較有抗生素殘留問題
- 若仍擔心藥物殘留，則避免食用淋巴較多之部位及臟器，尤其如肝臟等代謝毒物的器官。

3. 選擇具臺灣優良農產品 CAS 標章

4. 將平常較常食用或易有農藥殘留的食材，改擇以有機、自然農法等非慣行農法、接近工業化前的農耕飼養模式所生產的產品

5. 食用當季、在地生產的食材為主，清洗乾淨且加熱後（至少 70° C）再食用，也是避免食用殘留藥物之方式。

（六）養生調理餐範例

　　以下示範一餐之養生調理飲食內容，希望讓讀者能具體了解日常飲食中，如何運用多元食材、搭配出豐富營養素之健康飲食，範例餐食採用低醣、高纖、高蛋白、優質油脂，每餐約有650~850大卡，醣類20%、蛋白質30%、脂質50%，能提供癌友於治療期間足夠熱量及蛋白質，減少肌肉流失，增強體力。

　　餐點設計搭配五行蔬果（紫色、紅色、綠色、黃色、白色蔬果），以攝取多元植化素，民眾參考食譜食材份量以當季食材做替換；魚類可選擇鯖魚、鮭魚、秋刀魚等富含 Omega-3 脂肪酸的魚類；素食者建議使用豆包、腐皮、板豆腐……等豆製品取代肉品。

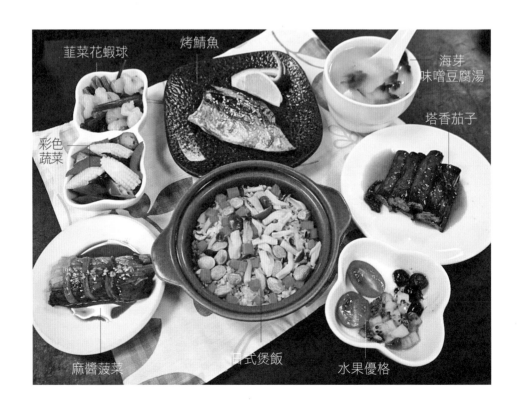

韭菜花蝦球　烤鯖魚　海芽味噌豆腐湯　彩色蔬菜　塔香茄子　麻醬菠菜　日式煲飯　水果優格

菜名	材料	做法
 日式煲飯	有機糙米 40 公克 鴻禧菇 15 公克 毛豆仁 10 公克 洋蔥末 5 公克 紅蘿蔔丁 10 公克	1. 將米洗淨，加入 1.5 倍水淨泡。 2. 蒸煮前再將其他食材放入米中一起蒸煮。 （※ 可加入些堅魚粉或昆布增加風味）
 烤鯖魚	鯖魚 105 公克 芝麻 少許 檸檬切片 1 片 **醬料：** 醬油 : 米酒 : 味琳 =1:1:1	1. 鯖魚塗上薄層醬料，以烤箱 180℃烘烤 10 至 15 分鐘（依自家烤箱功率做調整）
 韭菜花蝦球	韭菜花 30 公克 白蝦仁 45 公克 胡椒 少許 鹽 少許 米酒 少許 橄欖油 1 茶匙	1. 將蝦仁剖背除腸泥、裹少許太粉，以熱水川燙備用。 2. 韭菜花切小段。 3. 熱鍋加油，加入韭菜花拌炒，再加入蝦仁及胡椒、鹽、米酒，盛起。
 塔香茄子	茄子 60 公克 **醬料：** 九層塔 2 公克 水 1 大匙 薑泥 1/4 茶匙 醬油膏 1 茶匙 醬油 0.5 茶匙	1. 茄子切段，以耐高溫橄欖油加熱至 160℃，油炸定色。 2. 茄子撈起放入炒鍋，加入拌勻的醬料燒滾即可。

菜名	材料	做法
彩色時蔬	玉米筍 20 公克 秋葵 20 公克 紅甜椒 10 公克 黑木耳 10 公克 鹽 少許 橄欖油 3 公克	1. 將玉米筍、秋葵、紅甜椒、黑木耳切段後熱油拌炒
麻醬菠菜	菠菜 60 公克 芝麻醬： 白芝麻醬 1 大匙 芝麻 1 大匙 熱水 1 大匙 醬油 1 茶匙 蒜泥 1/2 茶匙	1. 在滾水中加入 1 小匙鹽及數滴油。 2. 將菠菜洗淨整株放入滾水中煮熟，撈起後將水分瀝乾切長段，再淋上芝麻醬。
海芽味噌豆腐湯	海帶芽 1 公克 嫩豆腐 40 公克 味噌 10 公克 柴魚片 1 公克 蔥末 3 公克	1. 嫩豆腐切丁，放入滾水中，煮滾後加入味噌拌勻，加入海帶芽、柴魚片，關火前再放入蔥花。
水果優格	小番茄 10 公克 綠奇異果 20 公克 藍莓 10 公克 優格 20 公克	1. 小番茄切半、綠奇異果切小丁，將水果至於優格之上即完成。

貳・活動

01

身體活動是對抗癌症及
各種疾病的自然良方

　　平常不管到哪裡，我的習慣是能走樓梯就不搭電梯。有一天我經過臺北車站，特別站在手扶梯和樓梯前觀察，結果發現手扶梯上下都有人，但樓梯卻空無一人。我發現現代多數人是有電梯就不走樓梯的，而且個個都是低頭族。從我在臺北車站看到的畫面，可以想見緊接而來的包括視力、頸椎和肥胖問題，隨後就會接踵而來。

　　再看下面這幅漫畫，醫師詢問病患平時的運動狀況，但病患平日的運動只有玩手機，這當然是一個笑話，但多少反映現代人的生活型態。長時間看手機、玩手遊，不但傷視力，且會有久坐的情形。許多研究都顯示，久坐行為與許多癌症的發生有相關性，如肺癌、直腸癌、乳癌、子宮內膜癌等。不論是男性還是女性，癌症發生與我們的行為是有絕對關係的。臺灣的運動風氣並不興盛，有四分之三的人都體重過重，非常值得重視。

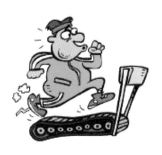

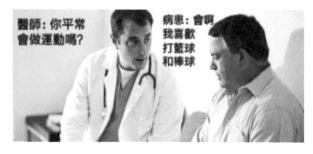

醫師：你平常
會做運動嗎？

病患：會啊
我喜歡
打籃球
和棒球

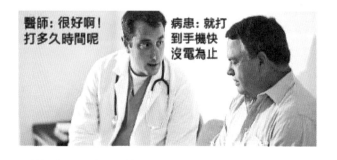

醫師：很好啊！
打多久時間呢

病患：就打
到手機快
沒電為止

與久坐行為相關的風險

肺癌
（相對風險 = 1.27）

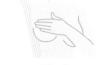

乳癌
（相對風險 = 1.17）

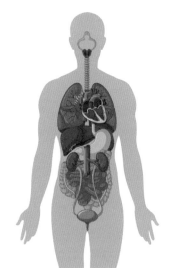

直腸癌
（相對風險 = 1.30）

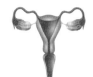

子宮內膜癌
（相對風險 = 1.28）

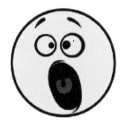

資料來源：PLoS One. 2014 Aug 25;9(8):e105709. doi: 10.1371/journal.pone.0105709. eCollection 2014. Sedentary behavior and incident cancer: a meta-analysis of prospective studies. Shen D1, Mao W1, Liu T1, Lin Q1, Lu X1, Wang Q1, Lin F1, Ekelund U2, Wijndaele K

現代人活動不足，造成代謝循環不良，體內毒素無法排出，久積成病。若要保持健康身體，務必讓自己養成身體活動習慣，可參考後面「身體活動三部曲」內容，選擇適合自己的身體活動方式，持之以恆的做，原則上每周最好有 5 次以上的身體活動，每次的身體活動時間達 30 分鐘以上，如此則癌症不上身、疾病自然遠離。切記在身體活動時，一定要在空氣品質良好的情況下執行，否則適得其反。

2011 年發表在《癌症研究近期結果》期刊的研究指出，身體活動可以減少女性 20% ～ 30% 及男性 20% ～ 50% 的肺癌風險，且與活動量的多寡呈正相關，意思是說身體活動越多，罹患肺癌的風險越低。[1]

2013 年由格畢利刊登在《腫瘤學》醫學雜誌的研究發現，身體活動可以降低罹患大腸直腸癌 22%、乳癌 61%、及攝護腺癌 53% 的發生風險。另外就具體身體活動後的成果，可明顯見到身體活動對常見癌症預後之影響，如每周走路 3 至 5 小時，時速 3 至 4.5 公里，可讓乳癌患者死亡率降低 50%。[2]

國家衛生研究院的研究員溫啟邦針對約 40 萬名臺灣民眾所作平均長達約 8 年的研究報告也指出，每天只要輕度休閒性身體活動（例如：走路）15 分鐘（或相當於跑步 5 分鐘），平均壽命可延長 3 年、癌症存活率可增加 11%，此結果刊登在《美國醫學會腫瘤學期刊》。

美國費蒙特大學（University of Vermont）蘇珊博士在 2015 年發表研究結果，在追蹤將近 1 萬 4 千名平均 49 歲居住在都市的男

[1] Recent Results Cancer Res. 2011; 186:101-33.doi: 10.1007/978-3-642-04231-7_5. Physical activity and lung cancer prevention. Emaus A, Thune I.

[2] ・ Gubili, Jyothirmai. "The role of physical activity in cancer prevention, treatment, recovery, and survivorship."

・ Oncology 27.6 (2013): 580.

性，發現高強度的身體活動，則可以進一步讓罹患肺癌的風險降低 55%、罹患大腸直腸癌的風險則減少 44%。即使到了 65 歲不幸罹癌，因為年輕時持續長期身體活動，能使癌症的存活率提升將近 4 成（36%）。活動只針對癌症有效嗎？當然不只！一項針對 88 多萬人 33 項族群所做的配對分析裡，發現活動可以減少 35% 的心血管疾病，全因死亡率也可以降低 33% [3]，所以只要願意動，健康長壽到老就沒有問題。

那麼針對 COVID-19，是不是也有類似的研究數據呢？COVID-19 在西班牙爆發大流行時，西班牙針對 COVID-19 做了研究，並於 2021 年將統計結果發表出來。這項研究針對 552 位 COVID-19 患者做比對，久坐者列在對照組，而實驗組是有規則運動者，結果發現規則運動組的死亡率只有 1.8%，而久坐組的死亡率有 13.8%。排除其他因素的話，兩相比較的風險差異是 5.9 倍 [4]，由此可知運動習慣對健康有著非常大的影響力。

另外，相關研究也顯示，具心血管疾病的危險因素（如高血壓、肥胖、糖尿病，或有抽菸習慣），或者既有病史（如心、肺、腎、肝方面的疾病或有腫瘤及其他重大疾病）者，如果罹患 COVID-19，其預後狀況都會較差。[4] 從這個觀點來看，可以理解到一切還是要回到源頭，如果身體健康，就不用那麼擔心 COVID-19，但身體不健康者，就要注意，隨時開始調理身體，讓它回復最佳狀態。

---

[3] Association of physical activity with all-cause and cardiovascular mortality: a systmeatic review and meta-analysis. Marc Nocon, Theresa Hiemann, Falk Muller-Riemenschneider, Frank Thalau, Stephanie Roll and Stefand N. Willich.

[4] https://link.springer.com/article/10.1007/s40121-021-00418-6. Influence of Baseline Physical Activity as a Modifying Factor on COVID-19 Mortality: A Single-Center, Retrospective Study

02

運動「533」

運動量要多少才夠呢？根據世界衛生組織的建議，為了增進心肺、肌肉和骨骼健康以及減沙慢性病和憂鬱症風險，18 到 64 歲者，每週至少應完成 150 分鐘中等強度的有氧運動。現在世界衛生組織推廣所謂的「533 運動」，就是指一週 5 次運動，每次 30 分鐘，心跳達每分鐘 130 下。

國健署的建議與此也相較不遠：每天運動至少 30 分鐘，如果一週運動 5 次，就等於是世界衛生組織建議的一週 150 分鐘有氧運動。每天的運動量可以分段累積，但一次至少要連續 10 分鐘。一般人或許有時候會因為偶爾想偷懶或有事情無法運動，但應盡量保至少一週 3 次的頻率較佳。

我們可用一些設備來評估運動的效果，例如良導絡經絡儀，下圖 1 是日本中古義雄所最早發展的經絡儀，再經過臺灣廠商改進的醫療設備。我罹癌後，於 2014 年 7 月開刀，手術化療完開始跑步，下圖 2 是同年 11 月 27 日所做的檢測。運動前，我的經絡狀況並不好，脾經，也就是免疫系統很差，肝臟也呈現持續過度勞累的狀態；排毒的膀胱經很虛弱，心包經也弱，顯示當時的心血管狀態不佳。但此時我所有常規的血液及影像檢測都是正常的，無法反映我的體能、五臟六腑及各種功能的狀況。因此經絡可能是身體狀況良好與否的

先行指標，往往在主流醫學的檢測尚未出現異常時，已經預告了身體是否處於健康的狀態。從圖中可以明顯看到，運動過後經絡失衡就獲得改善，透過經絡儀可以證明運動可以產生立即的效果。

如果你的體力沒辦法長跑，也可以用李鳳山老師的平甩功，這是相對輕鬆的運動。每次 30 分鐘，在家裡就可以做，尤其現在因為疫情的關係，大家都宅在家，更是適合練習平甩功。上網就可以找到李鳳山老師的教學影片。我自己也親身體驗過，104 年 4 月我大病初癒，身體狀況還很差，透過經絡儀同樣可以看到，運動過後就獲得改善。

除了經絡儀，另有所謂的「經絡脈診儀」，這是由王唯工教授終其一生所研究開發的，堪稱臺灣之光。新冠疫情爆發期間，大家為了要測血氧，紛紛購入手指型的血氧機，如果利用經絡脈診儀的脈相分析搭配手指型血氧機，就可以從脈相上看到 COVID-19 對身體影響的狀況。

我也透過這個經絡脈診儀，看到自己運動前後的脈相差異。雖然我的實際年齡已超過 60 歲，但脈相顯示，我的身體年齡在運動前是 39 歲，健康指數將近 90。這個看似不錯的數據，是不是表示我可以不用運動了？當然不是。運動前，我的脈相是男性成年失調型，仍接近所謂的「亞健康」，我的膽經比較強，排毒的大腸經比較弱，在慢跑 35 分鐘後，脈相顯示身體年齡可以降到 28 歲，健康指數升高到 94。看到這樣好的成效，你是不是也很想開始運動了？

從這些實驗得知，不論我們用不同的設備來重複驗證，都證明運動是可以改善健康的，尤其是改善經絡，也就是改善氣血，氣血一旦變好，等於改善身體深度的循環，自然可以加強排毒及提升免疫力。

經絡檢查儀

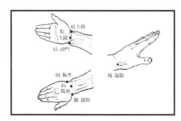

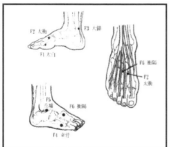

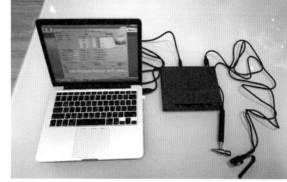

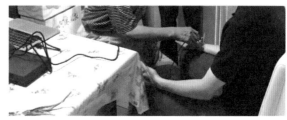

慢跑 6KM 及快走 3KM

103-11-27
1. 慢跑 6km （7.4km/hr）
   Duration: 49min
   HR: 142 BPM
   Calories: 444 Kcal
   PTE: 2.6
2. 走路 3km （4.7km/hr）
   Duration: 49min
   HR: 119 BPM
   Calories: 237 Kcal
   PTE: 1.5

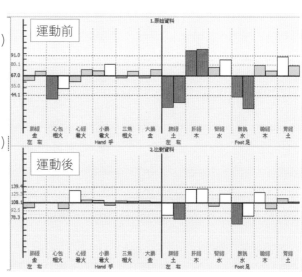

慢跑 5KM 35 分鐘（2021-6-3）

脈相：男性成年失調型

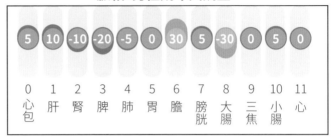

運動前

健康指數 87
身體年齡 39

0 心包	1 肝	2 腎	3 脾	4 肺	5 胃	6 膽	7 膀胱	8 大腸	9 三焦	10 小腸	11 心
5	10	-10	-20	-5	0	30	5	-30	0	5	0

脈相：正常趨勢型

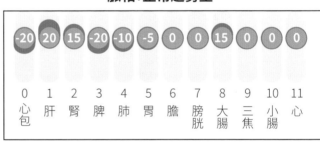

運動後

健康指數 94
身體年齡 28

0 心包	1 肝	2 腎	3 脾	4 肺	5 胃	6 膽	7 膀胱	8 大腸	9 三焦	10 小腸	11 心
-20	20	15	-20	-10	-5	0	0	15	0	0	0

我確診癌症至今已 8 年，然而我剛於前陣子（2022/4/28-5/6）再度完成了長達 9 天的中央山脈南二段行程，雖然因為手術，我已比常人少了 1/5 的肺（約減少 20% 的肺功能），但經由長期的運動養生調理，我的最大有氧心肺適能 / 最大攝氧量（VO$_2$ max），可達到 43 每分鐘每公斤體重消耗氧氣（ml/kg/min），在不論任何年齡層的排序中名列前 10% 以內。終究還是能夠重新回到我最鍾情的大自然高山懷抱。希望所有的讀者都能對自己的體能有信心，必能藉由運動得到更好的健康狀態。

03

理想身體活動三部曲：
鬆身拉筋、
動態及靜態身體活動

　　疾病的英文是 disease，「dis」加「ease」，清楚顯示身體在不輕鬆自在的情況下，自然會生病。醫學研究顯示，循環不良所致缺氧，是決定腫瘤惡性化發展的重要因素。歐美許多研究發現，缺氧會促進癌細胞的生長和轉移，使放射線治療失效，以及對化學治療產生耐藥性等問題。身體缺氧的狀態下，身體機制就會改以醣類發酵作用來供應細胞能量，這種醣類發酵作用會阻礙正常細胞的新陳代謝，讓疾病及癌症有機可乘，引起身體不健康。

　　充足的營養與適當的身體活動就是創造有氧環境、達到抗病目標，讓身體輕鬆自在維持健康的最好方法。營養吸收與身體活動是健康的重要泉源，兩者有著密不可分的關係。身體活動可以讓身體的循環變好，循環好，好的營養才會進到體內已經缺氧的部分，白血球相關免疫細胞才能夠進到缺氧處殺敵人，而巨噬細胞才可以把殘留的有害物質再送出來。許多生病的人，只強調營養的補充卻忽

略身體活動，這是不正確的，其實營養與身體活動就像左手跟右手，兩者一樣重要，缺一不可。

基於身體活動對於各種疾病的預防及預後影響的重要性，延續前面提到的營養攝取，這一節將介紹個人親身試驗過的身體活動，以及透過理想身體活動三部曲：鬆身拉筋、動態及靜態身體活動，改善身體經絡與氣場，進而達到讓各種急慢疾病甚至重症消失、不再復發。

（一）鬆身拉筋

《黃帝內經》是東方醫學的聖經之一，內容提到「氣順，血就通，健康來」的觀念，而中醫所謂的「氣」，就是人體內臟器官運行的一種「共振」、「頻率」、或「能量」。《黃帝內經》也記載了經絡的概念：「經脈為裡，支而橫者為絡，絡之別者為孫」、「諸脈之浮而常見者，皆絡脈也」「絡脈皆不能經大節之間，必經絕道而出，入複合於皮中，其會皆見於外」、「經脈者常不可見，其虛實以氣口知之」。翻譯成白話，「經脈」是通道或路徑的意思，其方向是縱行；「絡脈」則有網絡的意思，屬經脈的分支，是橫向的，而「孫脈」是由絡脈分出的更小分支，這些通道縱橫交錯於全身。

「經」、「絡」及「孫」在身體內互相交織聯繫，組成經絡孫脈系統（通常只簡稱經絡系統）傳遞氣，並帶動血的運行。經絡運行在體內，通常經脈在裡，而絡脈常浮於外，當碰到大關節時需繞道出於皮表，然後再與經脈合於皮中，但其交會還是可於皮表察覺到。其狀況好壞並不易得知，但可藉由其氣的出口（註：可能是穴位）來了解其虛實。《內經》「靈樞經脈篇」提到：「黃帝曰：人始生，先成精，精成而後腦髓生，骨為幹，脈為營，筋為剛，肉為墻，

皮膚堅而毛髮長。穀入於胃，脈道以通，血氣乃行」、「經脈者所以能決死生、處百病、調虛實，不可不通。」所以說經絡要通身體才健康。

內經提到，人出生時，先形成精的能量，由精依序產生腦髓，以骨骼為支撐，藉由血脈獲得營養，以筋強化身體，以肌肉作為身體的城牆，皮膚堅實且毛髮生長。當食物進入胃，營養吸收，輔以脈道及氣血的通順，經脈一旦能夠通暢，自然無病健康長命百歲。

如前揭，氣血通、經絡順，身體就能維持健康；如果肌肉及筋膜僵硬，經絡就不易通暢，氣無法經由經絡的路徑來推動血的運行，體內循環隨之變差，一方面營養無法到達所需的器官，同時另一方面廢物毒素也無法排出，最後身體酸化，產生過多自由基，造成免疫失調、細胞突變或組織退化，導致生病。由此可見放鬆筋肉，養成鬆身拉筋習慣，不只能打開經絡，疏通氣血，還有強健五臟六腑的功能；而正確的拉筋姿態還能正骨、正脊，治療頸腰椎病等目前常見的骨頭關節疾病。只要肌肉及筋膜鬆了、關節靈活了，人自然就充滿活力，疾病不易上身。

鬆身拉筋的方式很多，許多老祖宗的養生智慧都告訴我們，可以徒手拍打穴道，或是運用拍打棒、按摩梳等工具按摩穴道，來疏通身體的經絡。也可以做一些簡單的動作，達到鬆身拉筋的效果。如下頁所示。

（二）全身關節轉動

　　頭頸、肩、肘、腕、脊椎、骨盆、髖、膝、踝等都部位可以做，先順時針轉動，再逆時針轉動，兩者交互運用，每個部位轉動6次或9次，甚至更多。只要空間允許，隨時都可以做，依每個人的需求自行增減。

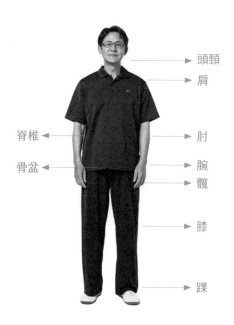

頭頸
肩
脊椎
骨盆
肘
腕
髖
膝
踝

心轉病自癒

頭轉動

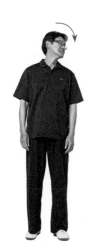
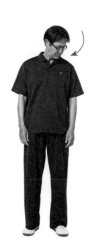
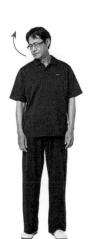
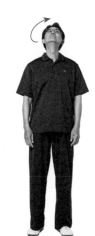

肩

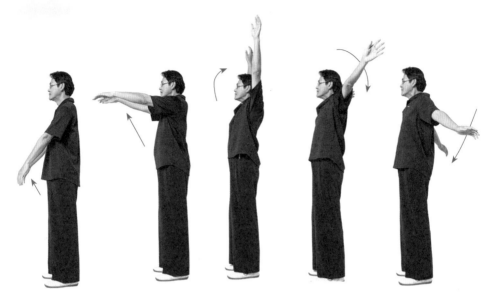

肘

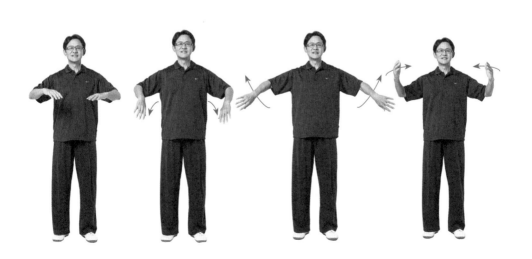

五維一心蔡氏養生療癒法

CHAPTER 2　貳・活動

117

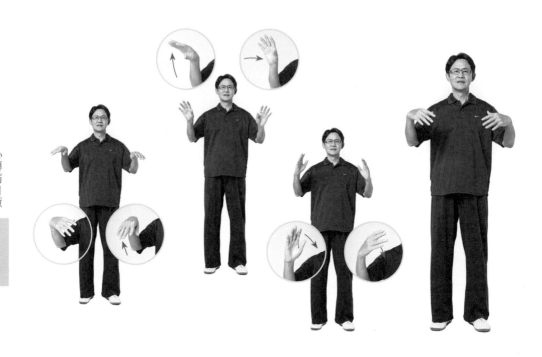

脊椎

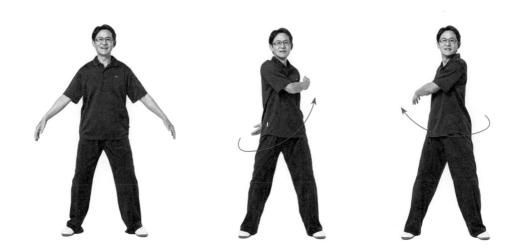

骨盆 ————————————————   髖 ————————————————

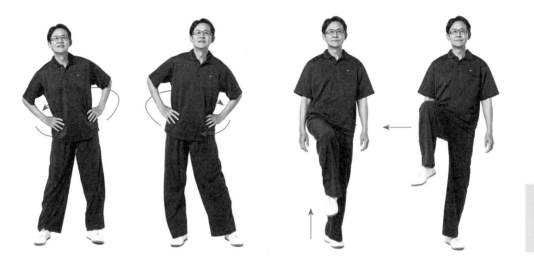

膝 ————————————————   踝 ————————————————

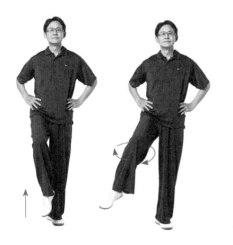

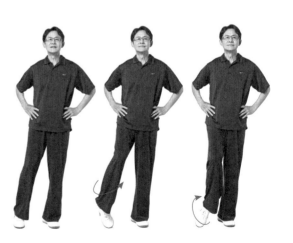

（三）拉開伸展全身肌肉及筋膜

沒有任何時間、空間限制，站著、坐著都可做。以下提供幾項伸展上臂的拉筋身體活動，可選擇自己習慣的方式，天天不間斷的做，可以達到鬆身拉筋的效果。

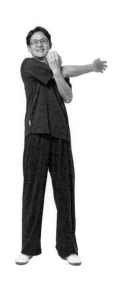 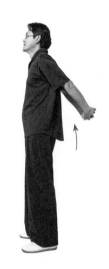 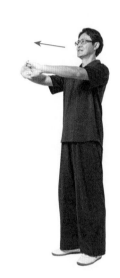

① ➡ 右臂伸直向左方伸展，左手臂彎曲並對右手臂往身體側施壓，注意肩膀不可聳起，10 至 30 秒後換邊，重複做 5 次，可伸展三角肌。

② ➡ 兩隻手臂向後伸展到背後雙手交握，然後向上伸展，維持 10 至 30 秒後放鬆，重複做 5 次，可伸展上臂肩膀及胸肌。

③ ➡ 雙手交握，左右手臂盡量向前伸展，10 至 30 秒後放鬆，重複做 5 次，可伸展手臂的肌肉群。

大腿
伸展

- **側弓箭步：** 跨步，將左腳盡量伸直，右腳彎曲，維持 10 至 30 秒後放鬆，左右腳交換做，重複做 5 次，可伸展大腿內側及後側肌肉。

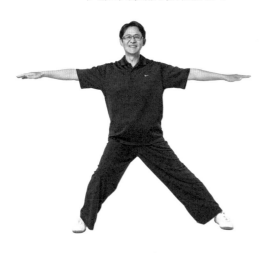
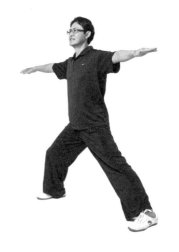

- **站立拉腿：** 左手向後握住向後彎曲的左腳，維持 10 至 30 秒後放鬆，左右腳交換做，重複做 5 次，可伸展大腿前側肌肉。

- **伸腿拉筋：** 半蹲身體，右腳向前伸直，左腳彎曲，維持 10 至 30 秒後放鬆，左右腳交換做，重複做 5 次，可伸展大腿後側肌肉。

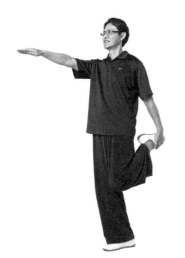
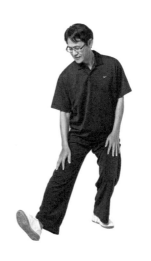

- **盤腿拉筋：**以最輕鬆的方式盤腿，維持 10 至 30 秒後放鬆，重複做 5 次，可伸展大腿內側肌肉。

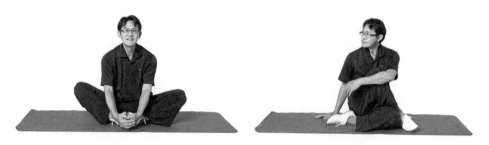

- **仰臥抱膝：**身體平躺，雙手握住弓起的左腳，維持 10 至 30 秒後放鬆，左右腳交換做，重複做 5 次，可伸展大腿後側及臀部肌肉。

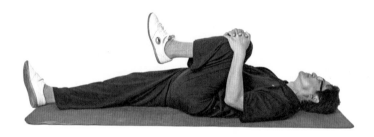

軀幹及背部伸展

- **下腰：**向下彎腰，維持 10 至 30 秒後放鬆，可重複做。

- **抬頭拉筋：**雙手撐起上半身，頭盡量抬高，維持 10 至 30 秒後放鬆，可重複做。

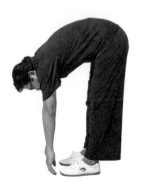

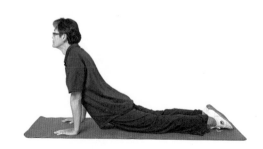

- **全身拉筋：**雙手交握向上伸展，若可以踮著腳，盡量拉直身軀，維持 10 至 30 秒後放鬆，可重複做。

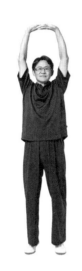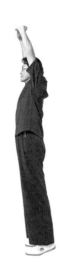

- **轉動軀幹：**前後、左右擺動身軀，可重複做。

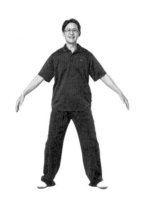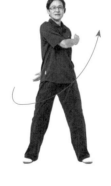

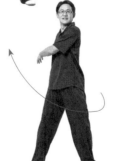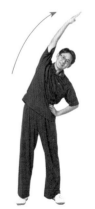

（四）動態身體活動

(1) 低強度走路

平時多走路，就是一個很基本的心肺功能訓練方式。以每小時 4 至 5 公里的速度輕鬆走路，配合上肢自然擺動，幅度大更好，並同步做腹式呼吸。腹式呼吸可以增加肺活量，又可以藉由橫膈膜下降作用來達到按摩腹腔內臟、改善氣血循環，對於自律神經功能失調也有助益，而自律神經失調是現代大部分人得到疾病的重要原因之一。

(2) 中高強度慢跑

比走路更進一階的心肺功能訓練就是慢跑。以每小時 6 至 10 公里的速度慢跑，配合兩手肘前臂與地面平行，交互做旋轉的身體活動，並同步做腹式呼吸。採用腹式呼吸的理由同上。

動氣功

(1) 李鳳山平甩功個人體驗

李鳳山的平甩功主要功能在讓氣血到達四肢末梢，使營養到達身體所需處，並排出體內的毒素。基於十指連心的道理，氣血會回流循環到五臟六腑，使全身氣脈暢通，筋骨鬆開，讓全身靈活、有彈性。經過持恆鍛鍊，得以改善各種身心病症。

■李鳳山平甩功動作說明：

➡ 雙腳與肩同寬，平行站立，腳踏實地。

➡ 雙手舉至胸前，與地面平行，掌心朝下，始終擺平，手指自然打開，高度不過肩。

➡ 兩手前後自然甩動，保持輕鬆，不要刻意用力。速度和緩，保持規律的節奏。

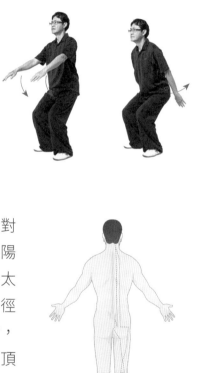

➡ 甩到第 5 下時，微微屈膝一蹲。蹲的時候，保持膝蓋彈性，視個人放鬆狀況，可高蹲或低蹲。

➡ 每回至少甩 10 分鐘（約 500 下），一日甩 3 回。若能一次持續甩到 30 分鐘以上，效果更為顯著。

➡ 練習時只要自然呼吸就好。

➡ 練完之後，慢慢喝杯溫開水。

■ 個人體驗建議補充調整部分：

　　在安全環境的條件下，赤腳踩在草地上尤佳，可同時去除身上的電磁波，讓全身經絡更平衡。

　　所站方位：中午 12：00 以前正背對太陽方向；中午 12：00 以後正面對太陽方向，讓背部的經絡尤其是膀胱經接受太陽的能量，膀胱經是我們全身經過路徑最長的一條經絡，貫穿全身的五臟六腑，其主要的路徑位於全身的背部，從頭頂一直到達腳部，藉此可增加身體的排毒效能。（此建議乃依據吳奇醫師著《太陽黃金分割—四季十二時辰養生法》一書）

膀胱經

　　搭配腹式呼吸尤佳。採用腹式呼吸的理由同上（見上述心肺功能訓練章節）。

資料來源：http://swinghandsexercise.blogspot.tw/2005/06/blog-post.html

(2) 李嗣涔捏指甩手經絡操個人體驗

　　由臺灣大學前校長李嗣涔教授獨創，練功方式以李鳳山平甩功為基礎，再加上中醫經絡原理，以拇指於練功時分別依次捏食指、中指、無名指及小指，達到打通經絡，改善氣血及健康養生的目的。捏指甩手經絡操可使氣行運全身，通達全身經絡，並啟動各個臟器、血管、呼吸系統的自癒力。

■ 李嗣涔捏指甩手經絡操動作說明：

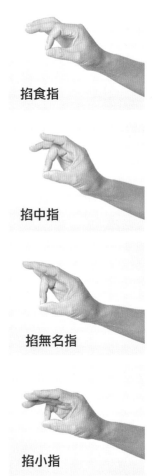

➡ **動作一**，預備動作 ：雙腳打開與肩同寬呈站姿，雙手掌心向下，平舉到胸前。

➡ **動作二**，捏食指，前後甩手 ：雙手平舉時，用大姆指捏食指指腹，前後甩手 4 次。

捏食指

➡ **動作三**，捏指甩手，同時下蹲 ：第 5 次向前甩手後，向後甩手時，配合雙腳自然下蹲，再恢復成雙手平舉站姿，即完成一回。

重複循環動作二到三，共做 10 回。

捏中指

➡ **動作四**，捏中指，前後甩手：雙手平舉時，用大姆指捏中指指腹，前後甩手 4 次。

➡ **動作五**，捏指甩手，同時下蹲 ：第 5 次向前甩手後，向後甩手時，配合雙腳自然下蹲，再恢復成雙手平舉站姿，即完成一回。

捏無名指

重複循環動作四到五，共做 10 回。

捏小指

➡ **動作六，掐無名指，前後甩手**：雙手平舉時，用大姆指掐無名指指腹，前後甩手 4 次。

➡ **動作七，掐指甩手，同時下蹲**：第 5 次向前甩手後，向後甩手時，配合雙腳自然下蹲，再恢復成雙手平舉站姿，即完成一回。

重複循環動作六到七，共做 10 回。

➡ **動作八，掐小指，前後甩手**：雙手平舉時，用大姆指掐小指指腹，前後甩手 4 次。

➡ **動作九，掐指甩手，同時下蹲**：第 5 次向前甩手後，向後甩手時，配合雙腳自然下蹲，再恢復成雙手平舉站姿，即完成一回。

重複循環動作八到九，共做 10 回。

■ **個人體驗建議補充調整部分：**

在安全環境的條件下，赤腳踩在草地上尤佳，可同時去除身上的電磁波，讓全身經絡更平衡。

所站方位：中午 12：00 以前正背對太陽方向；中午 12：00 以後正面對太陽方向，讓背部的經絡尤其是膀胱經接受太陽的能量，膀胱經是我們全身經過路徑最長的一條經絡，貫穿全身的五臟六腑，其主要的路徑位於全身的背部，從頭頂一直到達腳部，藉此可增加身體的排毒效能。（此建議乃依據吳奇醫師著《太陽黃金分割—四季十二時辰養生法》一書）

搭配腹式呼吸尤佳。採用腹式呼吸的理由同上（見上述心肺功能訓練章節）。

資料來源：《科學氣功：李嗣涔博士 30 年親身實證，每天 10 分鐘，通經絡袪百病》，三采文化出版。

(3) 黃建成甩手踏步操個人體驗

■ 黃建成甩手踏步操動作說明：

➡ 立正，兩手掌心朝後，手指張開。

➡ 擺動時，左手配右腳，右手配左腳，不可同手同腳。

➡ 盡量肩膀放鬆，手肘打直，手與肩同高，膝與腰同高。

➡ 數幾下是重點，可兩踏一數或一踏一數。

➡ 數的時候不出聲，以免浪費氣力。

➡ 無法長數者，可定時間。我個人體驗後的建議是每回至少執行
  10 分鐘，一日 3 回。若能一次持續到 30 分鐘以上，效果更為
  顯著。

➡ 踏步時宜默念尊號或正語、正念。（註：所謂尊號，正與或正
  念，可依照每人的喜好或宗教信仰有無來自行決定其內容，例
  如基督徒可以默念「願上帝與我同在」、佛教徒可以默念「南
  無阿彌陀佛」，沒有宗教信仰者可以默念「願世界一切美好」，
  讀者可依此自由發揮）

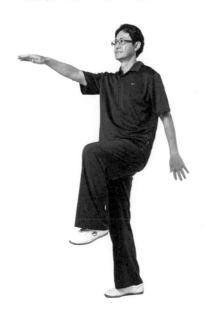
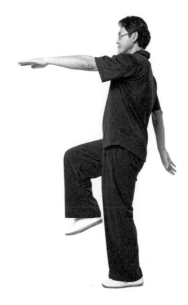

■ **個人體驗建議補充調整部分：**

在安全環境的條件下，赤腳踩在草地上尤佳，可同時去除身上的電磁波，讓全身經絡更平衡。

所站方位：中午 12：00 以前正背對太陽方向；中午 12：00 以後正面對太陽方向，讓背部的經絡尤其是膀胱經接受太陽的能量，膀胱經是我們全身經過路徑最長的一條經絡，貫穿全身的五臟六腑，其主要的路徑位於全身的背部，從頭頂一直到達腳部，藉此可增加身體的排毒效能。（此建議乃依據吳奇醫師著《太陽黃金分割 - 四季十二時辰養生法》一書）

搭配腹式呼吸尤佳。採用腹式呼吸的理由同上（見上述心肺功能訓練章節）。

資料來源：黃建成「甩手踏步 - 門診最佳單招」，臺灣醫界雜誌 2015, Vol. 58, No.1 p.51-52。

(4) 撞牆功

針對現代人普遍運動不足，久坐及姿勢不良（如長時間低頭滑手機）等導致的膀胱經經絡不通 (整個頭、頸、背、腰及臀的身體背部皆涵蓋在內)，所誘發的肩頸僵硬及容易腰背痛或相關坐骨神經症狀，甚至後續的五臟六腑疾病 (註：我的肺癌也與我得病前長期頸椎不正可能相關)，我推薦可用簡單有效的撞牆功來協助改善上述問題。

此功法相當簡單易行，只要找一面牆，身體採取站樁 (下面小節有進一步說明) 的姿勢，背對離開牆面大約一個腳掌的長度 (成人約 20 至 30 公分)，與正式站樁不同之處，是雙手可自然下垂或抱胸，自然呼吸，然後身體的背部緩慢自然往後靠向牆面，當碰到

牆面時，自然將肺部的空氣呼出，並發出「喝」的聲音。每次可做30至50次，甚至100次以上直到身體覺得舒暢為止。身體背部與牆面的接觸部分也可依個人需要，經過微調，強調在上背部、中背部或腰部。我在網路上分享此功法，有網友嘗試做過之後，立即反應可很快緩解其長期腰椎症狀，也有網友反應可安定其注意力不足過動症小孩的焦慮，另有網友覺得其胸悶及肩頸問題獲得改善等。

（五）靜態身體活動

站樁

● 動作說明

➡ 兩腳打開與肩同寬，上半身保持垂直，自然坐下，其程度依個人體能調整。

➡ 鬆肩、兩手肘前臂與地面平行，兩手掌互相相對約保持10至25公分之距離。

➡ 兩眼微閉，或直視前下方約2至3公尺處（或鼻尖亦可）。

➡ 在安全環境的條件下，赤腳踩在草地上尤佳，理由同上節敘述。

➡ 所站方位：中午12：00以前正背對太陽方向；中午12：00以後正面對太陽方向，理由同上節敘述。

➡ 搭配腹式呼吸尤佳，理由同上節敘述。

➡ 站樁的時間依各人的體能而定，可以從3至5分鐘開始，慢慢增加，如果一次能連續30分鐘以上更好。

➡ 如果不確定姿勢是否正確，可以在鏡子前面操作。

● 站樁的目的是藉由正確的動作來調整頭頸、脊柱及骨盆在正確的位置，矯正不正確的姿勢（註：現代人因為使用電腦及手機的影響，姿勢不良的情況非常普遍，長期可能導致很多相關疾病，甚至也是造成癌症的可能危險因子之一），同時腹式呼吸，

加強丹田的功能，使經絡能順利自然運行。另外，訓練股四頭肌的肌力及肌耐力，導引上半身的氣血往下，增加下半身的循環，矯治目前現代人因為壓力大，交感神經過於亢奮，氣血過於集中於上半身的不平衡現象。

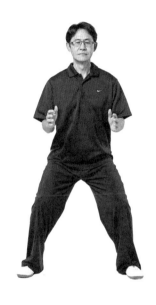
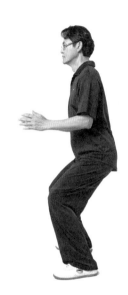

| 頭背
貼牆法 | ● **動作說明** |

➡ 夾緊臀部，把整個背部緊貼在牆壁上。

➡ 頭、背部、腰部、臀部、腿部等都盡量貼緊牆面。

➡ 建議先站 5 至 8 分鐘，然後慢慢延長至半小時。

➡ 搭配腹式呼吸尤佳，理由同上節敘述。

➡ 如果不確定姿勢是否正確，可以在鏡子前面操作。

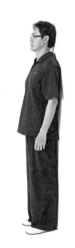

- 頭背貼牆的目的也是藉由正確的站姿來調整頭頸、脊柱及骨盆在正確的位置，矯正不正確的姿勢（註：現代人因為使用電腦及手機的影響，姿勢不良的情況非常普遍，長期可能導致很多相關疾病，甚至也是造成癌症的可能危險因子之一），同時腹式呼吸，加強丹田的功能，使經絡能順利自然運行。因為此動作沒有訓練到股四頭肌的肌力及肌耐力，對於體能較差但又有姿勢不良者，較為簡單操作，讀者可自行與上述站樁的動作自行加減或取捨來操作。

資料來源：https://kknews.cc/health/5xb5ql.html

靜坐

● **動作說明**

散盤

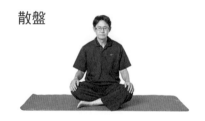

　　靜坐（Meditation）的目的要讓自己能在日常忙碌的生活上，能抽空使自己靜下來，使身心靈能夠和諧平衡，此時自律神經系統呈現最佳的協調程度，氣血通暢，自然可達到有病治病，無病強身的境界。

單盤

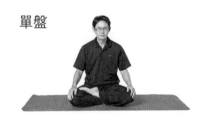

　　靜坐的技巧很多，如果想進一步鑽研靜坐，可參考楊定一博士所撰寫的《靜坐》一書。靜坐一般認為源自於古印度的修身養性之法，有人認為與印度教或佛教相關聯。事實上，傳統的道家養生之道或是廣義的基督教（包括天主教）體系，也有類似調理身心的做法。

因此民眾不用誤會靜坐一定要與宗教結合。在此只簡單的告訴大家幾個要領，姿勢方面，可以盤腿，散盤、單盤或雙盤，或者只是靜靜的坐在椅子上亦可；上半身保持輕鬆中正，兩臂自然下垂放在大腿上；呼吸宜慢，採腹式呼吸尤佳；思緒放下，處於當下，如果雜念太多，可專注觀察呼吸或數息；一次的時間最好有半小時，也可再延長。

雙盤

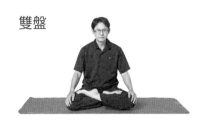

坐於墊子上

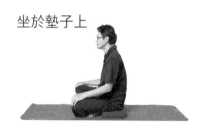

資料來源：https://kknews.cc/health/5xb5ql.html

親身體驗並進行相關檢測，
證實具明顯成效

　　經過我自己進行的測試，發現幾乎所有輕、中或高難度的運動都能改善經絡失衡狀況，中醫的寶典《黃帝內經 靈樞》提到：「經脈者所以能決死生、處百病、調虛實，不可不通」。另一方面也意涵了，經絡通暢者，百病不生，能健康到老。所以不能再以自己體能不足為藉口了。

　　不論是鬆身拉筋或是動、靜態身體活動，大家可以依喜好、身體狀況、客觀條件自行搭配運用。從事戶外身體活動時，務必要考慮空氣品質狀況，做適度調整。我曾輔導一位肺癌個案，在得病前幾年為了健身養生，每周4至5次，規則的到戶外走路30至60分鐘，他很納悶自己為何還是罹癌。事實上空氣汙染，尤其是PM2.5已確定是肺癌的一級危險因子，當空氣品質不佳時，身體活動越多，吸入的致癌物越多，反而得不償失。原則上除了鬆身拉筋外，動態身體活動中，可以從心肺功能訓練及動氣功中各選定其中一種身體活動操作，每次最好能持續執行30分鐘以上，效果較為顯著；如果時間或體能考量，只選一種動態身體活動亦可。撞牆功所需時間不長，隨時有空即可做，長期必有助益。靜態身體活動中，可從站樁或靜坐（正念）中選一種，而頭背貼牆法主要用於脊椎矯正，如無此問

題，以站樁及（或）靜坐（正念）為首要。以上的演練，持之以恆，自然有益身心。如果體能狀況不佳，也可以從 3 至 5 分鐘開始，再慢慢增加，循序漸進，一定會得到益處。

為何執行任何一種的身體活動，建議至少要持續 30 分鐘，是否有學理依據？根據黃帝內經靈樞卷，我們的經絡每天巡行身體 50 次，換算起來，每巡行一次為 28.8 分鐘，約為 30 分鐘。所以身體活動一次連續 30 分鐘，可讓我們的身體經絡全部調整一次，達到氣血通暢的目標，我用現代經絡儀檢測的結果也確實是如此，這真是我們老祖宗的智慧。

另外，因為建議身體活動時上下午所站的方位各不同，如果想要得知太陽方位，可下載手機 APP，例如「sun seeker」或「太陽測量師」，可即時定位。其他未提到的更複雜身體活動方式，例如東方式的太極拳、易筋經、羅漢拳、八段錦及各種門派的氣功與瑜伽等，以及西方式的各種競技身體活動，如球類、技擊等，只要有興趣學習，體能及環境許可，能持之以恆，一樣可得到強身治病的效果。因考量簡單實用，所以只介紹上述的內容，事實上這些動作都是取材自各家氣功及瑜伽及各種複雜身體活動的簡易版，為了讓讀者容易學習，所以不加入複雜的招式，如能長期持之以恆，其效果是同樣顯著的。

為了證明氣功對我個人經絡及身體改善的成效不是個人因素所致，我與其他學者（魏志濤教授及林君宜醫師）一起進行一項長達 2 年的研究，對一群從事中華生物能氣功的中老年人進行氣功前後的各項檢測，包括經絡狀態、心率變異分析及 SF-36 生活品質量表。其結果顯示氣功可以平衡人體經絡，調節自律神經系統功能，提升生活品質。此文章於 2018 年 4 月被刊載在《實證互補及另類醫學雜誌》。另外，我也針對返老還童氣功的練功者進行群體的檢測，結

果也顯示可改善經絡失衡狀況。以上結果再度證明非主流醫學領域是可以有實證醫學基礎的，而且各類身體活動中的一種，「氣功」類活動確實是有益身心的。以下附表整理了能夠有效改善經絡失衡各種強度不一的運動，供讀者依自己的意願需求及狀況來做選擇。

高強度運動	中強度運動	低強度運動
・多天期縱走型登山	・慢跑快走（速度：>6公里／小時） ・上下樓梯 ・太極拳 ・返老還童氣功	・一般戶外走路（速度：4至5公里／小時） ・李鳳山平甩功 ・易筋經 ・內金丹功 ・李嗣涔掐指甩手功 ・中華生物能醫學氣功

　　身體活動的好處說不完，更是最沒有副作用抗癌良方，大家一定好好運用。國外研究顯示，即每天至少有 14 分鐘、連續 3 天，可以讓心跳上升及呼吸加速的身體活動，就可以使染色體端粒長度不受威脅。因此，每周達到 42 分鐘高強度身體活動，似乎是一個保護端粒（Telomere）的關鍵量。另外研究發現相對於對照組而言，正念（Mindfulness）療法可維持乳癌存活者的端粒長度。而染色體端粒長度與我們的壽命長短呈正相關。總之，無論您是生病狀態或健康的，只要能維持適當的身體活動，讓體內氣血經絡活絡順暢，影響生命的端粒長度就能保持，那麼生病者將可自癒，健康者將持續維持健康。養生又能治病的身體活動良方，何樂而不為呢？立即行動吧！

* 註：圖中綠色代表「正常可接受範圍」，黃色代表「輕度失衡須稍加留意」，
　　紅色代表「顯著失衡須加強留意」。
　　柱狀圖形往上代表「單一經絡的能量表現，比整體平均值高」；往下則代
　　表比平均值低。

高強度登山（中央山脈南一段 7 日）

104-3-22 to 3-28
每日平均資料
Duration: 7.8 hr
Distance: 7.7 km
HR: 122 BPM
Calories: 3089 Kcal
PTE: 2.8

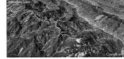

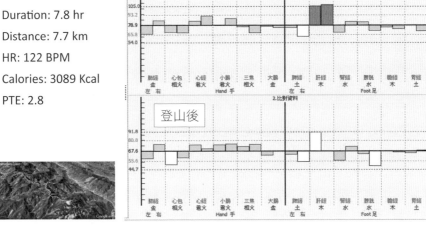

高強度登山（尼泊爾珠穆朗瑪峰基地營 13 日）

105-10-25 to 11-06
每日平均資料
Duration: 6.5 hr
Distance: 9.5 km
HR: 122 BPM
Calories: 1763 Kcal
PTE: 2.6

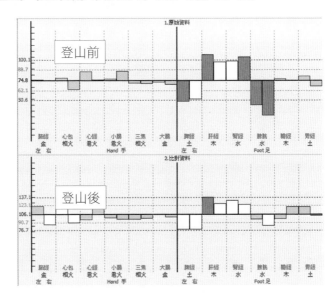

慢跑 6KM 及快走 3KM

103-11-27

1. 慢跑 6km（7.4km/hr）
   Duration: 49min
   HR: 142 BPM
   Calories: 444 Kcal
   PTE: 2.6

2. 走路 3km（4.7km/hr）
   Duration: 49min
   HR: 119 BPM
   Calories: 237 Kcal
   PTE: 1.5

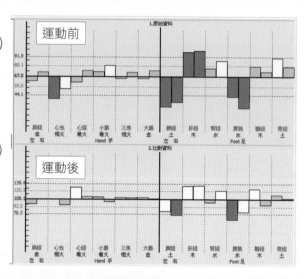

爬樓梯（14 層樓連續上下 5 次）

104-11-27

Ascent:210meters
Duration: 36min
HR: 119 BPM
Calories: 335 Kcal
PTE: 2.4

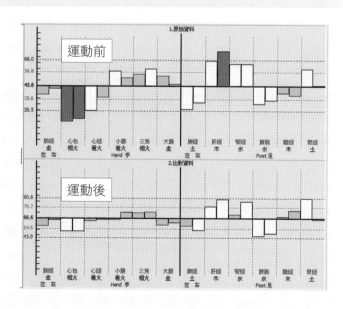

戶外走路 2 小時

106-5-21

Distance: 9.26km

（4.6km/hr）

Calories: 393 Kcal

其中赤腳走路 30min

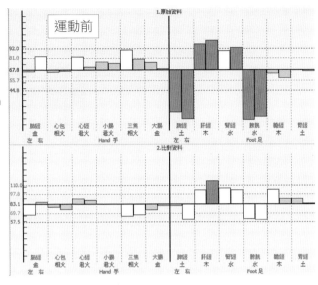

易筋經 1 小時對經絡之影響

104-10-13

時間：1 hr

結論：

整體經絡趨於平衡

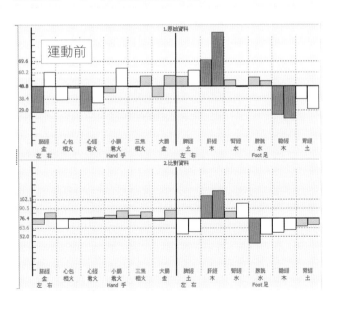

太極拳 1 小時對經絡之影響

104-2-1
時間：1 hr
結論：
整體經絡趨於平衡

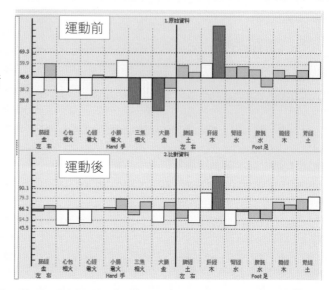

李鳳山平甩功 30 分鐘

104-4-25
Duration: 30min
HR: 79 bpm
Calories: 94 Kcal
PE: 1.0

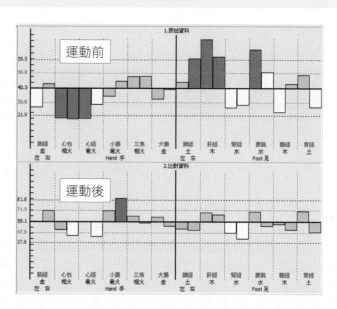

李嗣涔掐指甩手功 30 分鐘

由臺灣大學前校長李嗣涔教授獨創，練功方式以李鳳山平甩功為基礎，再加上中醫經絡原理，以拇指於練功時分別依次掐食指、中指、無名指及小指，達到打通經絡、改善氣血，及健康養生的目的。

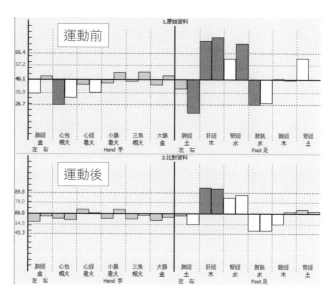

內金丹功 30 分鐘

依據文始派內金丹法，練功方式以站樁調息為基礎，藉由氣集丹田打通經絡、改善氣血，達到健康養生的目的。

註：緊接李嗣涔掐指甩手功之後

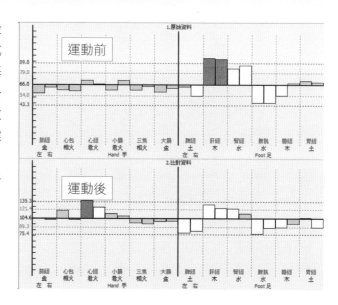

原地甩手踏步（黃建成功法）

106-8-1
Duration: 30 min
HR: 101 bpm
Calories: 158 Kcal
PE: 1.2

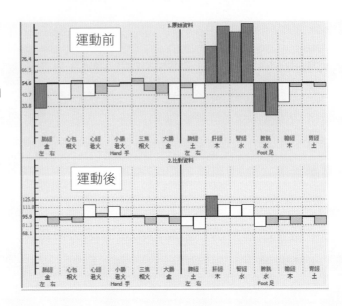

靜坐（調息）對經絡不平衡的療效

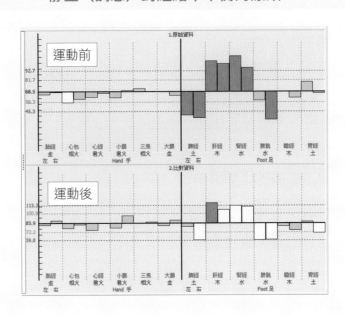

腹式呼吸法

　　吸氣時，腹部慢慢鼓起，呼氣時，腹部則慢慢內縮凹下，就是自然（或稱順式）腹式呼吸法。每天不限次數，隨時隨地都可做。如果是動作相反，吸氣時，腹部慢慢內縮凹下，呼氣時，腹部則慢慢鼓起，稱為逆式腹式呼吸，通常是練武術者為之。可選擇自己的喜好，沒有一定的好壞。一般人養生調理多選擇自然（或稱順式）腹式呼吸法。

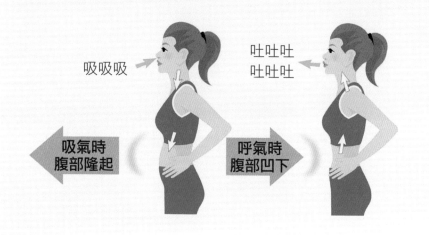

吸吸吸

吐吐吐
吐吐吐

吸氣時
腹部隆起

呼氣時
腹部凹下

叁・紓壓

01
壓力是中性的

　　工商社會的現代人壓力都很大，壓力的可能來源包括：(1) 人際關係衝突；(2) 金錢經濟議題；(3) 預期目標未能達成。有來自家庭的、職場的，或是其他生活圈，面對嚴峻疫情、或是社會經濟動盪，在在讓生活壓力升高，但壓力一定是不好的嗎？事實上並非如此。大多數人們在面臨這些狀況時所產生的身心情緒狀態通常包括：

(1) 承擔過度、精疲力竭、體能耗盡

(2) 成癮或強迫症（工作、藥物、食物、行為）

(3) 受攻擊、被威脅脅迫、自卑自憐、無防衛能力、自覺能力不足

(4) 憂鬱、焦慮、煩惱、內疚、疑心、缺乏自信、羞恥、罪惡感、畏縮、自責

(5) 恐懼、驚慌、無安全感、害怕失去、絕望

(6) 悲傷、懊悔、消沉、孤單、冷漠

(7) 貪念、邪念、惡念、慾望、渴求

(8) 驕傲、自負、傲慢、輕蔑、鄙視

(9) 憤怒，生氣、憎恨，指（譴）責

這些負向的狀況都會大大影響我們身體的正常生理運作，長久下來將造成健康的問題，小則一些症狀不斷，如食慾不振、頭暈、頭痛、耳鳴、胸悶及心悸等，大則漸漸產生各種慢性病，如三高（高血壓、高血脂及糖尿病）及重症，如癌症、心肌梗塞或腦中風等。

但壓力本身事實上是中性的字眼，可分為良性壓力和過度壓力。人一生中都難免有壓力，壓力會促進成長，讓我們往更高的目標提升，產生壓力的決定在自己手上，這樣壓力是好的。但是如果壓力過度，感覺被別人強迫去做我們不願意但不得不做的事，就成為一種威脅，覺得自己是受害者，無法決定或改變所處壓力的環境，慢慢的這股不好的壓力就鬱積體內而導致疾病。這種不好（過度）的壓力，是現代人一個很嚴重的問題。

壓力與疾病之關係

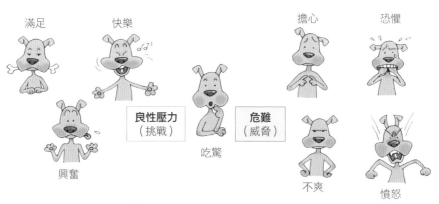

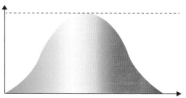

是人生中必須的。可由自己決定及改變。個人不會覺得有壓力。有益健康的。

覺得自己是受害者。自己無法決定及改變。此慢性壓力會導致疾病。

1982 年，國外學者做了一項動物實驗。他們將實驗老鼠分成三群，這三群老鼠的體內都被植入癌細胞，第一群不給任何刺激，第二群給予電的刺激，被電的老鼠很不舒服，但卻沒有辦法與能力去改變狀況，處於一個無助、過度壓力的狀態，第三群老鼠則提供一個按鈕，當老鼠被電擊時，只要按下按鈕就不會被電到，老鼠透過自我學習就可以發現方法，改變被電到的狀況。結果第一群老鼠54% 可自己清除腫瘤，第二群只有 23% 的能力自己清除腫瘤，第三群老鼠則有 63% 的能力可以自行清除腫瘤。

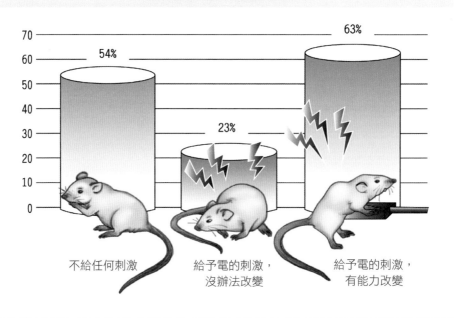

老鼠清除體內腫瘤的能力

不給任何刺激　　　　給予電的刺激，　　　給予電的刺激，
　　　　　　　　　　沒辦法改變　　　　　有能力改變

受到電的刺激，但學會如何避免電擊的老鼠，其自己清除腫瘤的效率較高。

資料來源：M. A. Visintainer, J. R. Volpicelli, M. E. P. Seligman, 'Tumour rejection in rats after inescapable or escapable shock' Science, 216, 1982:437-9

從這個動物實驗中可以看出兩個重點：

1. 身體具有將癌細胞清出的自癒能力，所以癌症並不真的是那麼可怕。

我們每個人體內每天都可能會產生癌細胞，可是健康的身體可以每天都把癌細胞清掉。就如前面實驗提到的，不給予任何壓力刺激的情況下，老鼠的身體居然有 54% 的自癒能力。如在健檢看到非常非常小的腫瘤時，除了依照手術、放療及電療的標準治療流程規範執行外，人體自癒機制在考量病患的個別差異並願意調整健康生活型態狀況下，也是一個可能的選項。

目前臨床上確實發現有些早期腫瘤經過追蹤並沒有進一步惡化，甚至有少數個案的腫癌會自行緩解。但如果患者沒有改變不良的生活型態，提升自己的免疫能力，只是一昧的拒絕治療，就有可能快速惡化，一發不可收拾。

我個人絕對沒有要反對早期發現早期治療的觀念，也不是要提倡遇到癌症不要立即就醫治療，目前的主流醫學界也已經在探討早期小腫瘤的最佳治療模式，希望能使患者得到最理想的醫療處置。因為有時小腫瘤病變的最後切片結果是良性的，或者是感染等其他原因所致，並不需要進行手術切除。

2. 壓力會影響身體的自癒能力。

在毫無壓力的情況下，老鼠可以有 54% 的自癒力；但當壓力過度，老鼠無力改變，這個自癒力就會降到 23%；特別的是，給予可以自我控制的壓力時，這股自癒力卻比毫無壓力的情況更高。可見，良性壓力反而是激發身體自癒的良方，不自主的非良性壓力不但降低自癒力，更容易引發疾病。所以如果不幸得到癌症，也無須過度憂慮，反過來應當成是一項自我願意接受的挑戰，努力找到解方，自然能夠得到徹底的療癒。

以上實驗研究結果非常重要，它證明了身體有啟動免疫系統清除腫瘤的能力，也告訴我們長期非良性壓力可能造成人體器官及組織的破壞。但這樣的觀點並不在主流醫學的範疇內，因為主流醫學比較單一的是針對身體的病症治療，非主流醫學則會將心與靈的層面思考進來。主流與非主流醫學之間，應該用開放的心胸，互相接納彼此的治療模式，甚至可以互補各自所缺少的部分，成為一整合性的治療模式，才是病患之福。

02

過度壓力或危難（Distress）

過度壓力會減少染色體端粒的長度，生命的長度也跟著減少。長期過度壓力也會造成細胞的免疫力降低，除了讓身體重複感染，變成癌症的高危險群外，一旦體內環境惡化導致癌細胞發生，也無法透過免疫系統在第一時間清除癌細胞，只能放任癌細胞逐漸增生變大，直到不可收拾。所以觀照自己平日生活中的壓力狀況是很重要的，千萬不要讓過度的壓力壓得自己喘不過氣，使得癌症有機可乘。

至於舒壓的方式很多，無論是身體活動、戶外活動、音樂及精油療法等都可以達到此目的。後面的章節也會特別說明如何以正念減壓療法來緩解過度壓力。

生活壓力會縮短端粒長度

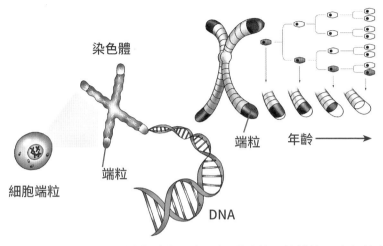

細胞中有 23 對染色體，在其末端位置有所謂「端粒」的構造，我們的壽命與端粒長度相關。

壓力下，神經、內分泌與免疫系統的交互作用

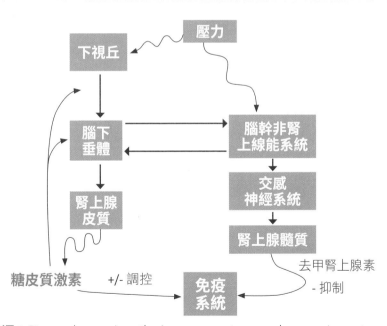

資料來源：Stress, depression, the immune system, and cancer Lancet Oncol 2004; 5: 617–25

壓力的破壞力

在此先簡單說明何謂自律神經系統，因為它會反應壓力狀況，並進而影響我們的身心健康。我們人體的神經系統分為中樞神經、周邊神經及自主 (或自律) 神經三大類。其中自律神經系統主要在於自主性的調節我們的重要器官或組織的運作，包括心臟血管、肺臟、肝臟、脾臟、胰臟、腎臟、腎上腺、甲狀腺、膽、膀胱、大小腸、及性器官等，可見其重要性。自律神經系統分為交感神經與副交感神經兩大部分，彼此互相拮抗並依身心狀況之所需而自主調整。大體而言，其功能區分如下（見圖 1）：

交感神經是對外處理急難或環境變動時備戰狀態所運作，例如我們遇到火災時，立刻會心跳加速，呼吸變快，血壓上升，腎上腺素分泌，神經緊繃，全神貫注滅火或準備逃跑 (處於所謂 fight or flee，打鬥對抗或逃跑狀態)，此時不會有食慾，代謝消化功能暫停。當我們投入於工作上時也是如此。

副交感神經則剛好相反，在我們休息 (包括睡眠) 及放鬆時啟動，主要功能是代謝，消化，排毒，免疫等，也就是身體的滋養及修復。

當我們一旦面臨壓力或急難時，交感神經啟動，而副交感則相

對被抑制。癌症、心血管疾病及焦慮憂鬱症的患者通常就是交感神經(中醫的「陽」)太暢旺，副交感神經(中醫的「陰」)太弱，簡單講就是陽盛陰虛(或稱為陰虛火旺)，或者更甚者陽陰皆虛。當身體過度處於交感神經太暢旺、副交感神經太弱的狀態，長期下來會讓整個身體的營養失衡、能量不足及免疫力下降，各種疾病及癌症發生的機率就大增。現代人因為生活步調緊張，大多處於上述狀態，久而久之，就容易疾病上身。

圖1 自律神經系統功能圖

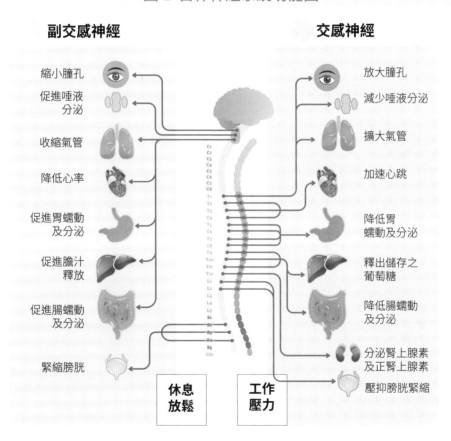

副交感神經

- 縮小瞳孔
- 促進唾液分泌
- 收縮氣管
- 降低心率
- 促進胃蠕動及分泌
- 促進膽汁釋放
- 促進腸蠕動及分泌
- 緊縮膀胱

休息放鬆

交感神經

- 放大瞳孔
- 減少唾液分泌
- 擴大氣管
- 加速心跳
- 降低胃蠕動及分泌
- 釋出儲存之葡萄糖
- 降低腸蠕動及分泌
- 分泌腎上腺素及正腎上腺素
- 壓抑膀胱緊縮

工作壓力

從心率變異分析發現，癌症病患的迷走神經(副交感神經)活性比正常人相比，大約下降 50% (43-56%)。（見表1）

表 1 癌症病患與健康者之心率變異分析比較

	SDNN (in ms)	RMSSD (in ms)	Log SDNN	Log RMSSD
癌症病患	22±17	24±20	1.24±0.29	1.28±0.29
健康者	50±16	42±15	3.82±0.23	3.49±0.26

　　而心率變異分析（SDNN 20ms 為分界點）也發現，同樣是癌症後期病患，如果 SDNN（副交感神經活性）高，其癌症標記在追蹤過程中較能保持穩定狀態，也就是說他的預後會較好。這結果無論是在攝護腺癌、大腸癌、冠心病等病患身上，都是一樣的。（見圖 2）

圖 2 副交感神經活性高，預後較好

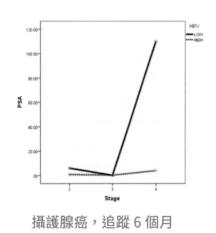
攝護腺癌，追蹤 6 個月

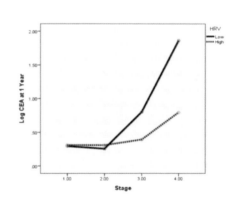
大腸直腸癌，追蹤 1 年

　　而在冠心病 10 年發生風險大於 10% 的個案中，心率變異分析指標大於一個標準差者，可減少 52-59% 的冠心病風險。（見表 2）

表 2 心率變異分析指標與冠心病風險之關係

	ROC curve analysis		Logistic regression	
	AUC	95%CL	Odds ratio	95%CL
Mean (ms)	0.52	0.41-0.63	0.82	0.46-1.85
SDNN (ms)	0.68*	0.57-0.78	0.47*	0.24-0.93
RMSSD (ms)	0.74*	0.63-0.83	0.42*	0.21-0.87
pNN10 (%)	0.62*	0.51-0.72	0.64	0.33-1.24
pNN20 (%)	0.64*	0.53-0.74	0.64	0.33-1.24
pNN30 (%)	0.66*	0.55-0.76	0.58	0.30-1.14
pNN50 (%)	0.64*	0.52-0.74	0.65	0.32-1.31
LF (z-score)	0.67*	0.55-0.67	0.48*	0.24-0.97
HF (z-score)	0.73*	0.63-0.82	0.41*	0.20-0.85
LF/HF	0.66*	0.55-0.76	1.15	0.77-2.99
LFnu	0.66*	0.55-0.76	1.44	0.73-2.83
HFnu	0.66*	0.55-0.76	0.69	0.35-1.36

Depression 憂鬱

Moderating Factors
- age - stress - sleep - physical activity
- sex   - body mass - smoking - alcohol
- socioeconomic status

Biological Mechanisms
- ↑ corticotropin releasing hormone
- ↑ hypothalamic-pituitary-adrenal axis
- ↑ sympathetic nervous system

↓ **Immunologic Alterations** ↓

Immunosuppression
- altered immune cell distribution
- ↓ lymphocyte proliferation
- ↓ virus-specific T cell responses
- ↓ memory T cell responses

Immune Activation/Inflammation
- ↑ proinflammatory cytokines
- ↑ acute phase proteins
- ↑ chemokines
- ↑ adhesion molecules

細胞性
免疫力↓

體液性
免疫力↑

↓ **Clinical Implications** ↓

Disease Relevance
- infectious diseases
- viruses (e.g. HIV, HCV)
- bacteria
- cancer 癌症

Disease Relevance
- cardiovascular disease
- autoimmune disorders
- inflammatory disorders
- cancer 癌症
- sickness behavior/depression

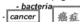
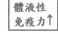

Michael R. Irwin, Andrew H. Miller Depressive disorders and immunity: 20 years of progress and discovery Brain, Behavior, and Immunity 21 (2007) 374–383

　　圖 3 是一位肝癌四期的其中年男性腎上腺皮質壓力分析，雖然
個案否認有過度壓力存在，但可以經由客觀檢測結果中清楚的發現
因為過度壓力使個案的腦下垂體荷爾蒙及腎上腺皮質醇失衡，使其
免疫系統指標 (DHEA/Free Cortisol) 偏低。經由此結果，個案才恍然
大悟其身體真正處於過度壓力的狀況，且已影響其免疫系統，使癌
症不易獲得良好的預後，也藉此開始認真地進行正念減壓 (下面章
節會有詳述) 的調理。因此有時經由科學的實證數據，對於過度壓
力使免疫系統受到抑制之病情判斷是有其必要性的。

圖 3 54 歲男性肝癌四期腎上腺皮質壓力分析

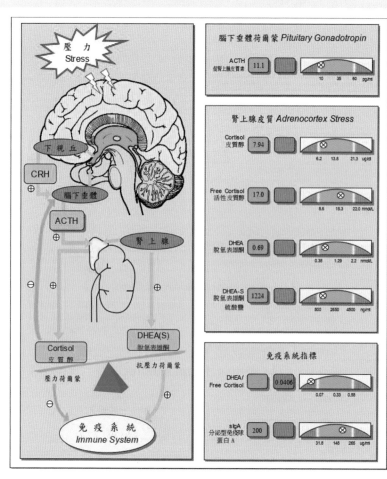

常見的不同類型癌症之心理情緒觸發事件和原因，此理論由德國籍醫師 Dr. Ryke Geerd Hamer 提出，他是 German New Medicine 的創辦人。以下是他指出心理情緒與各類型癌症的關係。

- 肺：死亡或窒息（生活壓力）的恐懼，也包括對別人的恐懼。
- 乳房：左側 － 關於小孩，家庭或母親的衝突。
  右側 － 與夥伴（配偶）或其他人的衝突。
- 大腸：無法消化令人厭憎的衝突。
- 直腸：擔心無用的恐懼。
- 甲狀腺：力不從心的感覺。
- 食道：不能擁有或吞下去。
- 胃：無法消化的憤怒，吞下太多。
- 肝臟：飢餓的恐懼。
- 胰臟：與家庭成員焦慮與憤怒的衝突。遺傳。
- 子宮：性衝突。
- 子宮頸：嚴重挫折。
- 卵巢 / 睪丸：失去的衝突。
- 前列腺（攝護腺）：帶有性隱喻令人厭憎的衝突。
- 腎臟：沒有生活的意願。水或流體的衝突。
- 膀胱：令人厭憎的衝突。卑鄙的伎倆。
- 淋巴癌：指責和自己不夠好的巨大恐懼。以瘋狂的競賽來證明一個人的自我，直到血液流乾到無法支持自身為止。在試圖被接受的競賽中，生命的喜悅已經被遺忘。
- 骨骼：缺乏自我價值。自卑感。
- 腦瘤：固執。拒絕改變舊的模式。心理挫折。
- 皮膚：喪失誠信或完整性。
- 黑色素瘤：感覺骯髒，被弄髒、玷污。
- 腫瘤：護理舊傷害和衝擊。痛悔自責。

　　上述個案小時候的生長環境中，經濟條件並不優渥，因此個案對於溫飽有強烈的需求，從正向的方面，讓他以後非常努力工作，獲得事業上的成就及經濟上的滿足，但是在其內心深處，仍有著對溫飽的不安全感，所以會過度的投入工作，無法滿足現況的成就，造成過度壓力，並忽視了對自己健康的調理，導致癌症上身。另一位 58 歲大腸癌個案，一直在外地經商多年，曾經風光一時，但後來在商場上碰到了一些挫折，情緒上一直無法釋懷，之後就發現得到大腸癌。

　　另一位女性乳癌二期患者，與先生相處一直有些狀況，並非先生移情別戀，而是常為了生活上的瑣事，諸如「牙膏從前面還是後面擠」無關對錯的觀念衝突，但患者會一直放在心中，我提醒患者，凡事除了自己的看法，也應從對方的立場來思考，每個人來自不同的家庭，有不同的生長環境，造就不同的性格，對事情的看法本來就不可能完全一致，因此應學習尊重對方，如果自己是對方，那麼判斷事情及情緒反應上可能就完全不同了。經過我的輔導後患者豁然開朗，病情在配合主流及非主流的治療下，病情很快好轉痊癒。

感覺壓力真的
會影響健康嗎？

　　自我感覺壓力會影響健康嗎？「真的有壓力」與「感覺到壓力」是不同的，這就是為什麼我必須一直提到「心」的重要性。你的心態很重要，它就是你的抗壓性。社會上有一些企業大老，如張忠謀、郭台銘，他們肯定背負著巨大的壓力，可是在他們認為，那些都是良性的壓力。

　　如果一個人感覺有壓力，那麼健康狀況會不好，如果他不斷覺得壓力會影響健康，狀況就愈糟。意思就是說，如果你唱衰自己，你就越衰，你越負向思考，就越可能得到負向的結果，這是所謂的共振原理。可是你如果覺得自己人生是幸運的，你就真的會過得很快樂。

　　你可能會問：「我只要往好的方面想，一切就會好嗎？我就會成功嗎？」應該這麼說：你想得到好結果，是因為你的心態正向，所以會往好的方向走，結果當然就是好的。這不是心理學，而是實證科學。

　　如果有心理上的壓抑，不管是焦慮、憂鬱，長期都會讓我們的

免疫系統下降，身體就會感染病毒、細菌或罹患癌症（細胞性免疫力不足），或是出現心血管、自體免疫、發炎、疾病行為（體液性免疫力過亢）等問題。心理狀態與你對 COVID-19 的防禦力也有關係，所以不論是心血管疾病、癌症、感染、發炎、及自體免疫疾病基本上都是同源，只要處理過度壓力得當，避免憂鬱，這些問題都可以迎刃而解。

　　根據實證研究，正向思考，即使有客觀壓力，不僅會讓自己往好的結果方向邁進、減少疾病風險，甚至死亡率還有可能相對更低，反之，負向思考則會雪上加霜，影響健康更鉅；因此保持積極樂觀正向的思考是絕對有益身心的。（見圖 4）

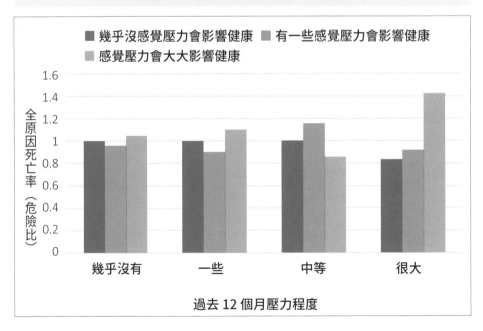

圖 4 過去 12 個月壓力程度與感覺壓力會影響健康程度
對於全原因死亡率危險比的比較

資料來源：Health Psychol. 2012 Sep; 31(5): 677-684. "Does the Perception that Stress Affects Health Matter? The Association with Health and Mortality."

- 客觀壓力程度與健康狀況不佳及心理過度壓力呈正相關
- 自我感覺壓力會影響健康的程度與健康狀況不佳及心理過度壓力呈正相關
- 相較於客觀壓力程度，自我感覺壓力會影響健康的程度與健康狀況不佳相關性更高
- 嘗試減壓可能會減輕健康狀況不佳程度 (OR:0.92 CI:0.82-1.03)
- 壓力程度大又自我感覺壓力會大大影響健康者，會增加早發性死亡的風險 (HR:1.43 CI:1.2-1.7)
- 壓力程度大但無自我感覺壓力會影響健康者，有可能反而可降低早發性死亡的風險 (HR:0.83 CI: 0.6-1.1)

癌症痊癒的 12 步驟

紐西蘭一家癌症診所提出「癌症痊癒的 12 步驟」（Puna Wai Ora Mind-Body Cancer Clinic, New Zealand, 2006-2017），與我們提到治療癌症的許多觀點很接近，列出如下，供大家參考：

1. 療癒引起癌症的心理情緒根本因素。
2. 系統性的改變排除造成壓力的狀況。
3. 主動性放鬆，以降低壓力皮質醇水平。
4. 運用靜坐（正念）提升褪黑激素濃度。
5. 支持、增強免疫系統。
6. 去除引起癌症的黴菌體。（註：此觀念尚未被正統主流醫學所認同，僅提供民眾自行參考及判斷）
7. 肝臟及大腸的排毒。
8. 以菸鹼酸及維生素 C 來恢復 Krebs 循環。（註：此觀念尚未被正統主流醫學所認同，僅提供民眾自行參考及判斷）
9. 透過鹼化來重新平衡體內的 PH 值。
10. 反轉潛意識中的死亡願望。
11. 與神、自我的高靈連結。
12. 選擇一種互補另類的癌症治療。

皮質醇

皮質醇（cortisol），又譯成可體松，屬於腎上腺分泌的腎上腺皮質激素之中的糖皮質激素，在應付壓力中扮演重要角色，故又被稱為「壓力荷爾蒙」。皮質醇會提高血壓、血糖水平和產生免疫抑制作用。

褪黑激素

褪黑激素（melatonin）是由腦內松果體分泌的一種荷爾蒙，人體的褪黑激素會隨 24 小時週期性變化，夜間升高、白天下降。褪黑激素可以加強睡眠驅力，因此通常可短暫使用於中老年人的失眠問題。褪黑激素具有控制正常老化，病理性老化及長壽的作用機轉。褪黑激素在研究中也被發現有抗氧化及某些可能的抗癌作用。

克雷布斯循環（Krebs cycle）

克雷布斯循環是由德國生物化學家克雷布斯（Krebs）發現，而稱為克雷布斯循環（Krebs cycle），克雷布斯亦因此項貢獻，獲 1953 年諾貝爾生理學和醫學獎。克雷布斯循環是有氧呼吸的第二階段，該循環以循環中一個重要中間體檸檬酸命名，所以又稱為檸檬酸循環（citric cycle），因為檸檬酸是一種三元羧酸（tricarboxylic acid），因此該反應另稱為三羧酸循環（tricarboxylic acid cycle）。此循環是製造體為大部分能量的「工廠」，也是維持生命的根源，一旦沒有了它，人體就無法存在。

04

正念減壓

前面章節再三強調，過度壓力對人體的整體健康有強大破壞力，其中對癌症罹患的風險增加率更不容小覷，所以紓解壓力是門很重要的課題，人人都應該學習運用。誰沒有壓力？重點是要找到面對壓力的能力，所以本章將介紹正念減壓的方式，以及其創造的健康奇蹟。

（一）正念 7 種態度

上述癌症痊癒的 12 步驟中，提到用正念提升褪黑激素。什麼是正念？什麼又是正念減壓？

從以下提列的正念（Mindfulness）7 種態度，可以大約理解什麼是正念。

1. **不評判 (Non-Judgmental)**：不對自己情緒、想法、身體感覺等現象做價值評判，純粹覺察。

2. **耐心 (Patience)**：對自己的各種身心狀況保持耐心，有耐性地與他們和平共處。

3. **初學之心 (Beginner's Mind)**：保持初學者赤子之心，保持好奇及開放態度面對每一個現象發生。

4. **信任 (Trust)**：相信自然的安排，相信生命的智慧與能力能帶來最適合的安排。

5. **無為（Non-Doing）**：只是無為地覺察當下身心現象；**不強求 (Non-Striving)**：不強求想要的目的。

6. **接受現狀 (Acceptance)**：願意如實地觀照當下的身心種種現象。

7. **放下 (Let it go)**：放下種種的好惡分別心，只是分分秒秒地覺察每個當下發生的身心現象。

而「正念減壓」（Mindfulness-Based Stress Reduction program, MBSR）又是從何而來？正念減壓是一種以正念靜坐（Mindfulness Meditation）為基礎，結合瑜伽所發展而成的減壓放鬆治療法，由美國麻州大學醫學院的喬·卡巴金博士（Dr. Jon Kabat-Zinn）於 1979 年所創立提倡。卡巴金博士為麻州大學醫學院開設減壓診所，並創辦「正念減壓」課程（Mindfulness-Based Stress Reduction, MBSR），協助病人以正念禪修處理壓力、疼痛和疾病，獲得多方肯定。隨後又設立「醫學、健康照顧與社會的正念中心」，研究領域包括：（1）身心互動的療癒；（2）正念訓練在慢性疼痛、壓力疾患領域的臨床應用；（3）正念減壓對大腦的影響、大腦如何在壓力下處理情緒；（4）正念減壓對免疫系統的影響。有關正念減壓在醫學應用上的所發表的研究論文已達數百篇以上。

「念」即為「今」加上「心」的組合，可視為「現在的心」、「當下的心」。英文 Mindfulness 可翻譯為留心、覺照、覺觀、內觀、或正念。根據創始人卡巴金博士對當代正念定義為：

- 透過當下、有意識且不批判地專注於每個片刻顯露經驗所產生的一種覺察。
- 純粹地注意當下每一秒所顯露的身心經驗。

- 當下這一瞬間，這「現在」，是我們真實活著的唯一瞬間，過去已逝去，未來還未來，「現在」是我們擁有的唯一可能性，可以真的去看，去行動，真的療癒與健康。

- 每一瞬間都無比珍貴。我們學習將專注力引導到當下我們正在進行的事，它讓我們可以更密集自覺的生活與體驗。

（二）正念減壓 3 技巧

正念減壓，就是對你自身現有的一切內在經驗，採取非評價的、非判斷是非的方式，完全覺知當下的一切，藉以減輕身心壓力與情緒反應，並獲得心理深層平靜的一種方法。主要的正念減壓技巧有 3 種：

1. **靜坐（Sitting Meditation）**：正念療法的基本功是自覺的呼吸，或觀察隨著呼吸而產生的腹部起伏，或意守鼻端，觀察鼻端與氣體接觸時的感受；當任何念頭、情緒出現時，修行者只是覺察它，然後將注意引回呼吸上。例如，當使用療程的目的為舒緩疼痛時，可在疼痛出現時，僅覺察身體的疼痛而不與情緒、念頭共舞。

2. **身體掃描（Body Scan）**：參與者平躺或採太空人臥姿側臥，引導注意力依序觀察身體不同部位的感受，從腳趾開始，最後到頭頂。面對各種念頭的策略，與靜坐時相同。若使用此法來舒緩疼痛時，也可使用冥想的技巧（冥想疼痛隨著呼吸離開身體）。

3. **正念瑜伽（Mindful Yoga）**：MBSR 將「正念靜坐」結合「哈達瑜伽」[1]，教導參與者在練習哈達瑜伽的同時，觀照當下的身心狀態。

除了上述三種主要正念減壓技巧外，常用的方法還包括行走中或生活中的正念，就是將正念減壓融入日常生活中的所有行、住、坐、臥、吃飯、穿衣、工作、談話等各種活動中，時時培養正念。

正念減壓藉由不批判、不評論的觀察「自己的哪些思想或行為，會增加壓力及破壞健康的思想、感覺與行為」，來達到減少這些思想、感覺與行為的發生，及減少其發生時的負面影響；並配合靜坐、身體掃描、瑜伽伸展等放鬆技巧的練習，來達到減少身心壓力的效果。

在進行正念減壓時，可以自然呼吸，但應使用腹式呼吸，達到快速調整自律神經系統，使其平衡的舒壓效果。以下是透過心率變異分析，檢測自律神經平衡狀態，圖中顯示過度壓力下，經由腹式呼吸，達到快速舒壓的結果（見圖 5）。

圖 5 藉由心率變異分析評估正念減壓對自律神經系統失衡（壓力）的改善成效

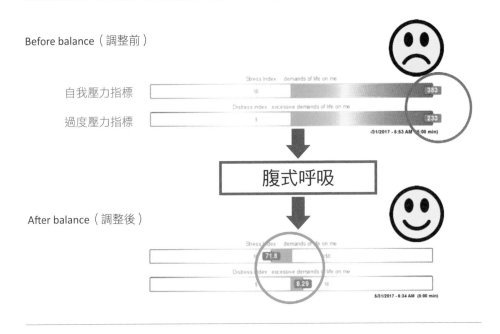

Before balance（調整前）

自我壓力指標

過度壓力指標

腹式呼吸

After balance（調整後）

---

[1]「哈達瑜伽」是瑜伽系統中的一種門派，包含三個部分：精神控制（即道德規範）、調息（控制呼吸制感與控制感官）和瑜伽體式（即端正姿勢，保持身體安穩自如），三者缺一不可。達到和完成上述三項練習即可產生效果，使有益於健康的感官傳至全身，通過調息，將宇宙的能量，轉變為人體的能量，才能保持身體內力的平衡

（三）健康效果

在科學研究報告上，可看到許多有關正念減壓療法對於健康產生的效益：

1. **疼痛緩解**：一篇 2010 年的報告指出，罹患關節炎的患者，在經過密集的 8 週正念減壓療程後，能顯著改善與健康相關的生活品質；但對於有慢性頭痛、偏頭痛的參與者其改善較小。

2. **舒緩壓力**：一篇 2009 年的報告指出，當科學家們彙集 10 個相關研究的資料，整理分析後發現，正念減壓療法可以減輕健康人的壓力程度。正念減壓也可減少焦慮，以及增加同理心。

3. **改善睡眠**：一篇 2007 年所發表的研究報告說，正念減壓療法可以幫助減少某些失眠因子（諸如擔憂），因此改善睡眠問題。然而，也有一篇報告說，在分析 7 個關於正念減壓療法與睡眠障礙的研究後發現，正念減壓療法對於顯著改善睡眠品質以及睡眠週期上，證據不足。

近年來由於功能性核磁共振造影技術越見成熟，發現正念減壓執行者在進行此活動時，其大腦中與記憶、自我、同情和壓力的相關區域，能出現可測量的變化。實驗也證明，正念減壓可增加情緒上的正向效力，幫助從負面經驗中快速恢復。

針對正念減壓治療癌症的成效研究，以乳癌為例：

(1) 相對於對照組而言，正念療法可維持乳癌存活者的端粒長度。（2015 年，《癌症期刊》）

(2) 研究發現皮質醇傾斜程度與乳癌存活率成正比。（2000 年，《國家癌症研究所期刊》）

(3) 進一步研究顯示，與對照組相比，在實驗組發現正念可以維持

皮質醇傾斜現象（Cortisol Slope），就是說在每天的上午我們體內的皮質醇達到最高濃度，隨之慢慢減低，然後再慢慢增加到隔天上午的最高峰，周而復始，這是正常的生理運作，才能使免疫功能正常運作，而如果處於過度壓力下，這種皮質醇傾斜現象則消失了，皮質醇長期過度分泌下，終於導致疾病甚至癌症。（2013 年，《臨床腫瘤學期刊》）

總結，透過正念減壓顯示的確可改善乳癌患者的存活。

至今，正念減壓療程已成為美國醫療體系內，歷史最久、規模最大的減壓療程。其應用及於各個層面，幫助解決人生中的各種身、心問題。正如卡巴金博士所說，在你完成整個正念減壓訓練的過程中，要盡自己最大的努力去相信自己有能力，能進行基本的學習、成長及自癒等，因為，你就是你自己最好的治療師。

此段落所提到的正念減壓，是前述章節所提到靜態身體活動中所提到靜坐的深入版，因為正念減壓最好是有專業導師來帶領較佳，國內網站上很容易搜尋到相關的課程。如果讀者還不想立刻進行正念減壓課程，可以先進行簡單的靜坐，對身心健康的提升也會有不錯的結果。

資料來源：
- Benefits of Mindfulness-Based Stress Reduction.
- Mindfulness-based stress reduction for chronic pain conditions: variation in treatment outcomes and role of home meditation practice.
- Stress Reduction Program.
- Mindfulness Meditation Is Associated With Structural Changes in the Brain.
- http://cfh.com.tw/HealthTopic/General/%E8%85%A6%E3%80%81%E6%83%85%E7%B7%92%E8%88%87%E5%A3%93%E5%8A%9B/Dec--2011/%E7%B0%A1%E4%BB%8B%EF%BC%9A%E6%AD%A3%E5%BF%B5%E6%B8%9B%E5%A3%93%E7%99%82%E6%B3%95.aspx

肆・排毒

　　所謂的「毒」，指的是對我們的健康有危害之物。廣義而言，可分為心理及物質兩個層面。心理的「毒」在本書的歸類中放在心理情緒過度壓力部分，已在上一章節討論，這一章節討論物質層面的危害。依第一章的總論中，針對癌症及各種疾病的成因探討中，可分為以下幾類：

1. 物理性
A. 環境源
　　a. 現代風水（建築生物學）
　　　(1) 電子煙霧
　　　(2) 地理磁區干擾
　　　　2.1. 地下水脈
　　　　2.2. 地質斷層
　　　　2.3. 地磁網格線
　　b. 傳統風水

B. 有害物（源）
　　a. 有害電磁波（場）
　　　(1) 非游離輻射
　　　(2) 游離輻射
　　b. 外傷

c. 聲波（噪音）

d. 異常溫度

2. 化學性

A. 環境源

a. 空氣汙染

(1) 生物性：塵蟎過敏原、細菌、寵物過敏原及病毒

(2) 非生物性： 粉塵、油煙、煙霧、二手菸、煤灰、無機化合物、農藥、重金屬、有機溶劑

b. 水汙染

c. 慣行農法（使用農藥化肥）

d. 食品安全問題

e. 生活居家化學品危害

f. 藥物

B. 有害物質

a. 有機及無機化合物

b. 農藥

c. 有害重金屬

d. 生物毒素

3. 生物性

a. 病毒

b. 細菌

c. 黴菌

d. 寄生蟲

01

物理性環境

　　由於過度的工業化及過去對於環境保護的重視度不足，我們處在一個到處都是毒的環境裡，我本身除了是神經科醫師，也是環境職業病專科醫生，所以非常了解毒對我們身體危害的嚴重性，也是因為我的了解，讓我的癌症有機會透過排毒而康復，當然還要配合其他因素一起成就。

　　物理性毒的來源可分為：a. 有害電磁波（場）；b. 外傷；c. 聲波（噪音）；d. 異常溫度。後三者較容易理解，所以在此不進一步討論。有害電磁波（場）是指我們生活中充斥者各種天然或人為的電磁波（場），又細分為游離輻射與非游離輻射。游離輻射對人體健康有明確的負面效應，包括大自然的宇宙射線及人為的醫療檢查用 X 射線及治療腫瘤用的放射線。非游離輻射中可分為低頻及高頻，低頻如高壓電及我們日常用的室內電路，高頻如微波、WIFI、行動電話頻率（3G、4G 及 5G）都有可能對人體造成一些危害風險（見附圖）。如果以另一種分類而言，可以部份歸納到所謂「現代風水」中的電子煙霧。

　　根據 2018 年發表在《環境研究》(Environmental Research) 雜誌的報告，無線網路 (WIFI) 及其他電磁場對人體的影響包括：

1. 細胞凋亡

2. 氧化壓力

3. 睪丸 / 精子功能不良

4. 神經及精神系統

5.DNA 衝擊

6. 荷爾蒙變化

7. 鈣離子上升。

　　隔年 2019 年發表在《公共衛生疆界》(Front Public Health) 雜誌的研究也指出手機及無線網路設備釋放之無線電頻率輻射對人體的健康風險包括：

1.2B 致癌物，尤其是腦部腫瘤

2.DNA 損傷

3. 神經及精神系統

4. 精子功能不良。

　　我們現代人的生活很難離開手機及無線網路環境，所以以上風險很難避免。另外，臺灣每人接受天然背景輻射劑量（1.6 毫西弗 / 年）大於建議現值（1 毫西弗 / 年）。所以生活在臺灣，隨時已經暴露在稍多的輻射之中（見圖 6、7）。

（一）現代風水：物理性環境生態學

　　「現代風水」換個名詞就是「物理性環境生態學」，是指我們生活環境下的電磁干擾。因為我們人體本身就是一個電磁場，所以任何外來的電磁，都可能影響我們的身體。「現代風水」的另一部分是地理磁區干擾，可再細分為：(1) 地下水脈 (2) 地質斷層 (3) 地磁網格線。以上電磁的影響，小則產生一些表症，如失眠、頭暈、頭痛、胸悶、

耳鳴及心悸等，大則可能造成癌症的影響因子之一。紫外線與白種人的皮膚癌可能相關。過量的游離輻射與白血病、甲狀腺癌、乳癌、肺癌、唾液腺癌，以及其他組織器官的癌症可能相關。所以如果民眾有一些身體狀況到處求醫無效，或許要排除上述的因素。有關電磁波的檢測，市面上有相關的檢測儀器（我自己使用 Aaronia 的產品）可以偵測，而地理磁區干擾部分，德國的 Rayonex 公司的設備 PS10 可以用來評估自己的居家或工作環境是否受到影響。

此外，常有患者問我，本身已經罹癌，醫院治療或追蹤時會使用電腦斷層或正子攝影 (PET)，或是例行健康檢查使用前項檢測是否會有更易復發或有罹癌的風險。根據 2017 年發表在《英國醫學雜誌》(BMJ) 的研究指出，10 年間每年接受低劑量胸部電腦斷層或正子攝影（男性 9.3 毫西弗，女性 13.0 毫西弗）所造成的肺癌或主要癌症的風險為 1.5/10000 及 2.4/10000。發生率不是很高，所以民眾不需過度擔心，加強自己的免疫能力才是王道，但是也要盡量避免不必要的相關檢查，以免增加無謂的風險。

圖 6 電磁波頻譜與生物細胞效應

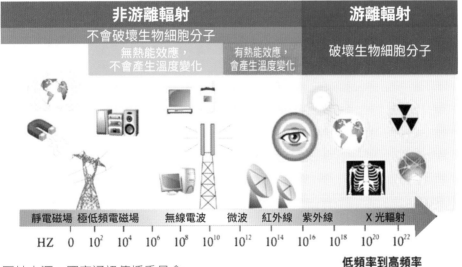

圖片來源：國家通訊傳播委員會

圖7 一般游離輻射劑量比較圖

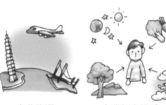
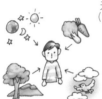

中國廣東省陽江高
天然背景輻射地區
（6-6.5 毫西弗／年）

印度喀拉拉邦高
天然背景輻射地區
（5-15 毫西弗／年）

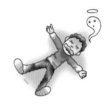

台北往返
美國西部一趟
（0.009 毫西弗）

台灣每人接受
天然背景輻射劑量
（1.6 毫西弗／年）

每天抽 30 支菸
（13 毫西弗／年）

0.1　1. 2. 3. 4. 5. 6. 7. 8. 9. 10. 15.　20.　　　1. 2. 3. 4. 5. 6.　　　100.
西弗

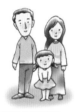
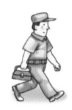
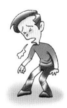

一般民眾年劑量限值，
不含天然背景輻射及
醫療劑量
（1 毫西弗／年）

輻射工作人員
年劑量限值
（20 毫西弗／年）

全身一次急性曝露
1-2 西弗：噁心、嘔吐
全身一次急性曝露
>6 西弗：死亡

台灣每人接受
天然背景輻射劑量
（1.6 毫西弗／年）
> 建議現值
（1 毫西弗／年）

臺灣每人接受天然背景輻射劑量 1.6 毫西弗／年，大於建議現值（1 毫西弗／年）
資料來源：行政院原子能委員會

（二）傳統風水：無形能量環境學

　　物理性的環境危害除了上述的「現代風水」之外，另一個部分是「傳統風水」，這是根據古人的智慧流傳下來的無形能量環境學。可分為陽宅風水及陰宅風水，其流派也很多，例如八宅明鏡、紫白飛星、三元玄空及乾坤國寶。我罹癌之前並未涉獵此領域，生病後以開放的心態嘗試風水專業老師的建議，我的居家最大的風水不佳狀況是所謂「穿堂煞」，也就是住家的大門口打開後直通到後面門窗或是客廳的陽臺落地窗。就風水的理論就是不會聚氣（無形

的氣），家中人比較容易生病。我當時還反駁風水老師說，這樣很通風不好嗎？結果風水老師知道我喜歡登山，就舉例說，人站在山頭上吹大自然風固然舒服，但是如果長時間吹風，一定會頭痛或其他不適，不是嗎？當然風水所講的「炁」並非等同於「空氣」的氣，

風水（穿堂煞）對室內炁（能量）場的影響（現場實體照片）

調整前（穿堂煞）	調整後（客廳加上屏風）

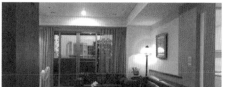
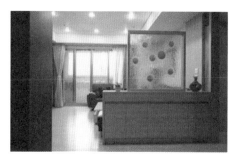

風水（穿堂煞）對室內炁（能量）場的影響（光子密碼儀檢測結果）

調整前（穿堂煞）	調整後（客廳加上屏風）

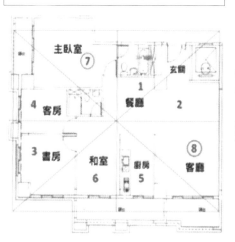
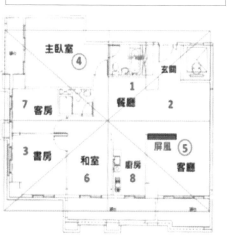

但是或許可以類比。所以我就接受建議，在客廳多擺設了一道屏風遮蔽。說也奇怪，當我使用量子儀設備（曾坤章老師的光子密碼儀）來進行有／無遮蔽的前後測試，居然發現家中的炁場（能量場）已經顯者改變，我的主要活動空間包括客廳、主臥室及書房炁場改善，長期對健康可能有益。當然我不敢定論這與我的癌症康復是否直接相關，讀者可自行判斷是否可以採信。

我後來也開始涉獵了一些傳統風水的領域，發覺古人所謂的風水，從環境職業醫學專科醫師的角度來看，除了穿堂煞，另外常見的廚房水火沖（冰箱與火爐相對）、壁刀（自身房宅對面的房子牆面對上有如一把刀）、路沖（自身房舍面對垂直的馬路）及臥房床頭上方的壓樑等，也是有其背後的道理。因為這些環境都會讓身處其中的人有不安定感，心神不寧，久而久之，心理問題就可能影響正常生理功能，如溫水煮青蛙，進而漸漸得病而不自知。

晉朝郭璞是中國歷史上第一個提出風水的概念的人，他認為「氣乘風則散，界水則止。古人聚之使不散，行之使有止，故謂之風水」。文天祥〈正氣歌〉：「天地有正氣，雜然賦流形」。晉朝道士葛洪：「人在氣中，氣在人中」。我們日常表達身體狀況，會用「氣鬱」及「氣結」等用語。中醫的經絡理論中談到「氣會膻中」。外氣（環境，也就是風水），與內氣（人體自身）會互相影響。顯然氣（通常無形的氣，也可用「炁」字代表）是影響風水好壞及我們人體身心狀況的重要因子。這裡的氣是指精微能量，並不是空氣。那麼「無形的氣」或是「炁」到底是甚麼？根據李嗣涔校長的撓場研究，他認為：(1) 中國傳統的風水，就是在處理環境居家中物件的擺設所形成的幾何結構，並用風或水調整氣場的位置與大小。(2) 因為氣場會鑽入虛空，因此撓場穿梭陰陽的氣場行為，就是中國傳統風水的科學基礎。

- 撓場所產生之力，比萬有引力還弱，卻是神奇的力量。
- 它原屬廣義相對論的一部分，但當年被愛因斯坦忽略，直到 1920 年代被法國物理學家卡坦所加入，補充成更完整的相對論。
- 1960 年代以後，被俄國科學家所重視而高度發展。
- 俄國早年撓場研究代表性的人物柯易瑞夫博士（N.A. Kozyrev）
  ◆ 一個粒子的不變量通常都會伴隨著物理場，比如，粒子的
    ✓「質量」固定會伴隨著「萬有引力場」
    ✓「電荷」固定會伴隨著「電磁場」
    ✓ 因此「自旋」固定也應該伴隨著「自旋場」，也就是「撓場」。
  ◆ 但是當撓場靜止時，它的強度正比於萬有引力常數 G 乘以普蘭克常數 h，因此比萬有引力還弱 1027 倍。萬有引力已經是最弱的力量，比萬有引力還要弱 1027 倍的撓場很難測量。
- 撓場的特性：
  ◆ 撓場是時空的扭曲，與引力場是時空的彎曲相似，它不會被任何自然物質所屏蔽。比如，兩物體之間有一堵牆，並不會屏蔽引力，應該也不會屏蔽撓場。因此它在自然物質中傳播時，不會損失能量，但會被散射，它的作用只會改變物質的自旋狀態。

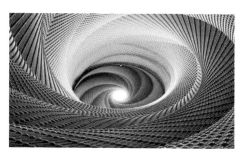

  ◆ 撓場在四度時空的傳遞，不受光錐的限制，也就是它速度超過光速，不但能傳向未來，也能傳向過去。
  ◆ 撓場源被移走以後，在該地仍保留著空間自旋結構，也就是撓場有殘留效應。

撓場是時空的扭曲，與引力場是時空的彎曲相似，它不會被任何自然物質所屏蔽。

- 李嗣涔校長的實驗證實水晶氣場就是撓場，進而解釋了風水、道家佈陣、開天眼、手指識字、與神佛基督聖靈溝通、及星際通信等前沿科學領域。（以上有關撓場的詳細內容，請參見李校長《撓場的研究》一書。）

外在環境中的化學性或生物性毒主要來自空氣汙染、水汙染和土壤汙染，透過食物鏈或環境鏈影響人體的健康（圖8）。當然還有其他議題包括農藥暴露、居家化學物質、食安問題需要重視，以下擇要說明。

圖8 汙染對人類的影響

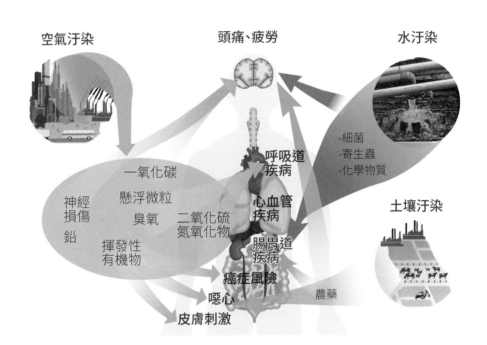

空氣汙染　　　頭痛、疲勞　　　水汙染

-細菌
-寄生蟲
-化學物質

土壤汙染

一氧化碳

懸浮微粒

臭氧

神經損傷

鉛

揮發性有機物

二氧化硫
氮氧化物

呼吸道疾病

心血管疾病

腸胃道疾病

癌症風險

噁心

皮膚刺激

農藥

02

空氣汙染

（一）懸浮微粒 PM2.5

　　近年來，大家對細懸浮微粒 PM2.5 的空氣汙染問題日漸重視，但對於它對人體的迫害力，似乎仍舊一知半解。首先，先來了解一下什麼是 PM2.5。空氣中分布著許多物質，一般而言，粒徑在 10 微米（μm）以上之粒狀汙染物，屬於落塵，人體吸入後經過鼻腔的鼻毛時，就會被過濾，較難通過鼻子和咽喉進入體內；粒徑小於 10 微米（μm）的粒子稱為 PM10，可以穿透鼻子和咽喉這些屏障達到肺部，但到支氣管，氣管裡的纖毛運動會將它排出；而 PM2.5 的粒徑小於 2.5 微米（μm），是 10 的 -6 次方，大約是頭髮直徑 1/28 的大小，又稱為「細懸浮微粒」，由於體積更小，PM2.5 有更強的穿透力，吸入後可直接穿透肺部氣泡，直接進入血管中，並隨著血液循環全身（圖 9、10）。[1]

　　當細懸浮微粒經由呼吸作用進入鼻腔、胸腔及肺部後，會依大小逐漸沉積在身體各部位，再依其不同的物理及化學特性產生不一

---

[1] 高雄市環保局 http://air.ksepb.gov.tw/Article/Detail/3

圖 9 細懸浮微粒粒徑

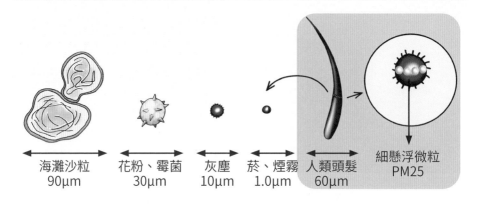

| 海灘沙粒
90μm | 花粉、霉菌
30μm | 灰塵
10μm | 菸、煙霧
1.0μm | 人類頭髮
60μm | 細懸浮微粒
PM25 |

圖 10 不同懸浮微粒粒徑分布對呼吸系統影響

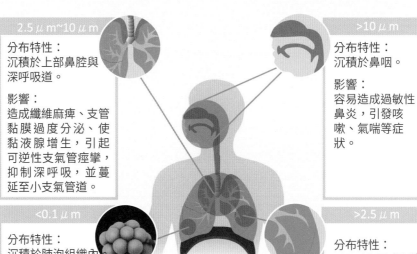

2.5μm~10μm

分布特性：
沉積於上部鼻腔與深呼吸道。

影響：
造成纖維麻痺、支管黏膜過度分泌、使黏液腺增生，引起可逆性支氣管痙攣，抑制深呼吸，並蔓延至小支氣管道。

>10μm

分布特性：
沉積於鼻咽。

影響：
容易造成過敏性鼻炎，引發咳嗽、氣喘等症狀。

<0.1μm

分布特性：
沉積於肺泡組織內。

影響：
促使肺部之巨噬細胞明顯增加，形成肺氣腫並破壞肺泡。

>2.5μm

分布特性：
10% 以下沉積於支氣管，約20~30% 於肺泡。

影響：
形成慢性支氣管炎、細支氣管擴張、肺水腫或支氣管纖維化等症狀。

資料來源：
https://air.epa.gov.tw/Public/
suspended_particles.aspx

樣的病症，進而危害身體建康，這就是 PM2.5 可怕之處。PM2.5 所吸附的一些塵蟎過敏原、細菌、寵物過敏原及病毒等，就是會引發癌症的可能因素；其他所吸附的非生物性物質，如粉塵、油煙、煙霧，還有二手菸、煤灰、無機化合物、農藥、重金屬、有機溶劑等，也都是可能致癌物質，這就是為什麼 PM2.5 被歸類為一級致癌物。人體必須呼吸空氣才得以維繫生命，但在充滿細懸浮微粒 PM2.5 的環境裡，卻又讓我們每吸一口空氣，就增加一分致癌的風險。PM2.5 中的毒不僅僅是癌症的致病原之一，也是呼吸道及心血管系統疾病的危害因子。根據世界衛生組織 (WHO) 所公告的文件顯，示 PM2.5 濃度每上升 10ug/m3，會增加 6-13% 的心肺疾病致死率，這也部分說明臺灣十大死因中除了癌症長期居第一位以外，心血管疾病及肺炎分占第二位及第三位，不可不慎。

我曾輔導一個肺癌個案，生活非常規律正常，不菸不酒，一發現癌症就是肺癌第四期，他非常納悶自己為何為得肺癌，我經過訪談後發現，他的工作場所隔壁有一家餐廳，其廚房排油煙機的廢氣出口直接對者這位個案工作場所的窗戶，其長期暴露已超過 10 年以上。據研究顯示廚房的油煙也是 PM2.5 貢獻者之一，所以 PM2.5 是一個很可怕的無形殺手，須隨時小心預防。

（二）火力發電產生的有毒物質

　　科技發展使得電力的使用量大增，因此臺灣的火力發電量，年年持續成長。火力發電不論是使用石油、天然氣或者是煤，燃燒時會產生硫氧化物、氮氧化物、煤焦粉塵，以及砷、鉛、汞、鎳、鉻、鎘等重金屬，這些有害物質混入空氣中，進而造成空氣汙染。小小一個臺灣卻有高達 20 家的電廠，你我所處環境之風險可想而知，所以已有專家提出警告，表示臺灣已經進入肺腺癌的好發期。

　　火力發電產生的有毒物質，也加入當地的 PM2.5 之中，無時不刻的在空氣中漂浮，大家務必做好防護措施，空氣品質不佳時，減少外出，或是配戴具防護效果的口罩，減少吸進有毒物質的機會。一般的醫用口罩，可以減少 1/3 的 PM2.5 暴露，如有必要，也可購買 PM2.5 的專門口罩。住家或辦公室若靠近大馬路或工廠等，長期空氣品質不佳，最好安裝空氣清淨機，確保屋內的 PM2.5 在可接受範圍。

　　在人群的研究中，與空氣汙染相關的癌症以肺癌居首，但與乳癌、肝癌也有可能相關。而動物研究中發現空氣汙染與大腸癌有相關。根據 2014 年發表在《公開流行病學雜誌》的研究結果指出，以 2006 年的全臺灣 PM2.5 的偵測數值為統計基礎，當年臺灣平均 PM2.5 濃度為 $33.7\mu g/m^3$（圖 11），每年僅 5 至 9 月平均 PM2.5 濃度未超過官方的容許濃度（$<30\mu g/m^3$），其研究結果顯示平均 PM2.5 濃度每增加 $10\mu g/m^3$，臺灣得到肺癌婦女的死亡率增加 16%，11% 的女性肺癌死亡個案，是因暴露 PM2.5 所導致。該研究雖未指出男性的狀況，不過由中國大陸的其他研究，男性與女性都有類似的結果。

　　根據過去的歷史資料，在臺灣，每年的 10 月到隔年的 4 月，PM2.5 的平均濃度超過相對安全的 $30\mu g/m^3$，這時如要從事戶外活

動，應格外小心，建議出門前，可上網或用手機的相關 APP，例如「環境即時通」，可以立刻掌握空氣品質狀況，做好防護措施，或避免非必要的外出。我常常看到有些人在空氣品質很差的情況下，還在戶外做慢跑或其他健身活動，無意加速吸入更多的致癌物，無異是自殺的行為，真是替這些人捏一把冷汗。我的一位肺癌個案，一發現已經是三期，不菸不酒生活規律上班族，沒有過度壓力，他平日每天喜歡晚上到戶外散步，多年如一日，但他從未留意戶外的空氣品質狀況。事實上，如果戶外的 PM2.5 過高，此時到戶外運動反而吸入更多的有害物質，增加了肺癌的風險，對改善健康無益。

圖 11 臺灣平均 PM2.5 濃度: $33.7\mu g/m^3$

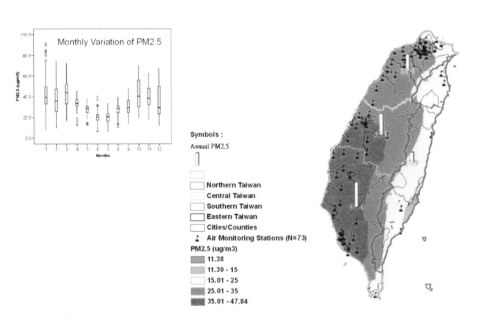

每年僅 5 至 9 月平均 PM2.5<$30\mu g/m^3$

　　從我自己的血液檢驗中可看到，我血液中的砷和汞含量都很高，為什麼呢？我不是一個在工廠工作的人，影響我的環境汙染會是什麼？以在臺中的環境來看，第一個可能是焚化爐，第二個可能就是發電廠。中部火力發電廠所用的煤燃燒後，會釋放出重金屬；另外，含汞量會高，也可能與裝了汞合金的補牙有關。我自己的檢驗結果是汞跟砷長期都比較高，這個在主流醫學叫正常值，可是從比較自然醫學的嚴格角度看，我的數值還是偏高。

臺灣人血液中重金屬含量與美、德兩國相比

族群	血中數值（μg/L）			
	鉛（Pb）	汞（Hg）	砷（As）	鎘（Cd）
美國	14.50	0.32	NA	0.41
德國	31.00 ↑	0.58	NA	0.44
臺灣（最新研究）	24.46	9.64 ↑	7.41 ↑	0.73
本人（2016-12-22）	1.00	7.6 ↑	10.5 ↑	0.13
本人（2017-04-03）	<0.4	7.3 ↑	11.5 ↑	<0.1
本人（2017-08-12）	<0.4	11 ↑	9.2 ↑	<0.1
正常值	<25	<5	<1	<1.2

*NA: 無法取得

資料來源：

Singapore Med. J. 2016 Apr. 19. Doi: 10.11622/smedj.2016082. [Epub ahead of print]

Do Taiwanese people have greater heavy metal levels than those of Western countries? Liu TY1, Hung YM[2,3]. Huang WC[3,4]. Wu ML[5]. Lin SL[3,6]

鉛（Pb）、汞（Hg）、砷（As）、鎘（Cd）都可能是致癌物。

　　我的一位肺癌四期個案檢驗也發現體內的有害重金屬如汞、砷、鎳及鈹偏高，他本身是上班族，生活規律正常，無重大壓力（見圖 12）。另一位肝癌四期患者，從事室內設計，體內的砷、鎳及鋁偏高（見圖 13）。空氣汙染對其癌症的可能影響不可忽視。

　　有一位自閉症個案，已經 18 歲，其家長才求助於我。我知道很多重金屬會造成腦部損傷，因此即刻建議檢測其體內有害重金屬，果然很多項有害重金屬，包括汞、鉛、砷、鎳、鋁及銻的含量都高，這其中多數會對神經系統造成傷害（見圖 14）。當然重金屬暴露的來源不只是空氣汙染，但我們無時無刻都需要呼吸，所以空氣汙染的危害是非常深遠的。

　　有害重金屬對身體造成的影響，可以透過順勢療法來治療。我所接受順勢療法的設備及操作做法是鄭惇方醫師及其同好所發展出來的，它的原理依循順勢醫學的治病原則是以相似來治療相似，舉例來說，我是汞中毒，那我的頭髮裡面可能有重金屬，因此就拿我的頭髮來做轉訊、進行稀釋震盪，做成順勢滴劑。我每天中午服用此製劑數滴，非常神奇的是，我喝順勢製劑才兩天，我的小便裡面除了排出鋁以外，砷、鎘、鉛、汞也全部排出來，尤其是鉛和汞排的最多（見圖 15）。這稀釋震盪以前是用人工處理，現在鄭醫師開發了特別的設備，讓主流醫學認為很難排的重金屬，順利排出來。雖然在主流醫學裡不太主張用順勢療法，但你如果希望有一個可能安全有效的方法，那麼順勢製劑的療法是一個選項。而這些血液中的重金屬，與癌症有沒有關聯呢？從世界衛生組織 (WHO) 下屬的國際癌症研究中心 (IARC) 所發表的文件顯示，血液中砷含量高，有充分的證據與肝癌及肺癌的致癌性相關。

圖 12 54 歲男性肺癌四期（血液中毒性元素分析）

高毒性元素

			結果	75%臨界值	95%參考值
Mercury	Hg	汞	8.64 ↑	<3	<5
Lead	Pb	鉛	12.0	<18	<25
Cadmium	Cd	鎘	0.40	<1	<2
Arsenic	As	砷	18.4 ↑	<8.5	<13
Nickel	Ni	鎳	2.65 ↑	<2	<5
Aluminum	Al	鋁	42.4	<50	<70

具毒性元素

			結果	75%臨界值	95%參考值
Antimony	Sb	銻	3.25	<5	<6.5
Barium	Ba	鋇	<dl	<1	<2
Beryllium	Be	鈹	0.95 ↑	<0.25	<1
Bismuth	Bi	鉍	0.01	<0.01	<0.1
Thallium	Tl	鉈	0.04	<0.05	<0.1
Tin	Sn	錫	0.55	<0.8	<1.5

其它毒性元素

			結果	75%臨界值	95%參考值
Palladium	Pd	鈀	0.35 ↑	<0.35	<1
Platinum	Pt	鉑	<dl	<0.125	<0.4
Silver	Ag	銀	0.43 ↑	<0.35	<1

單位：µg/L*

圖 13 55 歲男性肝癌四期（血液中毒性元素分析）

百分位數分佈

高毒性元素

			結果	75%臨界值	95%參考值
Mercury	Hg	汞	1.46	<3	<5
Lead	Pb	鉛	16.0	<18	<25
Cadmium	Cd	鎘	0.85	<1	<2
Arsenic	As	砷	10.0 ↑	<8.5	<13
Nickel	Ni	鎳	3.80 ↑	<2	<5
Aluminum	Al	鋁	56.2 ↑	<50	<70

具毒性元素

			結果	75%臨界值	95%參考值
Antimony	Sb	銻	4.85	<5	<6.5
Barium	Ba	鋇	<dl	<1	<2
Beryllium	Be	鈹	<dl	<0.25	<1
Bismuth	Bi	鉍	<dl	<0.01	<0.1
Thallium	Tl	鉈	0.04	<0.05	<0.1
Tin	Sn	錫	0.40	<0.8	<1.5

其它毒性元素

			結果	75%臨界值	95%參考值
Palladium	Pd	鈀	<dl	<0.35	<1
Platinum	Pt	鉑	<dl	<0.125	<0.4
Silver	Ag	銀	0.35 ↑	<0.35	<1

單位：µg/L*

心轉病自癒 CHAPTER 2

圖 14 18 歲男性自閉症（血液中毒性元素分析）

百分位數分佈

高毒性元素			結 果	75%臨界值	75th ⸺ 95th	95%參考值
Mercury	Hg	汞	9.25 ↑	<3		<5 •
Lead	Pb	鉛	26.5 ↑	<18		<25 •
Cadmium	Cd	鎘	0.65	<1		<2 •
Arsenic	As	砷	8.55 ↑	<8.5		<13 •
Nickel	Ni	鎳	2.80 ↑	<2		<5 •
Aluminum	Al	鋁	60.2 ↑	<50		<70 •

具毒性元素						
Antimony	Sb	銻	5.60 ↑	<5		<6.5 •
Barium	Ba	鋇	<dl	<1		<2 •
Beryllium	Be	鈹	<dl	<0.25		<1 •
Bismuth	Bi	鉍	<dl	<0.01		<0.1 •
Thallium	Tl	鉈	0.04	<0.05		<0.1 •
Tin	Sn	錫	0.75	<0.8		<1.5 •

其它毒性元素						
Palladium	Pd	鈀	<dl	<0.35		<1 •
Platinum	Pt	鉑	<dl	<0.125		<0.4 •
Silver	Ag	銀	0.35 ↑	<0.35		<1 •

單位：μg/L•

圖 15 作者本人透過順勢療法排除體內重金屬的檢測結果

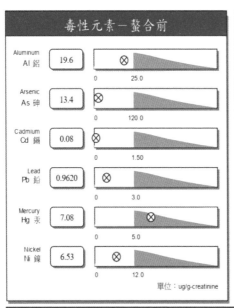

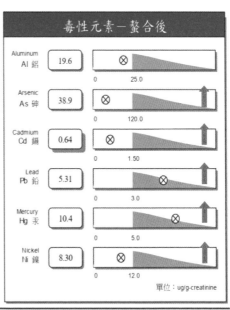

農藥暴露

　　根據 2003 年的資料，臺灣農藥使用量是全世界平均用量的 7 倍（圖 16），在全世界排名第 4 名，使得土壤及水質被嚴重汙染。到了 2010 年，臺灣農藥的銷售總量是 3 萬 4 千多噸，以 2300 萬人口比例估計，每人每年平均最大暴露承載是 1.5 公斤，相當於是一瓶寶特瓶可口可樂的份量（註：扣除其他的成分，實際農藥量約相當一瓶鋁罐的可口可樂份量），這些農業很多已在使用過程中進入空氣、水及土壤中，直接經由食物進入體內的已經較少，但不管直接或間接進入人體，可以想見是多麼驚人。當然如果一次直接喝掉一罐農藥，可能就一命嗚呼，但每天吃一些含有農藥的蔬果，就像溫水煮青蛙般，短時間內感受不到危險，但那一點一滴的農藥卻慢慢在體內產生變異，甚至癌化，猶如慢性自殺，讓自己漸漸逼近死亡。

　　與農藥相關的癌症有哪些呢？其實，你能想到的基本上都有，除了很少數的像鼻咽癌，與感染特別有關係外，十大癌症的罹患原因幾乎都與農藥有關。雖然知道農藥的危害，但在我還沒罹癌前，因為忙碌，我和許多人一樣，經常外食，每天吃著非有機蔬果，農藥的毒也可能慢慢在我體內囤積，增加了罹癌的風險，終至不可收拾，讓癌症上身。

根據 2018 年發表在 EXCLI 雜誌的回顧研究指出，農藥的種類很多，造成的健康危害不僅僅是癌症，其他影響的層面包括神經、內分泌、及生殖系統與肝腎毒性等等。另外 2020 年在全球公共衛生雜誌的研究中指出很多農藥與心血管疾病的發生風險相關，例如氯化二苯環戴奧辛 (tetrachlorodibenzo-p-dioxin) 對環境的污染與心血管疾病相關，風險為 1.09 至 2.78 倍，而有機氯 (organochlorine) 風險則為 1.19 至 4.54 倍。

農藥的暴露問題，雖然有相關法規規範，可是因為我們吃的食物多樣化，每一樣食物的農藥暴露濃度都在合法範圍內，可是長期累積下來，可能就會超過安全值，所以建議大家如果不是吃有機的蔬菜，一定要洗過、燙過，不要吃生菜沙拉。

因為農藥暴露嚴重，所以如果可以，盡量選擇無毒有機栽種的蔬果食用，家用水也務必過濾，可避免吃進農藥等有害物質。我過去服務的醫院位於蔬菜的盛產地區，往往有農民因為噴灑農藥不慎，

圖 16 世界 146 國農藥用量比較（公斤／公頃）1990 ～ 2003

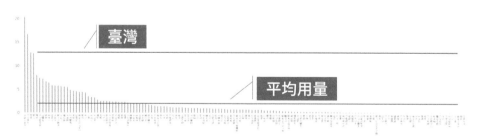

全世界排名第四，僅次於哥斯達黎加、哥倫比亞、及南韓

台灣：	12.60 公斤/公頃
全世界平均用量：	1.80 公斤/公頃

7 X

立即發生身體不適，送急診就醫，所以農民都知道農藥的可怕。而我的患者常常好心送給我沒有噴灑農藥的蔬菜，還特別交代這是他們家裡的人自己要吃的，不是賣到市場上的，可放心食用。而且還特別告訴我，上面有蟲咬過的，才更安全。

　　只是，有機真的比較好嗎？據 2008 年到 2014 年間，全世界 9 篇統合分析的結果，認為有機食物對人體確實比較好，有機食物中的農藥、抗生素、硝酸鹽含量比較低，而有益健康的物質 Omega-3 及維生素 A、C 含量較高，等於是可以抗癌的物質比較高。臺灣目前的有機農業算是成熟，基本上還是買可靠商家的有機食材較安全。

與農藥可能相關的癌症

　　胰臟癌、肺癌、胃癌、肝癌、腎臟癌、膀胱癌、攝護腺癌、淋巴癌、白血病、腦瘤、乳癌、軟組織肉瘤、卵巢癌、睪丸癌、子宮內膜癌、多發性骨髓癌、直腸癌。

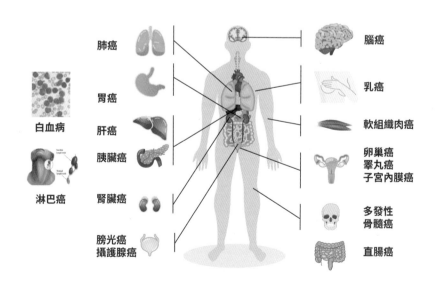

04

水汙染

　　水汙染也是個課題，臺灣河川底的泥土裡面存在有機氯農藥的問題，臺灣的有機氯農藥在 20 幾年前就禁用了，但有機氯會和土壤成分結合，可以留在土壤裡好幾 10 年並產生生物累積效應。有機氯農藥與其他不容易在環境中被分解的農藥一樣，容易經由食物鏈而蓄積，且以十萬或百萬的倍數增加濃度；經由浮游生物、食草性魚類、食肉魚類、食魚鳥類及人類的食物鏈過程，讓有機氯的濃度增加到一百萬倍。

　　農藥的過度使用，讓臺灣河川的泥土裡和水中，充滿著如有機氯這類的有機溶劑，根據 2009 年臺灣水質的研究顯示，臺灣北部及南部的地下水中，可偵測出如四氯乙烯、三氯乙烯、二氯乙烯、氯乙烯、苯、甲苯等這類揮發性有機溶劑，而這些有機溶劑都是重要致癌或對人體肝、腎、免疫、血液、生殖、發育及神經系統危害的因子。這樣不易分解且以超高倍數增加濃度的有害化學物質，對生理健康的影響要經過長時間才會顯現。因此嚴格控制水質及土壤的汙染是非常重要的，否則連帶漁、畜產品，都會隨之受汙染。

臺灣 21 條河川底泥樣本有機氯農藥分析結果

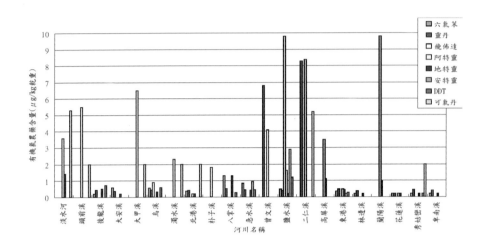

臺灣 21 條河川魚體樣本多氯聯苯分析結果

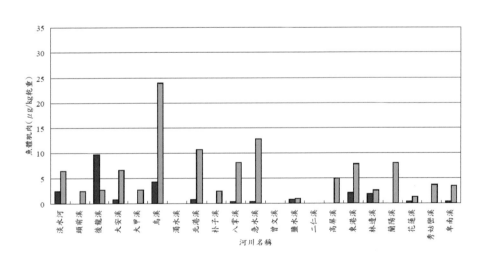

資料來源：袁紹英，國內持久性有機汙染物（POPs）管制現況，第四屆環境荷爾蒙及持久性有機汙染物研討會論文集，環境品質文教基金會，1996。

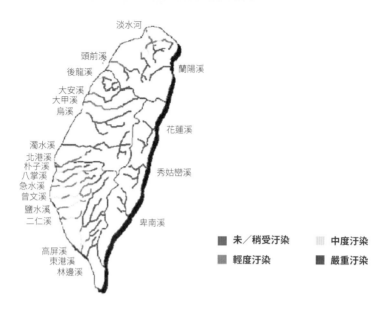

臺灣的水資源與水質現況

圖例：
- ■ 未／稍受汙染
- ■ 輕度汙染
- ▨ 中度汙染
- ■ 嚴重汙染

雙北區河川汙染情形統計分析表（單位%）

汙染程度	主要河川	次要河川	合計
稍受汙染	65.2	71.6	66.9
輕度汙染	7.8	8.3	8.0
中度汙染	15.7	12.5	14.8
嚴重汙染	11.3	7.6	10.3

河川分類等級分類表

汙染等級項目	稍受汙染	輕度汙染	中度汙染	嚴重汙染
溶氧量 mg/L	6.5 以上	4.6~6.5	2.0~4.5	2.0 以下
生化需氧量 mg/L	3.0 以下	3.0~4.9	5.0~15	15 以上
懸浮固體含量 mg/L	20 以下	20~49	50~100	100 以上
氨氮 mb/L	0.05 以下	0.50~0.99	1.0~3.0	3.0 以上

資料來源：楊棋明，中央研究院生物多樣性研究中心。

居家化學物質

為達經濟效益，我們的居家環境中，從早上開始刷牙、洗臉用的牙膏、香皂、洗面乳等，包括塗抹的乳液及面霜，以及各種瓶瓶罐罐容器，都是化學品，許多存在有害物質。林林總總計算，我們居家生活中所暴露的有害化學物質，多於 100 種以上，其中環境荷爾蒙的影響又更大，如用塑膠袋裝高熱食物，會產生 PVC，經過研究證實它與乳癌的發生相關。

1971 年間，威爾士的科學家在卵巢和子宮頸的腫瘤內發現滑石粉微粒（註：一般市面上的爽身粉中可能含有滑石粉成分）。從那以後，許多研究都顯示，在生殖器部位使用滑石粉與患卵巢癌存在一定關聯。1982 年，哈佛大學教授丹尼爾‧克拉默（Dr. Daniel W. Cramer）比對了 215 名患有卵巢癌的女性與 215 名健康女性，發現使用滑石粉的女性罹患卵巢癌的風險，幾乎是不使用滑石粉的女性的兩倍。塑化劑與乳癌的關係，也已經有相關研究。

居家化學物質不僅僅增加致癌的風險，也會為危害肝、腎、皮膚、神經、免疫、心血管、及呼吸系統，是全身性的影響。因為內容太多，無法詳述，只以癌症為例作較詳細的介紹，其他的部分讀者也不要輕忽。

居家生活中所暴露的有害化學物質〉100 種以上

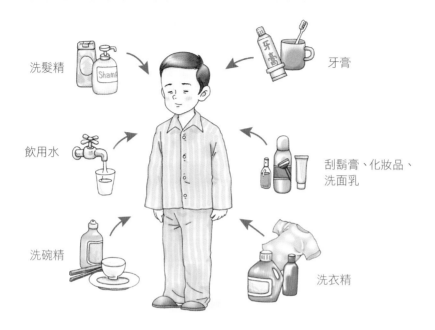

洗髮精

牙膏

飲用水

刮鬍膏、化妝品、洗面乳

洗碗精

洗衣精

　　我自己長期從事環境毒物研究，深知毒物對人體的可能危害，得到癌症康復後，會例行檢測相關的對自己可能有害的環境毒物。以環境荷爾蒙 (塑化劑) 而言，2020 年 2 月發現我的尿中二乙脂 (DEP) 代謝物單乙基脂 (MEP) 濃度微高 (6.38ug/g-cretinine)，並不以為意。但是隔年 (2021 年 7 月) 追蹤時發現其濃度非常顯著的增加 (186ug/g-cretinine)。我從日常生活中抽絲剝繭發現主要的改變是我日常所有的沐浴香皂更換了另一個廠牌已經一年之久。所以我將之前及後來使用的香皂都送去化驗，發現更換後的另一廠牌香皂的二乙脂 (DEP) 含量極高 (1977.39ppm)，於是我立刻停用此香皂，約二周後尿中二乙脂 (DEP) 代謝物單乙基脂 (MEP) 濃度明顯降低 (50.2ug/g-cretinine)(見表 3)。因為其中日常生活中的用物並沒有特別改變，所以可以佐證是 B 廠牌香皂中的過高二乙脂 (DEP) 所造成的危害。二乙脂是化妝品及香水工業常用的塑化劑之一，可以增加產品的塑

性及潤滑效果,是一種環境荷爾蒙,雖然在人體的研究認為毒性不高,但在動物實驗中,會抑制雄激素 (androgen),進而可能會影響雄性的生殖能力。環境荷爾蒙有很多種,主要有三類:(1) 鄰苯二甲酸酯 (塑化劑);(2) 對苯甲酸脂 (防腐劑);(3) 酚類。這些化學物質充斥在我們每天的日常生活當中,我們每天的生活中一定或多或少會有所暴露。其對健康的可能影響包括增加女性的不孕、乳癌、卵巢癌及子宮肌瘤機會,也會造成男性精蟲減少及前列腺(攝護腺)癌風險。與肥胖也有相關。

表 3 香皂中二乙脂 (DEP) 及其人體尿中代謝物單乙基脂 (MEP) 之分析比較

檢測項目	正常值	2020-2-24	2021-7-14	2021-8-2
尿中二乙脂（DEP）代謝物單乙基脂（MEP）濃度	0 ug/g-creatinine	6.38	186 ↑↑↑	50.2 ↑↑
香皂中二乙脂（DEP）濃度	未檢出 ppm(ug/g)	0.21（A 廠牌）	1977.39（B 廠牌）↑↑↑	停用 B 廠牌

● 二乙脂（DEP）:全名為鄰苯二甲酸二乙脂（Diethyl phthalate, DEP）

以下再舉一個營養失衡、重金屬及環境荷爾蒙過度暴露與自體免疫疾病的連動關係案例分析:

51 歲女性,臨床上的診斷為紅斑性狼瘡及乾眼症,醫師開立免疫抑制劑及類固醇讓她服用,雖然有得到緩解,但是該個案不願意面臨可能須終生服藥的命運,因此希望我能以其他可能的替代方式來改善其病情。從醫學研究文獻綜合探討中發現可能的病因包括:

■ 強烈相關：	■ 初步相關：
• 口服避孕藥 • 停經後激素治療 • 子宮內膜異位症 • 二氧化矽 • 吸菸	• 空氣汙染 • 紫外光線 • 感染 • 疫苗接種 • 溶劑 • 農藥 • 汞等重金屬

2016 年研究指出，汞暴露會增加罹患紅斑性狼瘡風險。
(Curr Opin Rheumatol. 2016 Sep; 28(5): 497–505)

　　另外 2020 年研究發現，內分泌干擾物質 (包括甲脂及乙脂) 暴露與乾眼症候群呈正相關 [2]。

　　該個案的營養攝取並非十分均衡，因此我安排她進行了營養元素、有害重金屬及環境荷爾蒙的相關檢測。其結果發現環境荷爾蒙中的二乙脂及對苯甲酸脂整類 (防腐劑) 包括甲脂、乙脂、丙脂、及丁脂。前者在前面文句已說明可能與香皂等日常用品有關，後者主要用途為防腐劑，對女性的日常用品主要是止汗除臭劑，而這位個案從年輕時就長期使用這類產品（見圖 17）。另外，其尿中汞的濃度過高，經詢問得知年輕時即接受汞合金 (amalgam) 的補牙多顆。這些因素與其疾病息息相關，而且以上的暴露已超過 10 年以上，慢慢地埋下生病的誘因。再者，檢測發現多種微量元素都在正常邊緣值偏低，包括鈣、鉀、銅、硒及鋅。這些營養元素對於我們人體的各種功能的運作非常重要。這也代表該個案的整體營養狀況並不佳。

經過以上檢測，已經可以清楚了解了該個案得病的諸多原因，我給對方的處方就是先停止使用有害的化妝品及更換補牙為樹脂材質（但此部分未完全達到）。依據本書的營養調理章節指引，多攝取新鮮安全多樣的有機食材，多增加 Omega-3 的攝取，服用益生菌等。另外，排毒的部分，建議除了運動外，因為個案的情況較嚴重，所以直接採用遠紅外線全身艙及局部儀照射來達到強化深層循環代謝及大量排汗排毒的效果。個案的個性凡事追求完美，我也輔導她凡事盡力就好，對於結果如何應該要能看開，不要給自己過度壓力。經過短短數月，個案的藥物逐漸減少，但病情反而好轉，其臨床相關檢測數據也逐步改善 (見表 4)。

圖 17 長期使用止汗除臭劑可能增加體內環境荷爾蒙濃度

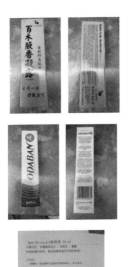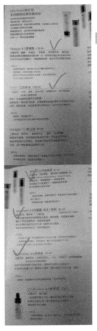

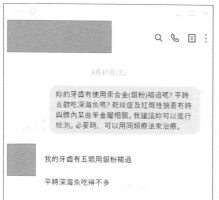

3月31日(三)

妳的牙齒有使用汞合金(銀粉)補過嗎? 平時點歡吃深海魚嗎? 乾燥症及紅斑性狼瘡有時與體內某些重金屬相關。我建議妳可以進行檢測。必要時, 可以用同頻療法來治療。

我的牙齒有五顆用銀粉補過

平時深海魚吃得不多

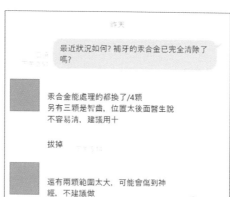

昨天

最近狀況如何? 補牙的汞合金已完全清除了嗎?

汞合金能處理的都換了/4顆
另有三顆是智齒, 位置太後面醫生說
不容易清, 建議用十

拔掉

還有兩顆範圍太大, 可能會傷到神經, 不建議做

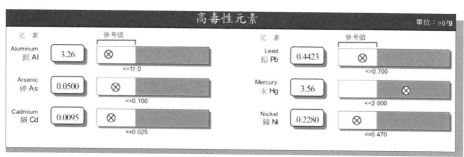

高毒性元素　　單位：μg/g

元素	數值	參考值	元素	數值	參考值
Aluminum 鋁 Al	3.26	<=11.0	Lead 鉛 Pb	0.4423	<=0.700
Arsenic 砷 As	0.0500	<=0.100	Mercury 汞 Hg	3.56	<=2.000
Cadmium 鎘 Cd	0.0095	<=0.025	Nickel 鎳 Ni	0.2280	<=0.470

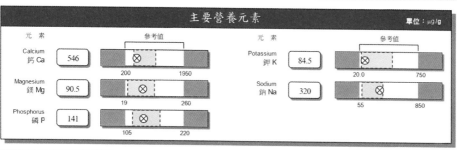

主要營養元素　　單位：μg/g

元素	數值	參考值	元素	數值	參考值
Calcium 鈣 Ca	546	200 — 1950	Potassium 鉀 K	84.5	20.0 — 750
Magnesium 鎂 Mg	90.5	19 — 260	Sodium 鈉 Na	320	55 — 850
Phosphorus 磷 P	141	105 — 220			

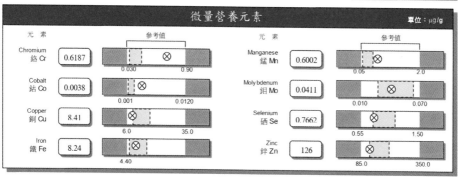

微量營養元素　　單位：μg/g

元素	數值	參考值	元素	數值	參考值
Chromium 鉻 Cr	0.6187	0.030 — 0.90	Manganese 錳 Mn	0.6002	0.05 — 2.0
Cobalt 鈷 Co	0.0038	0.001 — 0.0120	Molybdenum 鉬 Mo	0.0411	0.010 — 0.070
Copper 銅 Cu	8.41	6.0 — 35.0	Selenium 硒 Se	0.7662	0.55 — 1.50
Iron 鐵 Fe	8.24	4.40	Zinc 鋅 Zn	126	85.0 — 350.0

檢體來源		發病時	1 個月後	3 個月後	4 個月後	7 個月後	9 個月後
血液	Anti-Nuclear Antibody	1:640	1:320	1:2650	1:1280	1:320	1:640
	Anti-dsDNA	36.5	X	309.3	246.35	175	131
	Anti-SS-A	Positive	Positive >=240	Positive >=240	Positive >=240	Positive >=240	Positive >=240
	Anti-SS-B	X	Positive (30.24)	Positive (31.23)	Positive (30)	Positive (29)	Positive (25)
	PLT (150-378 k/uL)	71	70	58	21	31	36
服用處方	Quinine (200mg)	2	0	1	0	0	0
	Prednisolone (5mg)	O	0	1	1	1	1

　　為了給自己更安全的居家環境，應盡量選擇天然物質製造的清潔品及生活用品，減低化學物質對身體造成的破壞。經皮吸收的毒素往往是最容易被忽略的，任何的化學物質都需要經過身體的代謝，增加了身體正常運作的負擔，尤其是肝臟，一旦肝臟的負擔超載，有毒的化學物質無法順利代謝分解，身體的疾病就慢慢開始發生了。所以非必要的生活上化學用品應盡量減少。

05

食安問題

（一）過期食品

不肖商人不當謀取利益，罔顧消費者的健康，竄改食品製造及保存日期，或是將過期食品重製再包裝，繼續販售，身為消費者的我們，常常在不知情的狀況下，將可能已受微生物感染、變質或產生毒素的過期食品吃下肚。長期累積，就可能讓癌細胞有機可乘的冒出來。

（二）食品添加物

為了讓食品永遠不腐壞、永遠好吃，或呈現可口的樣態，聰明的化工業者開發了各種可能連名字都唸不出來的食品添加物，如各式香料、著色劑、乳化劑、防腐劑、抗氧化劑等，供食品加工者製作各式各樣的加工食品或「假食物」。每個人每天可能攝入的化學食品添加物高達數百種以上，長期下來會造成肝臟及消化道受損、過敏等身體上的不適，更甚者，誘發大腸直腸或其他相關癌症。

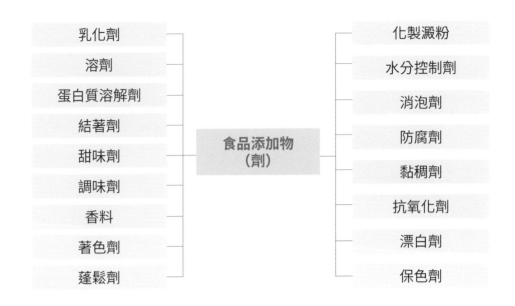

	食品添加物 （劑）	
乳化劑		化製澱粉
溶劑		水分控制劑
蛋白質溶解劑		消泡劑
結著劑		防腐劑
甜味劑		黏稠劑
調味劑		抗氧化劑
香料		漂白劑
著色劑		保色劑
蓬鬆劑		

（三）基因改造食物

　　為了增加產量、維持農作物的穩定品質，自以為聰明的人類透過基因改造各種作物，確實換來了降低成本、更省力的作物量產成效，相對的卻忽略基改作物可能帶給人體的不良副作用，如基改玉米和基改黃豆，會引發過敏；基改玉米會危害內臟細胞；基改馬鈴薯則會破壞人體免疫功能及細胞分裂；而基改牛奶更可能是乳癌、肺癌及大腸癌的罹患因子。[3]

　　基改作物的兩個大宗是大豆和玉米，我們生活中充斥著基改作物製作出來的基改食品，例如食用油中的沙拉油（來自黃豆）與芥花油（來自油菜籽），都含有基改成分。用來取代蔗糖的玉米糖漿，也是基改玉米做的。

[3] 資料來源：https://www.ncbi.nlm.nih.gov/pubmed/24069841

41 篇針對基因改造作物的研究中，有 19 篇的結果顯示，基改作物的成分或對人體的生理作用，與傳統作物之間有顯著的差異，如 2009 至 2012 年間，6 篇關於乳癌患者的研究，其中 3 篇研究結果顯示，植物雌激素可降低死亡率，另有 4 篇顯示，植物雌激素也可降低復發機率。這個植物雌激素存在基改黃豆的含量相較非基改黃豆少，換言之，基改作物所含對人體有益的營養素較為不足。另外，基改黃豆也包含嘉磷塞除草劑有害物質，依據世界衛生組織截至 2016 年 8 月 11 日的資料顯示，嘉磷塞除草劑是可能的致癌物。

生活中的基改食品

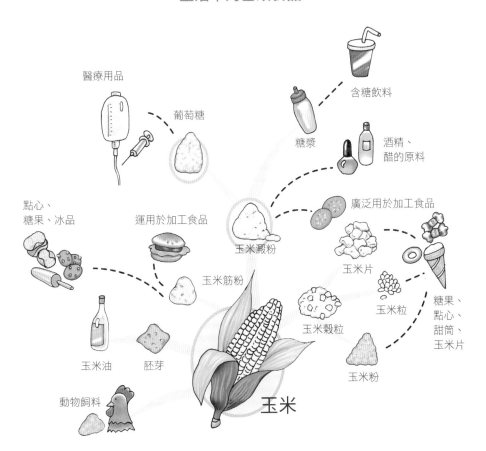

醫療用品

含糖飲料

葡萄糖

糖漿

酒精、醋的原料

點心、糖果、冰品

運用於加工食品

廣泛用於加工食品

玉米澱粉

玉米片

糖果、點心、甜筒、玉米片

玉米筋粉

玉米粒

玉米油

胚芽

玉米穀粒

玉米粉

動物飼料

玉米

生活中的基改食品

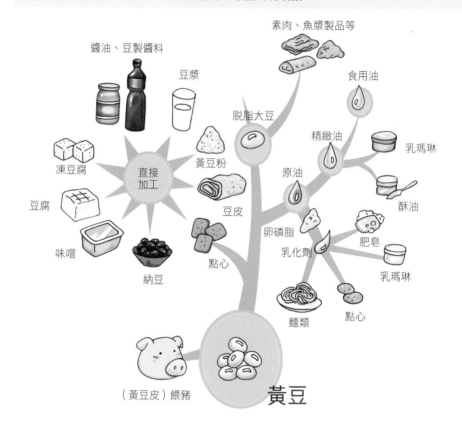

素肉、魚漿製品等

醬油、豆製醬料

豆漿

食用油

脫脂大豆

精緻油

乳瑪琳

凍豆腐

黃豆粉

原油

酥油

豆腐

豆皮

卵磷脂

肥皂

味噌

點心

乳化劑

乳瑪琳

納豆

麵類

點心

（黃豆皮）餵豬

黃豆

直接加工

前十大基改食品

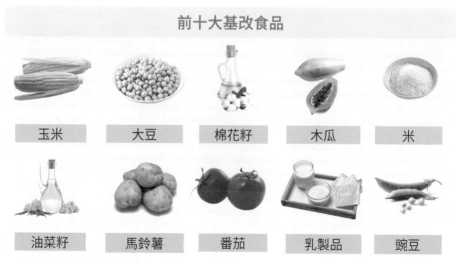

玉米	大豆	棉花籽	木瓜	米
油菜籽	馬鈴薯	番茄	乳製品	豌豆

心轉病自癒

CHAPTER 2

202

（四）非有機農產品營養不足

即使是非基改的作物，許多是用慣行農法栽種，這種現代化農業模式會破壞土壤的品質，用這樣的土讓栽種出來的作物所含的微量元素不足，導致所生產的食物中，鐵、鈣、鈉、銅、鎂、硒等礦物質含量大幅下降，據研究，下降幅度高達 50%。人們吃進去這些食物，體內的營養素就會不足，這也可以解釋為什麼現代人比較容易生病。

有機農產品所含不好物質如農藥、抗生素、硝酸鹽較少，有益健康的物質較多，顯示吃有機食物對維持身體健康有益。尤其是有機農產品的硝酸鹽含量低，而蔬菜的多酚含量比較高。硝酸鹽進入人體會轉換為亞硝胺，可能導致癌症；多酚具備抗氧化、預防癌症的特性。有機食物基本上含的農藥抗生素跟硝酸鹽相對比較少，不能說絕對是零，但因為環境的關係，它好的成分比較多，譬如說多酚、磷的含量、Omega-3、維生素 A、C，都與癌症的保護有相關性。[4]

（五）農藥殘留

臺灣的食品中農藥殘留狀況很嚴重，2015 年底綠色和平組織對量販店蔬果的抽樣調查，發現 70% 的食品是有農藥殘留的。[5] 雖然有些農藥殘留是在法規容許範圍內，但每天同時攝取多種蔬菜，可能會有加總累計效應，這樣的高農藥殘留比例，讓我們的飲食生活陷入惡質且危險的狀態中。

[4] http://e-info.org.tw/node/80069
    http://www.commonhealth.com.tw/article/article.action?nid=69489&page=2
[5] http://www.epochtimes.com/b5/15/11/12/n4572232.htm

- 總容許暴露量指標＝（A 偵測濃度 /A 可容許濃度）＋（B 偵測濃度 /B 可容許濃度）＋…＋（N 偵測濃度 /N 可容許濃度）＜1

　　舉例：總暴露量指標＝ 0.25（白菜）＋ 0.10（黃瓜）＋ 0.3（生菜沙拉）＋ 0.6（葡萄）＝ 1.25（>1.00，表示超過安全範圍）

（六）肉類及蛋的安全

　　相關調查研究顯示，在肉類產品使用較少，而蔬菜豆類使用較高的國家，其乳癌與攝護腺癌的個案較少；而日本的研究中，其民眾食用紅肉 (豬、牛或羊肉) 引起大腸直腸癌的風險提升 16%，食用再製肉品引起大腸直腸癌的風險上升 17%；另項歐洲、北美及亞太地區的研究，提出該地區食用紅肉及再製肉品引起大腸直腸癌的風險提高 22%。還有研究發現，每周食用大於或等於 5 顆蛋，其乳癌的風險增加 4%、卵巢癌的風險增加 9%、致命性攝護腺癌的風險增加 47%。由上述調查研究數據可知，應控制肉類及蛋的攝取量，過度食用，可能增加罹癌的風險。

　　人類為了生存，必須要吃，然而各種人為製造出來的食安問題，卻讓我們在每一次的進食中，慢慢把可能引發癌症的物質吃下肚。另外攝取過多紅肉中的飽和脂肪酸也是引起高血脂的原因，隨後引起的動脈硬化也是心血管疾病及腦中風的誘因。非有機的蛋其

與食用紅肉及／或再製肉品可能相關的癌症	
● 胃癌	● 攝護腺癌
● 胰臟癌	● 大腸直腸癌

Omega-6 較高，但 Omega-3 相對較低，Omega-6 容易引起發炎及血栓的風險也較高，同樣可能增加心血管疾病的風險。

（七）食材加工後養分流失

食品經過加工後，裡面所含的重要物質如生物素、葉酸、維他命 B、維他命 A 等都已大幅衰減，吃下去幾乎只熱量而已。因此若想吃加工食品，偶爾為之沒有問題，但不能常吃。

同樣的，精緻穀物裡的鐵、鋅、錳、銅大部分都損失了，因此選擇全麥、糙米是比較好的。（食品加工後營養流失之狀況，請參考「第二章，壹 營養」的說明。）

07

排毒的方法

將體內毒素排出的方式很多，避免危害、優質均衡的營養、規則及適量的運動、充足的睡眠、愉悅的心情、飲用足夠及無毒有能量的水、照射適量的陽光、接地氣，都是很好的方法。處處留心，隨時注意，避免毒素入侵，運用合適方法，讓體內不知不覺吸收的毒素排出。

（一）避免危害

以上已經很清楚的一一說明了可能危害人體健康造成疾病的三

大類：(1) 物理性；(2) 化學性；及 (3) 生物性來源。所以民眾可以依據自己的生活型態，居家及工作環境來一一檢視可能的毒性物質來源。所謂問題之所在，也是解方之所在。如果知道了原因，第一要務就是避免繼續暴露這些有害因子，身體自然可以獲得保護，即使已經到了生病的狀況，再加上其他的調理，也有可能慢慢康復。

（二）優質均衡的營養

　　如果體內已有毒素，不管是外來的，還是身體因為日常新陳代謝所產生的，如果要排出，需要身體的相關器官如肝、腎、肺、皮膚及腸道來運作（註：身體的毒會經由呼氣、排汗、尿液及糞便排出），這些都需要優質均衡的營養才能提供足夠的熱量及其他搭配的營養素使上述排毒工作順利運作。如果要達到此目的，可以參考營養的章節執行，在此不再贅述。

（三）規則及適量的運動

　　規則及適量的運動可以增加心肺功能，促進排汗，強化腸道蠕動功能，這些都是幫助毒物從呼氣、汗液及糞便排出的促進因子。因為營養及運動如人之左右手，對於排毒缺一不可。如何規則及適量的運動可以自行參考之前的運動章節。

（四）充足且早寢的睡眠

　　根據中醫的子午流柱理論，晚上 11 點至午夜 1 點屬於膽經循行而午夜 1 點至 3 點屬於肝經循行，肝膽是人體非常重要的排毒系統之一。其佐證可以依據西方醫學所做的實證研究顯示肝臟的穀胱甘肽分泌在午夜 2 點達到最高峰，而穀胱甘肽是人體最重要的抗氧

圖 18 睡眠生理與排毒

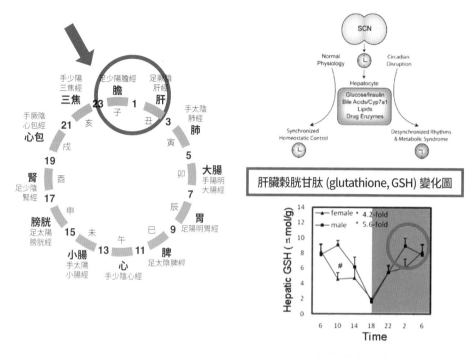

圖 19 夜間睡眠時間與相對風險之關係

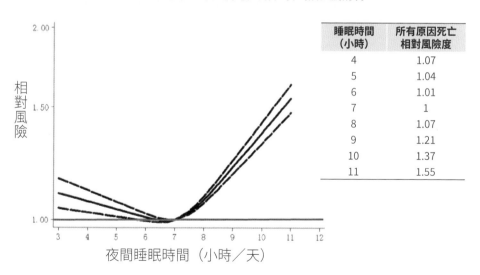

睡眠時間 (小時)	所有原因死亡 相對風險度
4	1.07
5	1.04
6	1.01
7	1
8	1.07
9	1.21
10	1.37
11	1.55

睡眠時間少於 6 小時或大於 8 小時個案，其所有原因死亡之相對風險度較高，且呈 U 字型曲線分布。

圖 20　睡眠持續時間

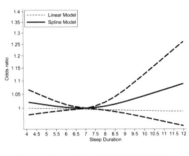

Subgroups	Short sleep duration			
	n	OR (95% CI)	I^2 (%)	$P_{Heterogeneity}$
Regions				
USA	55	0.98 (0.95–1.02)	13.2	0.207
Asia	5	1.36 (1.02–1.80)	58.1	0.049
Europe	4	1.19 (0.84–1.67)	66.7	0.029

> 在亞洲地區研究發現，以 7 小時睡眠持續時間為基準值，
> 睡眠持續時間不足將增加 36% 的癌症風險。

* 亞洲地區：中國、日本及新加坡

化解讀物質。所以中醫及西醫都明確的指出其重要性（見圖 18）。2016 年的研究指出睡眠時間低於 6 小時或高於 8 小時個案，其所有原因死亡之相對風險度較高，且呈 U 字型曲線分佈（見圖 19）。在亞洲地區研究發現，以 7 小時睡眠持續時間為基準值，睡眠持續時間不足將增加 36% 的癌症風險（見圖 20）。

　　因此睡眠不足或睡眠品質不佳，都會影響身體排毒的效果。當體內囤積過多有毒物質，癌症及其他疾病就可能會發生。所以務必要注意睡眠品質和睡眠時間。建議每天 6 至 8 小時的睡眠時間，晚上 11 點前入睡是最理想的。如果過短或過長，或睡眠中斷皆應進一步了解是否有潛在的身體問題。

　　我所輔導的各種疾病個案中，很多都有長期睡眠障礙，但他們在罹病前都不了解失眠與疾病之間有著如此緊密的關係。我自己過去也曾因為工作及進修，長期犧牲了睡眠，結果換來了癌症。

（五）愉悅的心情

　　人體排毒的運作，副交感神經系統扮演一個重要的角色，例如肝、腎及腸道等皆受到副交感神經的調控，而副交感神經通常是在愉悅放鬆休息的狀態下才能表現良好，所以愉悅的心情對於排毒也扮演了重要的角色。現代人無時無刻盯著手機的訊息，讓自己長期處於交感神經過度緊張狀態，會讓排毒的運作大打折扣。

（六）飲用足夠且無毒有能量的水

　　飲用好水，也是抗病養生很重要的一環。每天要飲用清潔且有能量的水約 1500 至 2000cc。足夠的好水能補充身體所需的礦物質，促進體內的新陳代謝，增加排汗及排尿。我們體內的毒素，除了由糞便排出外，主要是從呼吸、汗及尿中排出。例如體內的有害重金屬包括鎳及鉛等，還有有毒的代謝物乳酸及尿素可經由汗液帶出體外，而且汗液為酸性或中性，可平衡我們體內的酸鹼度維持在弱鹼性狀態，減少癌症發生復發或其他各種疾病發生的機會。

　　所謂有能量的水，是指含豐富的礦物質及小分子結構的水。品質好的礦泉水就是有能量的水。如何選購礦泉水，可參考下頁資料，但有些是非主流觀點的評比，僅供參考，讀者請自行判斷。如果不想購買礦泉水，也可在家中加裝濾水器及可將水轉換為小分子的設備，長庚生技的產品有獲得政府專利，其他廠牌也可自行上網參考比較。但加裝過濾器後，水中礦物質可能不足，因此要從日常的蔬菜水果中補充。

　　如果民眾想要嘗試市面上銷售的礦泉水，李邦敏先生在其著作《用能量養生最健康》P.114-119 及《剎那開語》P.488-493 中有列出

以光子密碼儀所測出的各廠牌礦泉水 IDF 能量值。讀者可自行參考選購。（註：滿分是 100，數值越高越好）（見圖 21）

圖 21 以光子密碼儀檢測各廠牌 IDF 能量值（節錄）

品名 （作者個人隨機於市場購買或 作者與友人在水源區取樣）	IDF 能量 波動振幅	IDF 免疫 波動振幅	水源地 國家別	備註
EVIAN（玻璃紀念瓶）	100	99.9	法國	阿爾卑斯山
STAATL FACHINGEN 德國氣泡礦泉水	100	99.9	德國	德國陶努斯 山區
HASBO 海之寶 1400	99.9	99.8	台灣	花蓮海洋 深層水
CONTREX 礦翠礦泉水	99.9	99.8	法國	高鈣硬水
西藏日多天然醫療礦泉水	99.8	99.8	中國	西藏拉薩市 日多溫泉區
巴馬礦泉水 (統一巴馬泉、巴瑪麗琅)	99.8	99.7	中國	廣西巴馬 地區
VALSER LIGHTLY CABONATE	99.8	99.7	瑞士	阿爾卑斯山
GEROLSTEINER SPRUDEL 迪洛斯丁氣泡水	99.8	99.5	德國	氣泡礦泉水
西藏冰川礦泉水 5100	99.7	99.6	中國西藏	拉薩地區
大連池礦源原生態飲用純淨水 (五大連池礦質泉)	99.7	99.5	中國	黑龍江省 北安市 (五大連池市)
TY NANT (blue) 英國氣泡礦泉水	99.7	99.5	英國	藍色瓶裝
EVIAN 運動版 (紅瓶蓋)	99.6	99.5	法國	阿爾卑斯山
COURMAYEUR 可爾露露天然美身礦泉水	99.5	99.6	法國	阿爾卑斯山
SAN PELLECRINO TERME 聖沛黎洛氣泡礦泉水	99.5	99.5	義大利	綠瓶裝
VITEL 維特爾	99.5	99.4	法國	Western Re- gion of Vosges
RED LEAF 瑞德立	99.5	99.4	加拿大	海岸山脈
垂水溫泉水 99	99.5	99.3	日本	九州鹿兒島 垂水溫泉 pH9.5~9.9
以上礦泉水算是極為優良的養生礦泉水，有幸喝到福氣啦！ 能量達到 90% 以上				
PIERVAL 甘露礦泉水	99.4	99.4	法國	諾曼第 pierre
TRUE ALASKAN 礦泉水	99.4	99.4	美國	阿拉斯加冰河 水源

（七）照射適量的陽光

陽光是地球上一切能量的源頭，也是萬物滋長的必要條件。試想人類的食物來源，植物行光合作用，草食性動物攝取植物賴以維生，肉食性動物再攝取其他動物維生，而人是最後的頂層攝食者。所以說我們的生命來自光，一點也不為過。

既然陽光是能量的來源，所以人除了間接透過其他物種成為食物取得陽光的能量，適當的陽光照射，其中的紫外線可以殺細菌、黴菌等有害微生物及提升體內的維生素 D，另外陽光可以使我們的褪黑激素正常分泌，提升睡眠品質。再者，陽光可以增加血液循環，提升新陳代謝效率，也會增加排汗。以上種種都可以直接或間接達到排毒的效果。在不晒傷皮膚的原則下，適量的照射陽光有益健康。

（八）接地氣

如前面章節所言，環境中的電磁波(場)無所不在，已無可避免，所以要盡量減少生活暴露的機會，醫院中的 X 光及電腦斷層等，在必要時才接受檢查。另外謹慎使用 3C 產品、電磁爐、微波爐等，如有需要可運用接地線與導電板，排除身體過多的電磁波暴露。坊間有相關的產品可以購買，自行在家中安裝，經過我自己的測試，在未接地線與導電板前，身上的電磁波是 3.781V，經過接地後，身上的電磁波馬上降為 0.058V，減少了 60 倍的電磁波暴露，試想如果身上一直有過多的電磁波，而人體本身就是一個電磁場，這些外來的過多電磁波就會干擾我們身體細胞、組織及器官的正常運作，經年累月，難保不會生病。讀者可購買三相電表，自行檢測，如果家中或工作區的電磁波過高，可依我所提供的方法來減少暴露（見附圖）。當然，有機會直接光腳踩在草地上，大地自然會吸收過多的

電磁波（註：這也是避雷針接地的原理）。另外，坊間有一本翻譯書，書名為《接地氣》，也可參考。

透過室內接地減少電磁波的暴露

示範1：經由磁磚地板
　　　間隙水泥接地

示範3：雙腳未由鋁窗接地
　　　前之身體電壓

3.781V

示範5：
藉由鋁窗接地後工作區圖示

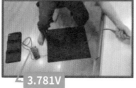

0.000V

示範2：
導電面板經由鋁窗接地

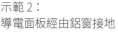

示範4：雙腳藉由鋁窗接
　　　地後之身體電壓

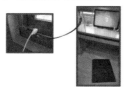
0.058V

排汗的重要性

汗水的組成包括：水、礦物質、乳酸（lactate）、尿素（Urea），其 PH 值為 4.5-7.0，比人體的血液更偏酸性或中性。

其中礦物質包含：鈉（sodium, 0.9 gram/liter）、鉀（potassium, 0.2 g/l）、鈣（calcium, 0.015 g/l），及鎂（magnesium, 0.0013 g/l）；及微量元素：鋅（zinc, 0.4 milligrams/liter）、銅（copper, 0.3–0.8 mg/l）、鐵（iron, 1 mg/l）、鉻（chromium, 0.1 mg/l）、鎳（nickel, 0.05 mg/l），及鉛（lead, 0.05 mg/l）。其含量可因測量不同達 15 倍差異。

排汗的功能包括：

● 調節體溫。
● 排除過多的水分或鹽類。

- 排毒。
- 鎳及鉛是人體不需要的微量元素，鎳是可能的致癌物而鉛會造成貧血，神經及其他系統毒性。
- 排除乳酸及尿素等人體代謝後的廢物。
- 平衡血液中的 PH 值，使血液保持應有的弱鹼性（PH=7.35-7.45）。

　　排汗為什麼很重要呢？因為排汗可以排掉有害的重金屬，包括鉻和鉛等，而且它會排酸，因為 PH 值比較低，所以有排毒的作用。汗水裡排出來的重金屬，事實上比我們的尿液更高。如果認為從尿液排就可以了，其實是不夠的，這也就為什麼要運動，因為運動會大量排汗。現在也流行用遠紅外線促進排汗，這是一種方式，或者桑拿浴、SPA 都是排出體內毒素的方法。不是只有重金屬，前面提到的致癌農藥有機氯，也可以從汗液排出，效果也比尿液更好。

　　2012 年一個「汗水中的砷、鎘、鉛和汞：系統性回顧」的研究結論指出：

- 在暴露或身體負擔較高的個體中，汗液通常超過血漿或尿液濃度，並且皮膚排汗可以匹配或超過尿液每日排泄。
- 在暴露於砷的個體中，砷的皮膚排泄比未暴露的對照高幾倍。
- 鎘在汗液中比在血漿中更集中。
- 汗液中的鉛與高分子量分子有關，在一項介入性研究中發現，與密集性運動相比，耐力運動排出鉛濃度更高。
- 病例報告中，重複的桑拿浴使汞濃度達到正常。
- 出汗值得考慮作為有毒元素之排毒方法。

資料來源：J Environ Public Health 2012; 2012: 184745. Published online 2012 Feb 22. doi: [10.1155/2012/184745]

排汗的重要性

2016 年另有一個「人體消除有機氯農藥：血液、尿液和汗液研究」，背景：

- 各種有機氯農藥（OCP）和代謝物，包括 DDT、DDE、甲氧滴滴涕、異狄氏劑和硫丹硫酸鹽，會被排泄到汗液中。
- 通常，汗液樣顯示出比血清或尿液分析更易檢測出 OCP。
- 許多 OCP 在血液檢測中不易被檢測到，但仍然可在汗液中排泄和被檢驗出。
- 血液、尿液或汗液中的 OCP 濃度沒有直接相關性。

結論：

- 誘導性排汗可能是消除一些 OCP 的可行臨床手段。

資料來源：Biomed Res Int. 2016; 2016:1624643

伍・靈昇

疾病的原因有些來自先天因素，而先天因素的改善，需要借助靈性的提升（靈昇），因此我們在此章節開始，先談談疾病的先天因素並在文中一起討論如何提升靈性。

01

疾病的先天因素

各種疾病成因的另一個範疇，是有關先天，這個先天因素可再細分為三類：(一) 遺傳、體質；(二) 性格（人格特質）；(三) 本命、原罪、業力。

(一) 遺傳、體質

1. 肺功能不好會造成高血壓，並衍生心血管疾病

我的祖父在 50 多歲時中風，父親也從 40 多歲就開始服用高血壓藥，但仍於 60 歲心肌梗塞。2015 年，中央研究院物理所研究員王唯工博士依據其多年關於共振波的研究，提出高血壓與肺功能不

好有關的理論。王唯工博士的研究認為，如果肺功能不好，血液流經肺部時，將無法獲得足夠氧氣，導致輸送到全身的氧氣就會不足。當身體呈現缺氧狀態，心臟就必須將更多血液送到全身，以彌補缺氧問題，如此一來，血壓就會逐漸提高，長此以往便形成高血壓，並衍生心血管疾病。若依此理論看，我祖父和父親的肺功能可能都不是很好，其中一項相關佐證是我的父親從年輕就有氣喘的問題。

2. 鼻子、皮膚與肺的關係

哥哥從小就鼻子過敏，我則是皮膚不好，這些可能都與肺功能較差有關。就中醫的理論，「肺開竅於鼻」，因此鼻子的一些疾病也反映出肺的不健康；肺不好，容易引起咳嗽和呼吸道方面的疾病。另外，中醫也認為「肺主身之皮毛」，肺調節著皮毛上的汗孔散氣、排泄汗液和排毒功能，對皮膚和毛髮的狀態有著重要的影響。當肺氣充盛，則氣、血、津液就會充足而通暢，得到肺的精氣充養，皮膚就會潤澤，毛髮就能黑亮，可見肺的精氣具有潤澤皮膚和毛髮的作用。從中醫的觀點判斷，哥哥的鼻子過敏和我的皮膚不好，根源都來自於肺功能不佳。

在我確診罹患肺癌的 4 年前，我的叔叔被診斷出肺癌。基於以上的理論及緣由，認為我罹癌的第一個原因可能是遺傳和先天體質。但是我的父親及伯父並沒有罹患肺癌，這表示遺傳只是疾病發生的其中一項可能風險因子，還要加上其他後天因素才會得病。

3. 基因檢測

為了實證罹癌的原因，我接續進行「大江基因公司」的「癌症及各種疾病風險基因檢測」（2019 年 3 月）。與一般人相比，我的各種疾病風險部分列舉如下：

- **高風險**：腦中風 (2.21 倍)、肝硬化 (3.46 倍)、脂肪肝 (2.37 倍)、大腸息肉症 (2.45 倍)、躁鬱症 (3.35 倍)、攝護腺肥大 (2.20 倍)、肺癌 (2.07 倍)、胃癌 (2.45 倍)。

- **一般風險**，但仍高於一般人：大腸癌 (1.67 倍)、過敏性鼻炎 (1.74 倍)、乾癬 (1.69 倍)、帕金森氏症 (1.96 倍)、高血壓 (1.85 倍)。

- **一般風險**：異位性皮膚炎 (1.00 倍)。

　　一般人如果收到這份報告，一定會憂心忡忡。確實我的肺癌風險較高，但是我的胃癌風險更高，卻沒有得病，其他所述的風險，如同上述的家族史介紹，基因檢測顯示腦中風屬高風險及高血壓風險也高於一般人，但我今年已超過 60 歲，目前尚未發生，其他的預測風險也並未發生。另一方面，我從小有異位性皮膚炎，但基因檢測的風險與一般人無異，表示是後天因素所致。因此除了非常罕見的顯性遺傳疾病外，絕大多數有家族史或是基因檢測顯示某些疾病的高風險，還是要有後天因素加入，才會誘發疾病的發生，因此良好的生活型態、積極正向的人生態度及提升自己的靈性才是決定是否健康到老的主因，透過努力是可以獲得健康的，以上的檢測當然可以提醒我們及早進行相關預防，避免疾病慢慢上身。

　　以下所附的基因檢測（大江基因 GeNext）個人報告，是為了讓讀者參考有哪些疾病可能與先天遺傳或基因有關，如果有家族中有人得病，希望知道自己是否也有類似風險，可以參考這些資訊，並找相關公司進行檢測。

新陳代謝相關

項目	您的風險程度	與平均比較
肥胖症	一般性風險	1.82 倍
第二型糖尿病	一般性風險	1.10 倍
高血壓	一般性風險	1.85 倍
高血脂	一般性風險	1.00 倍
高尿酸血症	一般性風險	1.45 倍

神經及骨骼退化相關

項目	您的風險程度	與平均比較
晚發型阿茲海默症	一般性風險	1.05 倍
帕金森氏症	一般性風險	1.96 倍
退化性關節炎	一般性風險	1.79 倍
骨質疏鬆	一般性風險	1.19 倍
肌少症	一般性風險	1.51 倍

肝膽腸胃相關

項目	您的風險程度	與平均比較
肝硬化	高風險	3.46 倍
脂肪肝	高風險	2.37 倍
膽石症（肝內結石、膽結石）	一般性風險	1.00 倍
消化性潰瘍、胃食道逆流	一般性風險	1.00 倍
大腸息肉症	高風險	1.45 倍
胰臟炎	一般性風險	1.03 倍

精神疾病相關

項目	您的風險程度	與平均比較
憂鬱症	一般性風險	1.52 倍
躁鬱症	高風險	3.35 倍
思覺失調症	一般性風險	1.15 倍

心血管疾病相關

項目	您的風險程度	與平均比較
冠狀動脈疾病	一般性風險	1.01 倍
心房顫動	一般性風險	1.24 倍
腦中風	高風險	2.21 倍
靜脈曲張	一般性風險	1.03 倍

自體免疫類相關

項目	您的風險程度	與平均比較
類風濕性關節炎	一般性風險	1.00 倍
紅斑性狼瘡	一般性風險	1.18 倍
自體免疫甲狀腺疾病	一般性風險	1.32 倍
僵直性脊椎炎	一般性風險	1.00 倍

眼部老化相關

項目	您的風險程度	與平均比較
白內障	一般性風險	1.00 倍
青光眼	一般性風險	1.00 倍
黃斑部病變	一般性風險	1.82 倍
高度近視	一般性風險	1.00 倍

其他綜合類

項目	您的風險程度	與平均比較
慢性阻塞性肺病	一般性風險	1.63 倍
攝護腺肥大	高風險	2.20 倍
腎結石	一般性風險	1.00 倍
腎衰竭	一般性風險	1.00 倍
氣喘	一般性風險	1.00 倍
過敏性鼻炎	一般性風險	1.74 倍
異位性皮膚炎	一般性風險	1.00 倍
乾癬	一般性風險	1.69 倍
牙周病	一般性風險	1.41 倍

癌症

項目	您的風險程度	與平均比較
口腔癌	一般性風險	1.00 倍
鼻咽癌	一般性風險	1.69 倍
食道癌	一般性風險	1.00 倍
肺癌	高風險	2.07 倍
胃癌	高風險	2.45 倍
肝癌	一般性風險	1.00 倍
大腸癌	一般性風險	1.67 倍
胰臟癌	一般性風險	1.09 倍
乳癌	無	
卵巢癌	無	
子宮頸癌	無	
攝護腺癌	一般性風險	1.00 倍
膀胱癌	一般性風險	1.00 倍
淋巴癌	一般性風險	1.52 倍

　　希望驗證基因檢測的再現性，我又於近期內（2022 年 6 月）接受上述檢測，但這次我選擇另一家公司——「先見基因科技」的服務。我的中度風險包括腦腫瘤、鼻咽癌、頭頸癌、乳癌、肝癌、胰臟癌、膀胱癌、慢性淋巴性白血病、動脈粥狀硬化、第 2 型糖尿病。高度風險僅有大腸癌。此結果與 2019 年 3 月的「大江基因」檢測有相當大的差異。為何會如此呢？因為每家基因檢測公司所偵測的基因及位點的選取及數量不同，另外所根據的疾病關聯資料庫也不盡相同，因而產生不同的判讀結果。

▎防癌護盾基因檢測總表

項目	檢測基因數	檢測位點數	臨床意義
腦膜瘤	5	249	低度關聯
腦腫瘤 (膠質瘤）	5	392	中度關聯
口腔癌	7	183	低度關聯
鼻咽癌	6	435	中度關聯
食道癌	9	141	低度關聯
頭頸癌	5	414	中度關聯
甲狀腺癌	13	514	低度關聯
基底細胞癌	5	247	低度關聯
黑色素瘤	11	594	低度關聯
乳癌	27	6858	中度關聯
肺癌	23	600	低度關聯
肝癌	9	652	中度關聯
胃癌	16	912	低度閼聯
胰臟癌	10	5550	中度關聯
結直腸癌	36	2695	高度關聯
腎細胞癌	7	576	低度閼聯
攝護腺癌	16	2869	低度關聯
睪丸癌	5	180	低度關聯
子宮頸癌	5	197	無
子宮內膜癌	5	706	無
卵巢癌	11	4999	無
膀胱癌	6	393	中度關聯
多發性骨髓瘤	5	208	低度關聯
急性骨髓性白血病	9	194	低度關聯
慢性骨髓性白血病	7	172	低度關聯
慢性淋巴細胞性白血病	4	788	中度關聯
急性淋巴性白血病	6	68	低度關聯
何杰金氏淋巴瘤	5	18	低度關聯
非何杰金氏 B 細胞淋巴瘤	5	64	低度關聯
軟骨肉瘤	5	230	低度關聯

▍護心救命基因檢測總表

項目	檢測基因數	檢測位點數	臨床意義
心房中隔缺損	7	168	低度關聯
家族性擴張型心肌病	33	3181	低度關聯
家族性肥厚性心肌病變	25	1752	低度關聯
長 QT 綜合症	16	1173	低度關聯
短 QT 綜合症	3	667	低度關聯
Ankyrin-B 症候群	1	18	低度關聯
家族性心房顫動	12	753	低度關聯
遺傳性心臟傳導阻滯	2	376	低度關聯
心率失常性右心室心肌病	8	469	低度關聯
心室顫動	2	373	低度關聯
病竇症候群	3	404	低度關聯
布魯蓋達症候群	6	62	低度關聯
沃帕懷三氏症候群	1	17	低度關聯
兒茶酚胺敏感性多形性心室頻脈	3	157	低度關聯
缺血性中風	5	137	低度關聯
心肌梗塞	8	80	低度關聯
動脈粥狀硬化	15	1300	中度關聯
原發性高血壓	8	33	低度關聯
家族性偏頭痛	3	826	低度關聯
冠狀動脈鈣化	2	88	低度關聯
冠狀動脈疾病	5	41	低度關聯
肺動脈高壓	3	70	低度關聯
胸主動脈瘤	8	146	低度關聯
血栓形成傾向疾病	10	354	低度關聯
肺靜脈閉塞性疾病	2	68	低度關聯
上瓣主動脈瓣狹窄	1	81	低度關聯
毛毛樣腦血管疾病	3	37	低度關聯
法布瑞氏症	1	225	低度關聯
妊娠糖尿病	1	213	無
第二型糖尿病	25	814	中度關聯
家族性 HDL 缺乏症	2	56	低度關聯
家族性高膽固醇血症	8	1104	低度關聯
家族性高三酸甘油酯血症	2	8	低度關聯
豆固醇血症	2	23	低度關聯
遺傳性葉酸吸收不良	1	25	低度關聯
甲狀腺毒性週期性麻痺	2	13	低度關聯
先天性甲狀腺低能症	11	210	低度關聯
動靜脈畸形瘤	1	9	低度關聯

心智護航基因檢測總表

項目	檢測基因數	檢測位點數	臨床意義
心房中隔缺損	1	39	低度關聯
家族性擴張型心肌病	3	53	低度關聯
家族性肥厚性心肌病變	3	111	低度關聯
長 QT 綜合症	11	281	低度關聯
短 QT 綜合症	18	441	低度關聯
Ankyrin-B 症候群	2	43	低度關聯
家族性心房顫動	1	54	低度關聯
遺傳性心臟傳導阻滯	1	10	低度關聯
心率失常性右心室心肌病	25	305	低度關聯

自體免疫性疾病

項目	檢測基因數	檢測位點數	臨床意義
白斑症	1	6	低度關聯

　　除了對疾病風險的預測，先見基因公司也提供對營養代謝及環境致癌物清除能力的基因檢測，其結果顯示我對葉酸及維生素 B12 的吸收能力不良，這二種營養素與貧血及神經系統疾病相關。另外，細胞色素 P450，家族 1，亞家族 A，多肽 1 是人類中由 CYP1A1 基因編碼的蛋白質，是細胞色素 P450 超家族酵素的成員之一。此酵素與異生素（xenobiotics，指環境外源性的化學或生物化成物）、藥物及內源性物質如多鏈不飽和脂肪酸的代謝有關。我的 CYP1A1 基因型態（A/G）會使上述酵素活性增加，對某些代謝作用是有益人

體的，但對於空氣汙染中的某些含有苯環結構的有機化合物的代謝，卻反而會增加罹癌風險。

以上這些檢測可以預先獲知自身體質的弱點，藉以改善自己的營養狀況及避免過度暴露於有害物質中，趨吉避凶，預防疾病於未然，也是現代先進醫學科技帶給人們的好處，也體現了《黃帝內經》所述的「上醫治未病」的最高境界。

每個人遺傳與體質並不相同，這除了受到父母的影響，還有其他因素的介入嗎？而這與靈性的提升是否有關呢？要回答這些疑問，需要進一步探討後面所提及的「本命」議題。容我在這裡先賣個關子，核心關鍵就是遺傳與體質是受每個人的靈（魂）牽動的。

基礎營養	碳水化合物	●	評估結果吸收代謝異於正常值
	脂肪	●	評估結果吸收代謝異於正常值
礦物質	鐵	●	評估結果良好
	鈣	●	評估結果吸收代謝異於正常值
維生素	維生素 A	●	評估結果良好
	維生素 B6	●	評估結果良好
	葉酸	●	評估結果吸收代謝屬於不良，建議進行相關營養諮詢或營養補充
	維生素 B12	●	評估結果吸收代謝屬於不良，建議進行相關營養諮詢或營養補充
	維生素 C	●	評估結果良好
	維生素 D	●	評估結果良好
	維生素 E	●	評估結果良好
	維生素 K	●	評估結果良好
	抗氧化力 (SOD)	●	評估結果良好
	類胡蘿蔔素（葉黃素）	●	評估結果良好

| CYP1A1 | A/G | 酵素活性增加，罹癌風險高 |

基因功能

CYP1A1 基因是第一階段 CYP 解毒家族的成員之一，其參與許多環境致癌物質的代謝，如多環芳香烴 (PAH)、芳香胺 (aromatic amine) 和雜環胺 (heterocyclic amine)。這類致癌物質見於煤、焦炭、煙燻、抽煙、廚房的油煙、燒焦和烤焦的食物等。CYP1A1 會將致癌物質轉換成對身體有害的中間產物，接著再由第二階段解毒基因來清除中間產物。

因此當 CYP1A1 酵素活性增加，可能會導致有害的中間產物堆積而來不及清除[2]，也會提高吸菸者罹患口腔癌或肺癌的風險[1,3]。此外，CYP1A1 酵素活性增加也會提高環境賀爾蒙 PCBs 在體內堆積的濃度，並增加罹患乳癌的風險[4]。

> ＊ 基因型屬於 G/A 或 G/G 者，其 CYP1A1 酵素活性會增加，建議避免接觸高空氣汙染的環境，如避免二手菸或減少吸菸、霧霾或空汙時戴口罩，以及減少燒烤油煙接觸。

飲食建議

1. 避免燒烤飲食。
2. 解毒需要的營養素，包括維生素 B3（菸鹼酸）、B9（葉酸）、B12、穀胱甘肽、類黃酮素及幾種氨基酸等，或輔酶 Q10，及鋅、銅、硒、鎂、錳等礦物質。
3. 可適量選擇攝取肉桂、綠茶、綠花椰菜、黃豆芽、菠菜、甘藍菜、甜菜、西洋芹、酪梨、檸檬、柑橘、茴香及當歸等富含香豆素之食物，降低中間致癌物產物形成（若有服用藥物則必須避免此類飲食建議）。

(二) 性格（人格特質）

不同的性格，造就不同的行為（生活型態），而這些行為會影響飲食、運動、睡眠、與不良嗜好如抽菸及過度飲酒等的生活作息，與憂鬱或焦慮等過度壓力狀態的情緒反應，最終會引發相關的疾病。以下列舉臺灣十大死因第一及第二名的癌症及心血管疾病來說明。

1. 癌症人格特質

專門從事癌症治療的臨床醫師 Dr. W Douglas Brodie（Reno Integrative Medical Center in Nevada, USA 創辦人），經過 28 年臨床追蹤，針對數千位癌症病友做觀察，發覺他們都有所謂的癌症人格特質（Cancer Personality）。什麼是癌症人格特質呢？根據 Dr. Brodie 的分析，可歸納為以下七點：

- 第一，具高度謹慎、關愛、認真、負責、勤奮的特質，通常高於一般智慧。

- 第二，表現出為其他人負擔責任及承受額外義務的強烈傾向，往往易於「擔心別人」。

- 第三，對使別人開心的事有深刻需求，往往需要經由「取悅別人」來得到認同。

- 第四，通常與父母缺乏緊密關係，有時導致在生命的後期與配偶或其他通常很接近的人，親密度不足。

- 第五，長期承載被抑制的有害情緒，如憤怒、憤慨、敵意。具有癌症易感體質的人，通常會內化這種情緒，很難將它們表現出來。

- 第六，對壓力的反應不良，往往無法適當處理。通常在發現可檢測的癌症之前約兩年，曾發生特別傷害性的事件，患者不能應付這種創傷性事件或一系列事件，這些事件加在多年被壓抑的壓力反應上面，成為「壓倒駱駝的最後一根稻草」。

- 第七，通常從童年開始，無法解決深層的情緒問題或衝突，往往把它內化，甚至不清楚它們的存在，自然也不知道那是他病的原因。

(1) 人格特質與癌症的正相關

一位 40 歲的女性，被診斷出肺腺癌第一期。一開始我輔導此個案時，其本身並不認為自己有何個性上需要調整之處，也不以為人格與癌症有相關性。但我使用 TimeWaver 量子儀檢測其肺癌的成因時，可以發現此個案與上述「癌症人格特質」的第 2、3、5 及 7 項有強烈的相關（圖 22）。這時她才回溯自己得病前的情緒狀況，並描述在她被診斷出肺癌的前 3 年，常因工作理念而與主管不合。

她總是過度要求自己，承擔他人的工作，但並沒有得到同儕的肯定，所以她感覺憤怒但是不知如何釋放壓力及情緒，有時覺得對未來的生命失去動力。

這位患者除了接受主流醫學的手術治療，也接受了互補醫學的方法（包括生酮飲食、運動、心理治療等），當她以正向樂觀的態度重新面對生活，頓時發現人生改變了，由黑白變成彩色，不用期盼獲得別人的肯定，只要好好做自己、愛自己、肯定自己，活出自信喜樂的自己，隨後病情也漸漸康復。

就七項癌症人格特質與我自己的個性比對，發現大約也八九不離十，因此罹癌的因素再添一個。

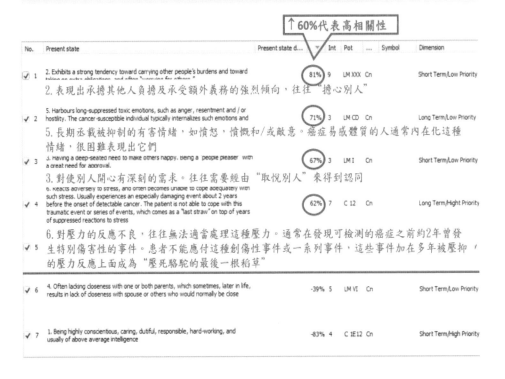

圖22 40歲女性個案人格特質分析

(2) 改變性格，遠離癌症

　　到底性格是如何產生的？是與生俱來的嗎？這樣說來，罹癌是一種宿命嗎？當我罹癌後查到這份統計資料時，心中不禁產生了許多疑問。性格的產生是隨著我們的本命原罪業力而來（在下一個主題有進一步的討論）。從西方科學中，我們知道不同血型及不同星座的人有不同的性格；從東方知識，我們知道透過生辰八字可以藉由紫微斗數及八字論命來得知人的特質，因此性格是我們一出生就可以預測並決定大半的。既然如此，我們的性格是否會隨著年紀增長及後天所經歷的人事物等際遇而轉變呢？雖然俗話說「江山易改，本性難移」，但我覺得還是有可能的，不過通常需要遇到重大的刺激，所謂「不經一事不長一智。」就以我個人而言，罹癌疑似復發後再經過自己的調理康復，待人接物的處事態度已有了改變，比較從容不迫及有更寬容的心接納一切，尤其是不如意的人事際遇。

　　我得病後，一位測字的老師一看我的名字，就告訴我要學習「誠服」。一開始我還無法意會，因為我自認為平時為人的風評還不錯，但仔細想想自己要求完美的性格，確實為了所謂的「不服輸」而與人爭辯（競爭），或為了達到人生某些目標導致過勞且精疲力竭而不自知；也會累積壓抑負面的情緒找不到出口。這樣的情緒會導引至悲痛，就中醫的「經絡陰陽五行理論」，悲痛會傷肺，這也是我會罹肺癌的可能致病傷之一。當時測字老師的一席話真是一語點醒夢中人，讓我突然茅塞頓開、恍然大悟，也不禁落下了男兒淚。也因為如此，我開始以更謙卑的心學習感恩、知足，並正向樂觀看待一切的人事物，即使它們在某個當下並不盡如人意。個人以為這個性格的改變，對我日後的康復是一個極其重要的轉捩點。日後我輔導很多患者，尤其是重症或難症的個案，我會特別提醒他們需要了解自己的性格盲點，並調整其負向的部分，個案中，願意改變性格的，通常預後較好。

2. 心血管疾病與人格特質

(1) 人格特質關乎心臟健康

2018 年發表在印度《心臟雜誌》的回顧性研究，對人格與心血管疾病（CVD）的關係進行了廣泛的概述。在過去的半個世紀裡，人們一直對人格特質與心血管疾病之間的關係問題感興趣。A 型人格是調查的最初焦點，因為據觀察，在尋求 CVD 治療的患者中，競爭性、敵意和過度驅動的個體比例過高，並且容易患上冠狀動脈疾病。隨後，研究領域逐漸擴大到評估心臟病發病率與其他各種人格方面的關係。此外，研究發現負面影響（包括憤怒和敵意）也與心血管不良預後有關。

隨後，一種新的人格特質被命名為 D 型（過度壓力 [distress]）人格，它結合了消極情感（negative affectivity）和社交抑制（social inhibition）。D 型人格隨後成為研究領域，並被證明與較差的心臟狀況預後有關。有趣的是，各種研究的結果並非模稜兩可，因此，目前對不同人格結構與心血管疾病發展風險以及預後之間聯繫的理解存在一些批評。此外，少數的人格特質，如樂觀、責任心、對經驗的開放性和好奇心，被發現是心血管疾病發展的保護因素，因此被稱為「心臟保護」人格特質。

同樣在 2018 年，《人格與疾病》書中的第四章〈人格與心血管疾病〉中，作者則認為憑藉 60 多年全球學者對人格和 CVD 風險的深入研究，已發表的研究數量相當可觀。評估現有證據，我們共確定了 8 項統合分析。然而許多研究受到方法學缺陷的限制，可能導致有偏見的結果。此外，儘管結果顯著，但確定的效應大小建議並沒有臨床意義上的影響。因此得出結論，有證據顯示人格是一個具有臨床意義的 CVD 危險因素並不存在。

(2) 改變性格，遠離心血管疾病

從以上兩篇整體回溯性的討論，可以發現人格特質與 CVD 的關係存在著正反不同的意見。但對於如上所述可能具有「心臟保護」的人格特質，至少是可以當作努力的方向來重塑我們的人格，因為這些特質就如同前面紓壓的章節中所描述的，壓力本身是中性的，就看我們以什麼態度（人格特質）去面對。就佛學上的術語而言，將這些看似負面的壓力成為「逆增上緣」，是我們能夠學習成長、破繭而出的重生原動力，不逃避、不悲傷恐懼煩惱動怒、不自怨自艾，而是積極樂觀正向去面對及解決問題，自然會有新的人生體悟，並讓身體持續維持健康的狀態。

（三）本命、原罪（Sin）、業力（Karma）

民間流傳一種說法，影響人一生的有五大因素，即所謂一命、二運、三風水、四積德及五讀書。另有一說是先天命及後天運，意思是指人一出生已經冥冥之中有所定數（命），但會有變數（運），再加上風水（外在環境）、積德（行善助人）及讀書（自身努力）的其他因素，最後走完此生。但是否還有來生？等後面再進一步詳述。

1. 我個人的宿命（本命）

因為緣分的關係，認識臺灣民雄鄉下（我母親的故鄉）一位很有名的柳姓算命師。一開始他在我外祖父的藥局門口擺攤算命，一次收費一元，人稱「柳一元」。他的故事很傳奇，據我母親描述（與我母親同年熟識），他來自非常窮困的家庭，從小替人放牛度日，有一天看到路上死嬰，發出慈悲心將其安葬，說也奇怪，該死嬰託夢說為了報答恩情，日後會讓他擁有很多財富。不久後，柳相士得

了眼疾成為盲人，無法放牛，只好改學命理，開始以算命謀生，也累積很多財富。

我的母親年輕時並無任何宗教信仰，但是唯獨相信柳相士的命理，因為真的很靈驗。柳相士在我小的時候就從我的命盤預知我長大會行醫，命屬於多波折型，往往在人生的巔峰時會遇到挑戰與挫折。後來也一一印證我的人生確是如此。

我從小體弱多病，長大後出社會，從事醫師工作，後來受邀經營醫院卻碰到上億的資金缺口（我當時上班的月薪只有 10 多萬元，上億元對我來說是個天文數字）。往後又遇到無謂的醫療糾紛，被道上兄弟包圍醫院整整一週，前後歷經半年才落幕，法院判決對方敗訴，但醫院已損失數千萬元。之後遇到假急診醫師事件，雖然法院判決我方是受騙被詐財還我清白，但健保局還是罰了數千萬元。行醫波折不斷後，又遇癌症上身。主流醫學治療後 5 個月腫瘤再發，從此讓我走向非主流醫學來拯救我自己，也徹底改變並開啟了我嶄新的另一人生。

罹癌後，有一天我突然心血來潮，打開塵封數 10 年的算命記錄，原來已經清楚地預測了我將於何時遭逢重大可能危及性命的厄運（也就是我的罹癌），我才恍然大悟，原來人生真的在出生就有冥冥之中注定的宿命（本命）。

2. 宿命（本命）從何而來？

古代道家五術，指山（風水）、醫（中醫）、命（命理）、相（面相手相）及卜（卜卦）。可以從命理之術來預知人未來的一生。人的命運記錄在所謂的「生死書」中，有能力的人可以窺知。一種是透過紫微命理或八字（四柱）論命的大數據演算法，另一種是由具有神通（超能力）的人去連結讀取。前者通常是較初略的推論，

後者有時可以非常精準到令人難以置信的程度，好像拿著一本個人私藏的日記直接攤在陽光下，讓一個完全不認識你的人讀出來，往往不由得你不信。

這種概念在西方靈學稱為「阿卡西紀錄」，其中有每個人累世或今生甚至下一世的資料。另外，以德國科學家布克哈德·海姆（Burkhard Heim）的十二次元資訊／能量空間理論來看，第七及八次元屬於全世界資訊場（Global information field，見附圖）、佛家理論的第八意識「阿賴耶識」（見圖23），或許都是表達類似的概念。用個現代人較熟悉的用語，稱為無形世界的「雲端資料庫」來比喻亦可。

圖23 布克哈德·海姆（Burkhard Heim）的十二次元資訊／能量空間

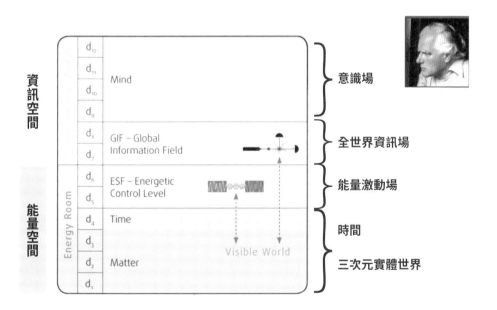

圖24 對生命活動的解釋：佛學八識

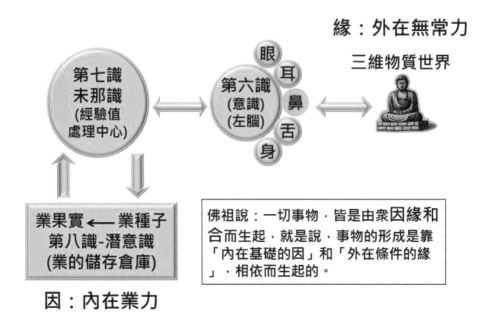

　　為何每個人的命運一出生各有不同，有人生在富貴家庭，平步青雲；也有人生於貧困，一生勞苦勤奮而無成就，甚至相當坎坷？即使來自同一家庭，每一子女的命運有時也差之千里，有的聰穎乖巧，懂得感恩盡孝道；有的卻好像來討債的，從小就是問題兒童，長大也不學好。要說是同樣父母遺傳所致，實在是說不通。從今生今世而論，要說人人生而平等，實在很難令人折服。道家認為本命已定，所以要透過修道，回歸自然，提升靈性，離世時才能羽化升天。就基督教的講法，也有「原罪」的觀念，也就是說人一出生就帶著前世（或累世）的罪，所以人投胎是來贖罪，透過敬拜神及行

善，才能在離世後回到天堂主的懷抱。佛家提出「業力」的說法，也就是人的累世造業善惡功過，會在此生投胎時重新計算，所以此生命運每人各有不同，要透過了悟修行才能出六道輪迴，不再受苦。

3. 肉體的生命短暫，靈性的生命永恆存在

道家的「本命」、基督教的「原罪」及佛家的「業力」可能都是在表達類似的觀念，也就是肉體的生命是短暫的，但靈性的生命是永續的，這是我個人的體悟，如各方賢達有不同的高見，也請指正。

一位法國天主教的傳教士皮埃爾・泰亞爾・德・夏爾丹（Pierre Teilhard de Chardin，漢名德日進）說：「我們不是具有一個靈性體驗的人類，我們是具有一個人類經驗的靈性生命。」（We are not human beings having a spiritual experience. We are spiritual beings having a human experience.）這句話涵義有點深，簡單來說就是，我們的肉體會死亡，但是我們的靈性不會死亡，因為靈性是永生的。唐代禪宗永嘉大師在其《證道歌》中提及：「幾迴生幾迴死，生死悠悠無定止；自從頓悟了無生，於諸榮辱何憂喜。」清朝順治皇帝言：「來時糊塗去時迷，空在人間走一回。未曾生我誰是我，生我之後我是誰。長大成人方是我，合眼朦朧又是誰。不如不來亦不去，亦無煩惱亦無悲。」以上告訴我們，靈性的生命是永恆，不生滅的，無任何煩惱悲傷憂愁，但是肉體卻會隨著業力，一直不斷的生老病死於輪迴當中受苦。

上述基督信仰、唐代大師及順治皇帝的論述也印證了我的想法。這表示我們是生活在一個有形與無形的平行宇宙時空當中，除了我們一般人從周遭可感覺到人時物事地及自己的身體之外，還有一個無形的世界就在我們的身邊。

4. 基督、上帝、聖靈、神佛，真實存在嗎？

道家的神明如玉皇大帝、關聖帝君、媽祖、福德正神等，基督信仰（含天主教與基督教）中提到的上帝、耶穌、天使，以及佛教所提的阿彌陀佛、藥師佛、觀世音菩薩等，是否真實存在？這個問題可以從兩方面來回答：

(1) 從不同時代，包括東西方不同來源的通靈體驗或記錄間接佐證

① 西方通靈體驗或記錄

A. 史威登堡（Emanuel Swedenborg, 1688-1772）

生於瑞典首都斯德哥爾摩，大學修習語言學、數學、礦物學、天文學、生理學與神學。在自然科學的研究非常卓越，在當時被視為與牛頓齊名的科學家。但在 1741 年，53 歲時他進入了一個靈性的階段。1744 年 4 月 6 日復活節的週末，他開始體驗了異夢和異象，並最終導致他個人靈性的覺醒。在當時，他聲稱被主耶穌指定來書寫一系列關於屬天的書籍，目的是要更正當時的基督教信仰。他聲稱，神開了他的眼睛，使他從此可以自由參觀並訪問天堂和地獄，並且與天使、魔鬼和其他的靈魂交談。在他餘生的 28 年歲月裡，他撰寫並出版了 18 本相關的著作。

他的大部分靈界著述記錄，現由大英博物館珍藏。他在書中寫道：「要有人代替我研究我打算研究的科學課題，是非常容易的。但靈界的真相不是學問或知識，而是關於永恆生命的重大問題。這種特別的使命比我作為科學家能貢獻的東西重要千倍萬倍。」其部分著作在臺灣有中譯本，以《天堂與地獄》最為著名。另外有一本書特別介紹他的書，書名是《通行靈界的科學家：史威登堡獻給世人最偉大的禮物》。

B. 安東尼 · 威廉（Anthony William）

是美國目前活躍的知名醫療靈媒，天生擁有與最高的靈對話的能力，這個高靈會提供他十分精確的健康資訊，這些資訊往往超前時代許多。4 歲時，他宣稱當時沒有任何症狀的奶奶有肺癌（之後的檢查結果證實了他的話），讓家人大為震驚。此後，他就一直運用自身天賦去「解讀」他人的身體狀況，並告訴對方如何找回健康。他的著作《醫療靈媒：慢性與難解疾病背後的祕密，以及健康的終極之道（Medical Medium: Secrets Behind Chronic and Mystery Illness and How to Finally Heal）》登上 2015 紐約時報的暢銷書排行榜。

C. 沃許（Neale Donald Walsch, 1943- ）

作者是一個結過 5 次婚、有 9 個小孩的男人，在他個人事業最不順遂時，以神來之筆，「寫」出了《與神對話》（Conversations with God: an uncommon dialogue）一書。在這本書裡，神透過作者和讀者一起討論生命與生活中各種問題，這些問題每個人可能都曾遇過，但卻往往無解，例如：「人的一生到底是為了什麼？」、「我是否永遠也不會有足夠的錢？」、「我到底做過什麼事，活該要有如此不斷掙扎的一生？」、「如果真有萬能的神，這世界怎麼還會有這麼多的災難？」

D.《奇蹟課程》（A Course in Miracles）

1965 年 10 月的一個晚上，哥倫比亞大學附屬心理學院的主任比爾·賽佛（William "Bill" Thetford）接到同事海倫·舒曼（Helen Schucman）的電話，海倫表示有個「聲音」一直對她說：「這是闡釋奇蹟的課程，請筆錄下來。」她感到不知所措。

比爾知道，幾個月前，當他對系裡的鬥爭感到忍無可忍而說出

「這一定另有出路才對」時，海倫曾慨然應允與他一起尋找這條出路，從那時起，海倫開始經驗到一連串的怪異現象，甚至白天都會看到異象。

身為心理學家的海倫，擔心被人視為迷信或瘋狂而淪為學術界的笑柄，始終抗拒這些無法解釋的經驗，然而比爾總是鼓勵著她，建議她按照那「聲音」的指示筆錄看看。

在筆錄的過程中，海倫充滿著恐慌，因為那個「聲音」自稱是耶穌，而海倫是根本不信耶穌的猶太人。比爾幫海倫把速記的資料打字出來，他們共事多年，比爾明白海倫是不可能寫出那些東西的。筆錄前後進行了 7 年之久，海倫對內容十分抗拒，比爾也感到不安，他表示，「如果這些話都是真的，那麼我這一輩子的人生信念與行事原則，都將被推翻了。」

筆錄的工程一直到 1977 年才圓滿完成，由於職業及身分的顧慮，此書深鎖櫃中，成了兩位學者「不可告人之密」，直到研究心靈學的茱麗（Judy Whitson）出現，這本書才開始在一小群朋友間傳誦，而且很快地，開始被影印流傳出去。由於影印本供不應求，這群人開始尋求正式出版此書的管道，並在聖靈的指引下，確認要透過組織基金會來出版。正在苦思經費來源，茱麗接到墨西哥一位地主的電話，表示他願意助印 5000 本《奇蹟課程》，就這樣，這本書在 1976 年 6 月以書本的方式問世，如今，此書已流通了上百萬本，且翻譯為各種語言。以此書為研討內容的大型網站、讀書會以及有線電視節目，多不勝數。

《奇蹟課程》其實只是一部供人自修的靈修教材，幫人轉變舊有的知見，治癒心靈的創傷。它要傳達的終極問題即是人類「自以為」與生命的根源斷絕了，營造出一個虛幻的世界，在朝不保夕的

處境中忙著不必要的自衛、投射與攻擊，為自己帶來了無邊的煩惱，也為他人帶來了無盡的痛苦。最終的解決之道便是「覺悟出你的本來境界以及你的永恆真相」。

《奇蹟課程》的理論雖然抽象，但它的方式及目標卻非常具體──治癒生命每個層面的創痛。它鐵口直斷：「一切痛苦源自人心，唯有改變人的信念與想法才能斧底抽薪。」因此它在洋洋大觀的理論體系之後，製作了 365 課的教材，供人實驗與操練。

過去，人們常把外在現象難以解釋的改變稱為奇蹟，其實現象界是最不可靠的，因它們只是「果」而非「因」。若只著眼於「果」的層次，被現象所炫惑，便會淪為「怪力亂神」之流。唯有心靈層次的轉變才堪稱為奇蹟。《奇蹟課程》說，真正的奇蹟乃是「千古的仇恨化為當前的愛」，當人心突破了舊我的束縛與限制，奇蹟便成為每天生活不可缺的一環了。[1]

E. 西方通靈資料

以下有一份樓宇偉博士整理的近百年著名西方通靈資料，可供讀者自行參考，也特別感謝樓博士無私的分享。（表 5）

---

[1] 以上資料節錄整理自奇蹟課程中文官方網站：https://www.acimtaiwan.info/About/List.aspx?id=5

表 5 近百年著名的西方通靈資料

高靈 名稱	通靈渠道 （生卒年）	通靈 時間	主要 內容	書籍名稱 （出版時間）
Jesus 耶穌／ J 兄	Helen Schucman (1909 - 1981)	1965- 1972	原始的分離、奇蹟、自我幻相、愛、上主的國、疾病、寬恕、覺醒	奇蹟課程 (ACIM)1976
St. Thomas 多瑪斯	Gary Renard (195X-)	1992 - 2001 2003 - 2005 2010 - 2013	奇蹟課程的解釋與基督教歷史 耶穌的三大真正教誨：幻相、寬恕與神恩	告別娑婆 2003/2005（中文） 斷輪迴 2007/2008 （中文） 愛不曾遺忘任何人 2014/2015（中文） 耶穌與佛陀的六世情緣 2017（/2018 中文）
Ra 若阿	Carla Rueckert (1943-)	1981 - 1982	一的法則、次元、人類源起、氣輪 原型奧塔羅、輪迴、預言	Ra Materials, Vol. I - IV 1982 - 1984
Seth 賽斯	Jane Roberts (1929 - 1984)	1963 - 1983	個人與群體實相、心理、靈魂	多本「賽斯書」 1969 - 1995
Ra 若阿 及其他	Edgar Cayce (1877 - 1945)	1911 - 1945	預言、通靈、星相、玄學、健康、實相、亞特蘭提斯	多本「睡眠預言」 及相關研究

資料整理／樓宇偉博士

② 臺灣的通靈體驗及記錄

在臺灣，多樣的宮廟文化中不乏通靈的相關資訊，但較少以切身經驗公開並出版成書。另外也有類似上述西方「神啟」而著書的狀況。分別舉例如下：

A. 神靈治病消災的媒介

Netflix 有一部名為《通靈少女》的影片，吸引了大眾的目光。其劇中通靈的真實人物劉柏君（筆名索非亞），將她自身的故事寫成書《靈界的譯者：從學生靈媒到棒球女主審的通靈之路》。作者自含著奶嘴時就已經在聽神問鬼，6 歲就會報明牌，15 歲開道場成為學生靈媒，幫人問事看風水、為亡者傳達遺願，19 歲更巧遇懂中醫的靈醫保生大帝，開始幫人問診看病，自此香火鼎盛，將事業推向高峰，卻在 20 多歲毅然退出靈媒這個行業。她雖「帶天命」而從小接觸靈媒工作，卻從沒正式學過法術符咒，反而熱愛棒球、空手道和音樂，憑著樂觀搞笑的天性，即使從小面對光怪陸離的靈媒生涯也不致偏失。一般大眾對靈媒與神鬼之事往往半信半疑，除非自己或周遭的親友實際經歷過，否則常流於「聽說……」。希望劉柏君身為靈媒的親身經歷，以她的「親眼所見」能解開世人對靈界之事的各種疑問。

我認識一位陳昭輝中醫師，原來的職業是國文老師，但他的另一項身分卻是靈媒，後來因為神靈指示，他的志業應濟世救人，所以重新學習中醫，並取得中醫師正式資格開始行醫。他的治病方式很特別，通常是經由神明指示開給藥方，而其藥方常常是請患者誦特定的經典，或持某些相應的咒。我之前的患者也請他協助過。他著有《如何救自己》一書，舉了很多相關的真實案例，可能是主流的西醫或是中醫學界尚無法認同的，但是這本書的目的只是呈現各

種療癒的可能，讓讀者有所選擇，這其中沒有任何的孰是孰非，也沒有任何的建議，請客觀地看待。

有一位范明公先生，寫了一本名為《隱修門談驅魔與靈界真相》的書，依其臉書上的資料顯示，是商聖范蠡第 74 代玄孫、老子通玄派第 74 代傳承人及禪宗洞雲宗第 48 代傳承人，是一位傳奇的修行者。平時的身分是一位心理師，而其另一身分是靈界的驅魔師，書中描述的跨度很大，從遠古至今，從世間到靈界，其中某些章節論及如何藉由通靈去除患者心魔及外魔，使其病痛解除或是消災的案例。

B. 因為本身疾病尋求通靈者的協助

媒體人馬西屏因為自己難治之症及某位大師所預測的生死劫，到處求醫，其中也包括尋求通靈者的協助，他的著作《我的神鬼靈療傳奇》中，記錄了各類靈療的個人經歷，讀者可從其體驗中去了解臺灣這方面的現況。

臺北醫學大學韓柏檉教授因肝癌末期，透過整合療法痊癒，他的書《降癌 18 掌》也提到曾尋求靈療的協助。

由以上罹病個案的分享，可知疾病，尤其是重症及難症，往往需要身心靈全方位的改變，才有機會得到完全的療癒，重獲健康。

C. 得到神啟而記錄下神靈的話語，來啟發世人

呂應鐘，「臺灣全我中心」主持教授，是一位傳奇人士。曾深入研究不明飛行物（UFO）而著名，根據他書中自述個人近年來也因通靈受到神啟，而以呂尚筆名陸續寫下了《佛陀的量子世界》、《老子不為》及《神創造了神》等書，對於佛道及基督信仰有另類角度的詮釋。

　　宇色，之前已出版一系列有關通靈的書，以自己得到神啟的角色，寫了《請問輪迴・無極瑤池金母的 28 堂生死課》，其中記錄他如何透過與靈界無極瑤池金母的連結，傳達輪迴的相關訊息。

　　在當今世界上，絕大多數的人在短短不到百年的生命歲月中是否已找到了生而為人的目的及完成了此生的使命？以上神啟書籍的問世，是否代表另一個我們未知世界所要傳達給人類的某些提醒？留待讀者自行去抉擇判斷。

　　林明謙導演也出品了一部通靈紀錄片《看不見的臺灣》，以影片的方式呈現一些通靈的民間狀況。其他在臺灣的通靈記錄資料，只要在網路上搜尋，並不難取得，本書限於篇幅，不再贅述。

③ 聖經及佛教經典是通靈的記錄嗎？

A. 聖經

　　聖經可分為舊約及新約二個部分，以耶穌誕生前及後為分界，根據耶大雅（Jedaiah）所整理的資料顯示：「聖經是由 40 多位不同背景的人寫作而成，但他們不過是如神所使用的 40 多枝筆，神只是藉著他們的手寫出祂自己的旨意。神能使用各種方式傳達祂的聖言：

- 神親自用指頭寫十誡。（出 31:18、申 10:1-4）
- 神向摩西面對面說話。（民 12:7-8）
- 神出聲音向先知說話。（王上 19:11-18、撒上 3:10-14）
- 神差使者傳言。（但 9:21-23、來 2:2、徒 7:38）
- 神藉異夢和異象的啟示。（民 12:6、加 1:12、啟 1:1-2；10）
- 聖靈親自感動表達神旨意。（撒下 23:2、彼後 1:21、弗 3:5-6、啟 1:10）（參考資料：耶大雅聖經園地 https://www.konline.org/biblestudy/JBS_A/DBC_08.doc.html）。

從以上的敘述，我們可以了解，聖經的作者是透過通靈而記錄下神的旨意，集結成聖經。

B. 佛經

佛經通常是指後人記錄釋迦牟尼佛（開悟者之一，自覺覺他，覺行圓滿）所說的話語成冊而成。但是由史書記載，佛經並非在釋迦牟尼佛當年講經時就被當場記錄下來，而是在佛離世之後，才陸續集結成冊，甚至有些是數百年之後。只是後人如何得知當年佛陀的言論呢？所以透過通靈，重新獲得佛陀當年的言論並加以記錄下來，是一個可能的推論。根據印順法師所著的《初期大乘佛教之起源與開展》一書第十五章第三節〈法門傳出的實況〉所述，對於經法的傳出，有以下不同情況的敘述：a) 諸天所傳授的；b) 從夢中得來的；c) 從他方佛聞；d) 從三昧中見佛聞法；e) 自然呈現在心中。這其中的 a) 諸天所傳授的、c) 從他方佛聞及 d) 從三昧中見佛聞法，都可能與通靈有關。

(2) 通靈的科學實驗與研究

美國史丹福大學電機博士、前臺大校長李嗣涔，自己一開始是無神論者，但本著「實驗，是檢驗真理之唯一標準」的信念，耗費超過 25 年心血，投入手指識字、念力等特異功能的科學實證研究。在眾物理學家、心理學家的共同見證下，發現用「神」、「佛」、「菩薩」、「耶穌」等宗教神聖字彙，能讓高功能人士在大腦螢幕中「看到」異象（所謂的開天眼），並可以透過意識和靈界內的高智能者對話，逐漸解開當代科學難解的謎──暗物質、暗能量、超光速的量子糾纏、特異功能、外星文明等。

李校長近幾年在後續的撓場研究中，也用撓場解釋了開天眼的

運作機制，透過撓場進入虛實的不同時空，就可以達到上述的特殊能力。一般大眾也可以經過後天訓練而得，尤其是 12 歲以前的小孩，並不神祕，這是最前沿的科學，並不是玄學。各位讀者如果有興趣可參考李校長的《科學氣功》、《靈界的科學》及《撓場的科學》等諸多相關著作。（撓場的相關內容也可參考第五章排毒中有關風水的部分）。

5. 何謂開天眼（天眼通）？

開天眼是指通靈者能夠運用我們的第三隻眼（有一說是腦部的松果體或是附近的位置）與靈界溝通，所以古代小說中封神榜楊戩的前額有第三個眼睛也是一種暗喻，是專門用來與無形宇宙（靈界）溝通的管道，這與是否有宗教信仰或何種信仰類別無關，有的人一出生就有所謂陰陽眼，天生能夠「看」到另一個宇宙時空的世界，有的是透過修行而得，各種宗教中都曾提到。

基督信仰的天眼案例

基督信仰中非常著名的聖賀德佳（Hildegard von Bingen）修女就是典型的例子，西元 1147 至 1148 年間在特里爾（Trier）所舉行的宗教會議上，教宗奧根三世與其他主教們一致認可她的神視作品，封她為先知，可以與聖靈溝通，並行了很多神蹟，包括用萊茵河水沾溼一名盲童的雙眼，讓他重啟光明；也用各種香草治病。（http://hildegardiscenter.url.tw/intro/shortstory & http://hildegardiscenter.url.tw/node/54）。

2017 年我到德國參加 TimeWaver 量子科技世界大會並發表「如何透過量子科技輔助癌症的療癒」專題演講，期間還特別抽空去參訪了她在賓根（Bingen）的修道院及療癒香草園，可以感受到一種神聖空靈的能量氛圍。

我學習「內金丹功」的老師，是早期的財政部副司長王德槐（現年已90幾歲高壽），他藉由修行而開天眼，靈魂可以出竅，來去自如，因為是政務官又是知識分子，經過報導後曾引起軒然大波，甚至有記者去踢館，直接請他在二樓辦公室當場示範，用天眼所觀說出一樓辦公室同事的現場工作狀況，記者馬上衝下一樓一一印證，不得不承認確有天眼的存在。

6. 通靈及外星文明的世界無所不在

陸續接觸靈性相關人員之後，因緣際會，碰到各種通靈人士的機會就更多了，從道教、基督教、佛教體系或其他非特定宗教體系的源頭皆有，甚至也有與外星文明接觸者；臺灣的嘉明湖也曾報導過外星人的足跡，還被拍照下來。而 Netflix 的「幽浮檔案：終極解密」中有美國官方解密的文件，明白告訴我們，外星文明確實存在。[2] 所謂「亞特蘭提斯（Atlantis）」或「列穆里亞（Lemuria）」等外星人留在地球的失落文明，居然也可能真實存在。所以浩瀚的宇宙中，生活在地球的我們並不寂寞，同時有著有形與無形的其他世界陪伴者我們。而且身為地球人的我們，並非是最高智能的物種，我們應該學習著更謙卑，因為人類現代的科學還只是在萌芽階段，仍有許多未知值得探索。主流科學還無法證明上帝、神、佛的存在，不是他們不存在，而是我們的科學可能還太落後。現代科學常需要建立在假設上才能成立，所以只是趨近於真理的定理，在假設條件下可以成立並反覆驗證，但離開假設則不一定成立。

舉例而言，愛因斯坦的「相對論」，需建立在光速的基礎上，

[2] https://www.netflix.com/tw/title/81018709

但是以光速而言，就很難離開長寬高及時間有形世界的四度空間，唯有量子或是撓場才能超越光速，達到更高的維度。量子物理獲得諾貝爾獎已將近一個世紀，近幾年來，量子理論及撓場研究已能漸漸說明無形世界的存在（包括阿卡西紀錄，天堂地獄及上帝神佛等）。但李嗣涔校長或一些超當代科學學者的先知卓見，往往不被主流科學界認同，自古先知多寂寞。試想一百年前如果臺灣的讀者拿個黑盒子（手機）跟旁邊的人正在與美國友人通話，一定會被當成瘋子或天方夜譚，然而今天科學的進步已經解決了遠距通訊；過去的不可能是今日科技下的稀鬆平常。

　　根據 2011 年後諾貝爾物理學獎的三位宇宙學家——伯馬特（S Perlmutter）、施密特（B. P. Schmidt）及瑞斯（A. G. Riess）的推論，我們已知的有形物質四度空間世界，只占全宇宙的 4% 結構，另外 23% 是暗物質，更多是占 73% 的暗能量（見附圖）。還有很多未知等待探索。因此我相信有一天，真理會說明一切。過去的非主流科學量子理論，未來將漸漸成為主流科學，一切將真相大白。以上敘述留待讀者自行評斷。

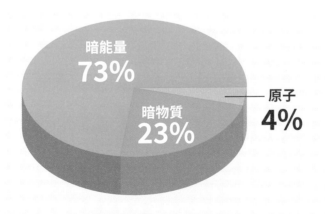

7. 前世今生與輪迴的探討

接下來談談前世今生及輪迴的議題。互聯網（Internet）的科技進步，所以現代人可以很快地得到多量及多樣的訊息，來驗證一些還有些模糊的領域。佛學中所提到的前世今生甚至來世的輪迴架構，是否真實存在呢？或許古籍中所記載的已太過久遠，有些敘述可能讓人覺得有些不可思議、難以置信或接受。所以我引用一些目前實實在在還在今世的人，他們將親身的體驗公諸於世，讓我們來評判輪迴是否存在。我們來看以下的例子。

(1) 美國維吉尼亞大學著名的精神科教授伊恩・史蒂文森（Ian Stevenson）從醫 50 年，一生研究前世及輪迴的領域。出版非常多的相關著作，但目前沒有找到中文的版本可以分享給讀者。

伊恩・史蒂文森（Ian Stevenson）相關著作

以下是其著作的名稱，有興趣的讀者可以自行上網購買：

- (1974). Twenty Cases Suggestive of Reincarnation (second revised and enlarged edition) . University of Virginia Press；

- (1975). Cases of the Reincarnation Type, Vol. I: Ten Cases in India. University of Virginia Press.

- (1978). Cases of the Reincarnation Type, Vol. II: Ten Cases in Sri Lanka. University of Virginia Press.

- (1980). Cases of the Reincarnation Type, Vol. III: Twelve Cases in Lebanon and Turkey. University of Virginia Press.

- (2016)Children Who Remember Previous Lives: A Question of Reincarnation, rev. ed.

- (2015) European Cases of the Reincarnation Type

我們從伊恩‧史蒂文森的研究中可以發現，不管東西方的民族都同樣有前世及輪迴的真實案例，表示並非只有偏佛教體系的民族所專有，在以基督信仰為主的西方國家，同樣會有前世及輪迴的報告案例。因此可以推論前世及輪迴與宗教信仰不一定有相關，而是一個普世的真理。其前世與輪迴的研究在 1999 年曾發表到《刺胳針》（Lancet）期刊上，這是全世界最知名的主流醫學期刊之一，其實證的要求等級非常高，不是頂尖的論文基本上是無法刊登的。因此前世與輪迴並非是個假說，而是真實存在的。[3]

(2) 一位耶魯大學精神科醫師布萊恩‧魏斯（Brian L. Weiss）描寫發生在 20 世紀八〇年代的真實事件：一位病人凱瑟琳因焦躁來找魏斯醫師治療，卻在被催眠後驚現 86 次生命輪迴！這一事實改變了病人的未來。信奉主流科學的醫師冒著職業風險，記錄下來成書，透露生命的不朽與真諦，中文譯本書名為（Many Lives, Many Masters）、《前世的因，今生的果》（Miracles Happen）。

(3) 另外，臺灣出身的精神科陳勝英醫師，也同樣從催眠療法中發現了病人的前世，並經歷一段對輪迴的探索之旅。陳勝英醫師將其記錄成書，書名是《跨越前世今生：陳勝英醫師的催眠治療報告》及《生命不死：精神科醫師的前世治療報告讓世人了解靈性生命永恆的真相》。

事實上，民間的輪迴報告，全世界都有。只要用 google 或上 youtube 打上關鍵詞「前世今生」或「輪迴」，就可以找到很多的報導。但我在此書上盡量引用當代主流醫學訓練醫師的親身驗證案例

[3] (1999). Stevenson, I. (Apr 1999). "Past lives of twins". Lancet. 353 (9161): 1359–1360. doi:10.1016/S0140-6736(05)74353-1)

來做說明，是為了較容易取信於讀者。也許有人會問，為何需要透過催眠才能得知前世？因為我們的前世記憶是放在潛意識中，平時並不自覺，一般人可被透過催眠來了解自己的前世。但如果是有修行的人，可以自己從開天眼中「看」到自己的前世。

再者，上述只提到前世今生，那麼會有來世嗎？今生就是未來的前世，來世就是未來的今生。靈性的生命永遠在前世、今生及來世不斷交替輪轉中，永無止日。道家的方法可藉由修行得道，羽化成仙；基督教強調人有原罪，所以此生應敬拜依靠上帝，懺悔行善，在臨終最後的審判中才能到達天堂，遠離痛苦；佛家的角度，人生是一種苦，所以鼓勵修行了悟出輪迴到淨土世界。

8. 疾病與因果報應關聯性

偉大的物理學家、相對論的諾貝獎得主愛因斯坦說過：「上帝不擲骰子（I, at any rate, am convinced that He{God} does not throw dice）」。[4] 因果律是真理，是宇宙運行的根本的法則。生病一定是因果報應嗎？確定是的，因為不管來自先天遺傳、性格或所謂本命、原罪、業力或是後天的心理情緒，不良生活型態及外在環境都是要有因才會有果，不會無端得病，所以因果律是真理，也不是一個懲罰性的概念，反之種善因也會有好報，只要往對的方向調整（因），疾病也會漸漸康復（果）。因果報應是一個中性的名詞，所以讀者可不要誤會了。以下我的一位庫賈氏症個案以 TimeWaver 了解其病況，結果顯示，他的病連結到朊毒體疾病（Prion Disease），是傳染性疾病，與業力（Karma）、因果報應系統，強烈相關，相關性達到 98.1%（見圖 25）。

https://quotepark.com/quotes/1933009-albert-einstein-i-at-any-rate-am-convinced-that-he-does-not-thro/。

圖 25 使用 TimeWaver 量子儀探討庫賈氏症病源

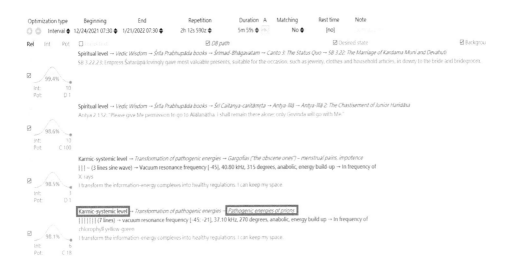

9. 疾病與冤親債主的關聯性

　　疾病一定是有冤親債主所致嗎？這倒是未必。我所幫助的個案大多是重症或難症，透過通靈者的連結，確實有些個案與此有關，但也有些個案是與本身此生的處事行為及生活型態有關，無須事事疑神疑鬼。至於如果真有冤親債主，應如何化解或處理？這在各種宗教體系，不論道教、基督教（屬靈派）及佛教都各有不同的方法，殊途同歸，在本書中不一一詳細介紹。讀者真的遇到狀況，再尋求相關資源不急。

　　我常向我的患者說，既然了解自己前世可能使對方受到傷害，將心比心，對方尋求報復，討回公道是理所當然的。自知理虧只要願意誠心懺悔，祈求對方原諒，上天有好生之德，一定會出面協調給予機會的。我的輔導經驗中，患者只要誠心誠意溝通，也承諾給予對方適當的補償或回報，大多數案例都能和諧落幕。畢竟冤冤相報，生生世世永無止日何時了，不是嗎？

　　41 歲男性，被診斷是漸凍人（運動神經元疾病），患者的表現是兩上肢進行性的無力及肌肉萎縮。我用 TimeWaver 量子儀檢測出現祖靈及外靈的干擾。患者的太太尋求通靈者的協助，並沒有提供病情，只說要了解先生的身體狀況。個案沒有到現場，通靈者只以患者的名字感應，其籤詩表示有倒房（註：祖先早夭）及冤親債主來討公道（註：前世被患者所害）。與我用量子儀的檢測結果不謀而合。更令患者太太驚訝的是，這位通靈者可以用天眼「看」到冤親債主在深井裡，要將患者拖入深井，而患者非常努力地用雙臂抵住深井邊緣，筋疲力竭反抗的畫面，這情況與患者的臨床症狀幾乎符合。讓身為神經科醫師的我，都不得不重新思考我以前所診治漸凍人患者的病因，是否應重新討論？（註：目前主流醫學界對漸凍人的病因仍不明）。

圖 26 使用 TimeWaver 量子儀探討漸凍人病因

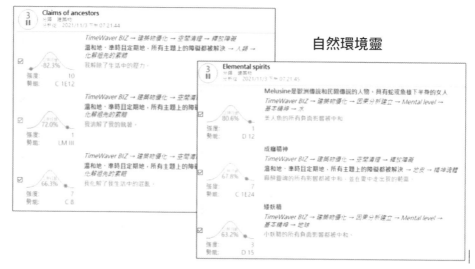

祖先的宣告

自然環境靈

非冤親債主的介入型案例

　　50 歲女性，卵巢癌三期，她擔心是否有冤親債主可能導致她的病情變化，所以我請一位臺中陳鳳鳴老師協助。從上天傳回的訊息顯示，並沒有冤親債主的議題，此次得病是她個人此生的課題，希望能讓個案因此病而重新面對自己，解決不良飲食習慣，改善與親人的關係，調整自己的性格，病情自然可以往好的方向發展。（見圖 27）

圖 27

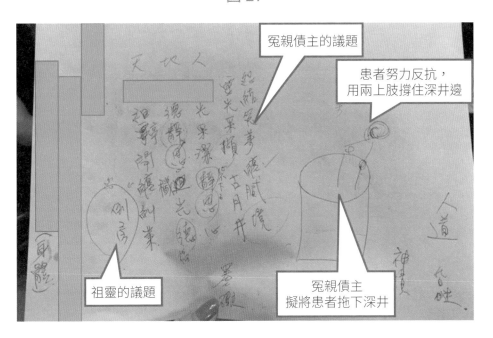

合併生活型態與冤親債主介入型案例

　　48 歲女性，有自體免疫疾病（橋本氏甲狀腺炎，乾燥症，紅斑性狼瘡），近幾個月主述心臟很不舒服，早晨 4、5 點會很無力，有時候亂跳。情緒很差無法控制，憂鬱、憤怒、恐慌、悲傷、莫名流淚。體重減輕 4、5 公斤，沒有食慾。曾使用花精及芳香療法，

但未完全改善。請通靈者問事的回覆如下：①５週前受到驚嚇（跟水有關）；②身體健康需要保養，飲食作息都需要調整。提升振自己的體力；③這輩子的課業是事業關；④冤親債主影響心臟。誦唸「韋馱菩薩心咒」。

　　此個案也一併接受祭改，並很快的得到症狀緩解，但其整體健康還是需要生活型態的調整才能長治久安（見圖 28）。

圖 28

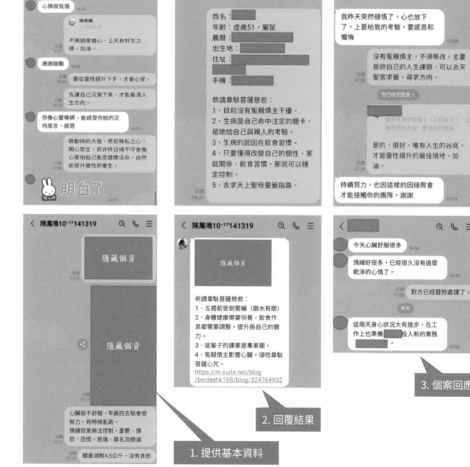

10. 卡陰的原因與解決方式

接下來談談「卡陰」，也就是外靈的干擾。以我過去處理的個案，外靈的干擾可分為：(1) 先卡陰，再得病；(2) 得病之後，身體的能量場虛弱，再受到「卡陰」。

（1）先「卡陰」，再得病

這可再分為：①冤親債主師出有名型；②有求於個案但非冤親債主型。

① 冤親債主師出有名型

顧名思義，個案自己之前理虧於對方，對方來討回公道，一報還一報，理所當然。所以如果要化解，一定要自己懺悔，乞求對方原諒，並給予對方所求，讓對方放手。

② 有求於個案但非冤親債主型

先要了解對方的目的，對方並非有意加害個案，而是想藉由個案尋求協助，得到好處或解脫，例如上述漸凍人個案的祖先倒房，無人供奉祭拜，如果能供奉或是超度對方，通常能順利落幕。

另外，我碰到一個個案，年輕女性，有一天黃昏到了河邊散步，回家後，突然變成另一個人，魂不守舍，吃不下，睡不著，體重節節減輕。經過通靈者的協助，才了解被外靈干擾，對方可能想藉由干擾個案，使個案因病去找到引渡人，協助滿足其需求。此種個案只要存著行善（給無形界也算），不懷憎恨心，布施並超度對方，通常也不難處理（見圖29）。

圖 29

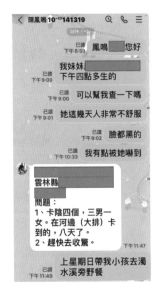
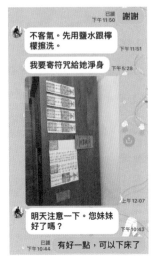
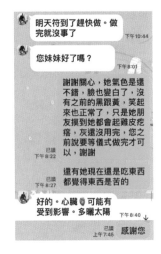

（2）得病之後，身體的能量場虛弱，再受到「卡陰」

　　當我們的身體有病痛時，身體的能量場（氣場脈輪）更形虛弱且有破損，容易受到外靈的干擾。因為外靈的能量比人體更低，所以外靈的干擾目的類似寄生蟲，會依附在人體的能量場，使對方持續得到能量，但是這樣原來已得病的個案就會更為虛弱，使病情加重。因此如果發現得病之人，病情不明原因的惡化，有時就須留意是否有這種狀況。我處理的個案中，有一位具有癲癇病史的案例，當藥物穩定控制病情下，卻發現癲癇無端發作且不易控制，結果發現是受到外靈的干擾，其能量場分析可見海底輪的能量偏低，經過處理後，病情再次穩定下來（見圖 30）。

　　當我們在討論靈性提升的議題時，需先一步步瞭解上述各種可能影響的因子，才能破繭而出，達到靈性的最高界：「不來也不去，無生勝有生。」期待以下幾個奇蹟真實案例，能讓讀者對此議題更深有所感，而願意朝此目標共同努力。

圖30

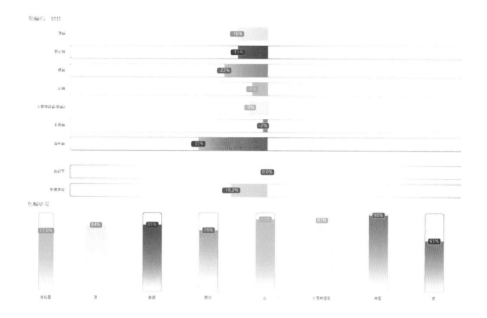

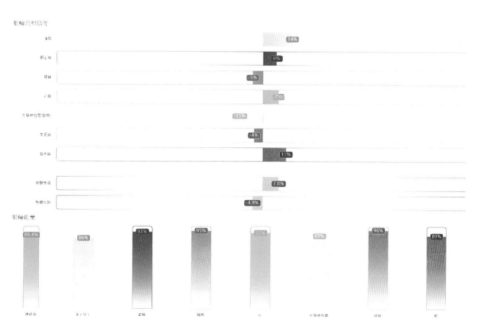

02

不可思議的
健康奇蹟

　　信仰會提升免疫力嗎？這是一個很有趣的話題。有人做了研究，分析了轉移乳癌病人的信仰程度與其免疫狀態，然後實際檢測白血球細胞、淋巴球細胞，輔助性及細胞毒性 T 細胞，都呈現相關，而且這個相關性和癌症存活率也相關，證明心中有信仰，免疫力也相對較好。

1. 奇蹟案例

(1) 案例 1

　　有位在臺灣的個案名叫陳則煌，於 2014 年 4 月發現罹患肝癌第四期，跟我差不多同時間發病。他的甲種胎兒蛋白（a-Feto Protein）約 4 萬，肺部呈現滿天星狀態，布滿腫瘤。當時他住在東部，醫院的醫師認為無法醫治，「預測」他還有 3 個月的生命，直接請他回家等待，結果他到現在還活得好好的，到處幫助癌症患者，成為神的見證，最近（2022 年 4 月）還與我聯繫。後來他提供給我的

掃描片子，看上去狀況都很好。

　　陳先生是虔誠的基督徒，在完全沒有做手術及化療、放療的情況下，只單純透過讀經、禱告感恩，發願日後恢復健康後將終生服侍神，布道並成為神的見證，就完全康復。這就是所謂的神蹟，就是所謂積極正向思考的靈性療癒力量(見圖31)。

圖31　肝癌第四期患者陳則煌，因信仰而得到重生

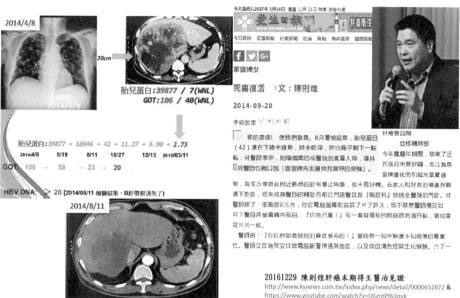

20161229 陳則煌肝癌末期得主醫治見證
http://www.ksnews.com.tw/index.php/news/detail/0000652872 &
https://www.youtube.com/watch?v=UGmtPf63qvk

(2) 案例二

　　我的患者，55 歲男性，與上述陳則煌相同，也是肝癌，2019 年 3 月確認三期，接受手術，後隨即復發，反反覆覆到了四期，合併腹腔及肺部轉移。主流醫學已用盡了所有可行的治療，個案也嘗試了很多非主流的療法，到 2021 年 12 月 2 日甲種胎兒蛋白（a-Feto Protein）升至 37929 ng/ml，幾乎是無法挽回了，但我仍鼓勵個案，上天有好生之德，除了原有的調理，應再持續加強靈性的提升。

　　期間遇到多位貴人相助，2022 年 4 月 26 日檢測甲種胎兒蛋白，數值為 5.5ng/ml（正常值需 9ng/ml 以下），回到正常範圍，腫瘤也在縮小中。而個案已經將近 90 天沒有接受任何主流醫學的治療了（見圖 32）。2022 年 6 月 5 日，我告訴該個案：「當眾生需要你，當你可以改善世界。上天自然會讓你重生。這是宇宙的真理與法則。」而隨後同一天，通靈者也傳回了上天的回應，其中一句話：「慧命在救度眾生中得存在。」也剛好相應，這是量子纏結效應，真是一個神奇的世界（見圖 33）。而該個案是經由我另一位漸凍人個案才遇到轉機，現在他反過來去幫助這位漸凍人個案，所以無私的付出就是最大的療癒力量，當不求回報時，反而往往會得到最大的回饋，奇妙吧！（見圖 34）此個案在本書中有專文分享其心路歷程，讀者可進一步詳閱。

圖 33

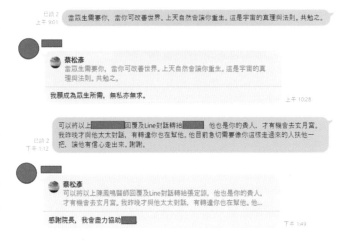

圖 32

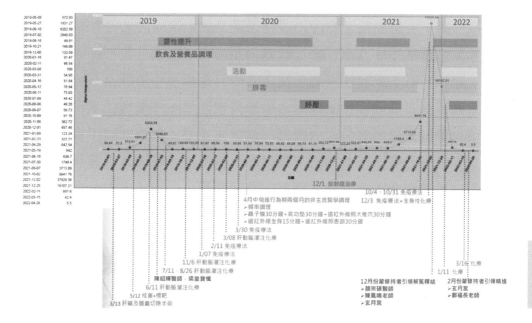

圖 34

 姓名:
年齡: 55歲
生辰八字(農曆):
出生地:
住址:

病況變化: 110年12月初甲種胎兒蛋白遽升至37929 ng/ml，肝硬化第3期，脾腫大，腫瘤轉移至多處（肺部2顆、肝臟8cm一顆及2.6cm 數顆、淋巴結腫瘤、腹腔遍佈腫瘤）。12月中，又出現腹水、黃疸等症狀，雖然曾在急診緊急抽取腹水，但是腹水仍繼續生成，造成難以進食飲水，轉瘦如柴，腹大如蛙，鎮日忍受著腫瘤啃咬腹腔之痛。醫師會提示: 此病已無治癒之可能，若是熬不住痛，可以住院打嗎啡減緩痛楚。111年1月初，幸遇多位貴人施予援手，甲種胎兒蛋白逐漸下降，4月26日檢測甲種胎兒蛋白，數值已降為正常值5.5ng/ml（正常值需9ng/ml以下）。但是電腦斷層仍有腫瘤存在。
問事目的: 健康與運勢

祈請文殊師利菩薩慈悲:
智在信解行趣中產生智慧
仁在依經行菩薩道中培德
勇在無所畏懼中全力以赴
慧命在救度眾生中得存在
真正的放下是使命的承擔

起伏跌宕驗佛心
真心向佛降人心
真佛自在使命擔
真人弗人生死通

以上，請李先生好好參悟。

五維一心蔡氏養生療癒法

CHAPTER 2

伍・靈昇

　　一位外國女子艾妮塔・穆札尼（Anita Moorjani），癌症末期，在瀕死邊緣時到了她所稱的天堂，體悟「無私的愛」（unconditional love），而獲得重生。因為之前她有一些心裡的糾結，對她的父親以及閨蜜都有一些心理層面的虧欠與愧疚，產生負面思考，結果到了天堂以後，她的父親和閨蜜都很關心她，讓她了解到那些糾結的事情根本不存在，基本上都是自己的負向思考罷了！不久她的靈魂又重新回到她的身體，幾個月後她居然康復出院了。她現在在全世界演講分享這神奇的經歷，這個也是頻率的共振，也就是說只要正向思考，與最高至真的神性（靈性）連結，也就是無私的大愛，即使是癌症也有可能不藥而癒（可參考 Youtube 上的影片：「Anita Moorjani 艾妮塔・穆札尼談瀕死的啟示」，https://www.youtube.com/watch?v=Gl23T9aOfoE）。

(4) 案例 4

　　伊本・亞歷山大（Eben Alexander）是著名的美國哈佛大學醫學院神經外科醫師，他從事神經外科研究長達 25 年，以發展現代神經外科技術、處理複雜的大腦病情而聞名全球。2008 年，在毫無預警之下，他罹患了一種極為罕見的細菌性腦膜炎，短短幾小時內便陷入昏迷，斷層掃描顯示他大腦的新皮質受到嚴重損傷，功能已完全關閉，就算有機會甦醒，這輩子再也不可能說話和寫字。然而 7 天後，他卻醒了！在那 7 天裡，他不僅看見天堂的景象，親身感受到造物主的存在，還遇見他從未謀面、更不知其存在的親人。原本篤信科學的他，將這段「瀕死經驗」記錄成《天堂的證明：一位哈佛神經外科權威醫生的瀕死體驗》（Proof of Heaven: A Neurosurgeon's Journey into the Afterlife）一書，帶領讀者見證了奇蹟與愛，更進一步探索生命的真相。

舉這 4 個例子，並不是說大家生病了不需要治療，而是藉此告訴大家，只要心念夠強，誠心以無私的大愛與最高至真的靈性（神性）連結，就可能有奇蹟發生。

2. 神與你同在

　　《聖經》中曾多次提到，「神與你同在」，這什麼意思？我對這句話的解釋是，「你的神性跟神是一樣的」，也就是說當你自己的思考模式達到神的境界，神就會跟你在一起，同樣的你也沒有病，因為神是沒有疾病的。

3. 沒有疾病

　　在其他宗教方面，我們可以從佛教的《心經》看到所謂的「依般若波羅蜜多故，得阿耨多羅三藐三菩提」，以及「心無罣礙，無罣礙故，無有恐怖，遠離顛倒夢想，究竟涅槃。」意思是，在這個

聖經相關金句（神與你同在）

- 以賽亞書 43:2: 你從水中經過，我必與你同在；你蹚過江河，水必不漫過你；你從火中行過，必不被燒，火燄也不著在你身上。
- 詩篇 23:4: 我雖然行過死蔭的幽谷，也不怕遭害，因為你與我同在；你的杖，你的竿，都安慰我。
- 詩篇 91:15: 他若求告我，我就應允他；他在急難中，我要與他同在；我要搭救他，使他尊貴。
- 約書亞記 1:9: 我豈沒有吩咐你嗎？你當剛強壯膽！不要懼怕，也不要驚惶，因為你無論往哪裡去，耶和華——你的神必與你同在。
- 馬太福音 28:20: 凡我所吩咐你們的，都教訓他們遵守，我就常與你們同在，直到世界的末了。
- 申命記 31:6: 你們當剛強壯膽，不要害怕，也不要畏懼他們，因為耶和華——你的神和你同去。他必不撇下你，也不丟棄你。
- 腓立比書 4:9: 你們在我身上所學習的，所領受的，所聽見的，所看見的，這些事你們都要去行，賜平安的神就必與你們同在。

境界裡面的人，是沒有疾病的，也就是說，我們最高的靈性事實上沒有疾病，一切病苦只是因為我們被世俗煩擾之故。

般若波羅蜜多心經

觀自在菩薩，行深般若波羅蜜多時，照見五蘊皆空，度一切苦厄。
舍利子，色不異空，空不異色；色即是空，空即是色，受想行識亦復如是。
舍利子，是諸法空相，不生不滅，不垢不淨，不增不減。
是故，空中無色，無受想行識；無眼耳鼻舌身意；無色聲香味觸法；
無眼界，乃至無意識界；無無明，亦無無明盡，乃至無老死，亦無老死盡；
無苦集滅道；無智亦無得。以無所得故，菩提薩埵。
依般若波羅蜜多故，心無罣礙；無罣礙故，無有恐怖，遠離顛倒夢想，究竟涅槃。
三世諸佛，依般若波羅蜜多故，得阿耨多羅三藐三菩提。
故知：般若波羅蜜多是大神咒，是大明咒，是無上咒，是無等等咒，能除一切苦，真實不虛。
故說般若波羅蜜多咒，即說咒曰：揭諦揭諦，波羅揭諦，波羅僧揭諦，菩提薩婆訶。

---

4. 靈性是無病的

道教的《太上老君常說清靜經》裡面也提到，我們所謂的「真靜」以及「大道無形」的「道」，一樣也是指我們的本我自性與最高靈性，這些都是沒有煩惱，也沒有疾病的。《老子道德經》第十三章也提到：「吾所以有大患者，為吾有身，及吾無身，吾有何患？」我們的身體會有患，但靈性是無病的。轉念，提升自己的靈性，自然有可能不藥而癒。

我個人的罹癌過程中，遇到了很多原本不認識的貴人，幫助我度過人生最難熬的一段時光，因為這些人我才有機會除了主流醫學之外，也接觸了很多非常重要的非主流醫學領域，讓我從中破繭而出，重獲新生。後來回顧，這些貴人的出現可能是因為我的待人處世尚且得到一些認同，所以經由周遭各界的輾轉協助，使我幸運地

重新走回健康之路。所以至今我還一直心存感恩，也常常自省是否又偏離了自然的大道（註：老子《道德經》：「人法地，地法天，天法道，道法自然」；《聖經》約翰福音 14:6 耶穌說：「我就是道路、真理、生命。要不是藉著我，沒有人能到父那裡去。」天父就是宇宙自然真理），隨時改正自己一些過往不良的舊習性，才有機會持續保持健康的身體。

而我自己也在心中許願，在癌症得到療癒之後，我願意貢獻我的經歷來協助更多無助的患者，而當有了這個期許之後，有一天突然發現我已不是在罹癌期間巴哈花精所測出「不確定人生方向」的那個人，我的生命重新獲得能量及希望，在冥冥之中，我突然感受到一股強大有力的聲音告訴我，我一定會重獲新生。我個人的理解與艾妮塔·穆札尼一樣，無條件的愛是一股不可思議的力量，甚至可能有機會療癒最後期的癌症或任何重症及難治之病。

太上老君說常清靜經

老君曰：大道無形，生育天地；大道無情，運行日月；大道無名，長養萬物。吾不知其名，強名曰道。夫道者，有清有濁，有動有靜。天清地濁，天動地靜，男清女濁，男動女靜。降本流末，而生萬物。清者濁之源，動者靜之基。人能常清靜，天地悉皆歸。夫人神好清而心擾之，人心好靜而欲牽之。常能遣其欲而心自靜，澄其心而神自清，自然六欲不生，三毒消滅。所以不能者，為心未澄、欲未遣也。

能遣之者，內觀其心，心無其心；外觀其形，形無其形；遠觀其物，物無其物。三者既悟，唯見於空。觀空亦空，空無所空。所空既無，無無亦無。無無既無，湛然常寂。寂無所寂，慾豈能生？慾既不生，即是真靜。真常應物，真常得性。常應常靜，常清靜矣。如此清靜，漸入真道。既入真道，名為得道。雖名得道，實無所得。為化眾生，名為得道。能悟之者，可傳聖道。

老君曰：上士無爭，下士好爭；上德不德，下德執德。執著之者，不名道德。眾生所以不得真道者，為有妄心。既有妄心，即驚其神。既驚其神，即著萬物。既著萬物，即生貪求。既生貪求，即是煩惱。煩惱妄想，憂苦身心，便遭濁辱，流浪生死，常沉苦海，永失真道。真常之道，悟者自得。得悟道者，常清靜矣。

陸・心

01

甚麼是「心」？

　　在五維一心的養生調理中，我們已經說明了五維，最後談到一心。心是甚麼？在英文中，心有兩個字表達，一是心臟（Heart），另一是心識（Mind）。我們要談的是心識，也就是看不到但有意識的心。

　　在前面的章節中，我提到我們是同時生活在有形與無形的平行世界之中，而心識就是在無形世界之中。我想再次強調無形不代表沒有，只是用我們一般人的感官能力例如視力、聽力或體表感覺無法察覺。對於有易感體質或是特殊能力的人，無形之事物是可以被察覺的。除了透過所謂的靈媒或通靈者，借助現代的科技也可以偵測無形的事物，比如透過主流醫學上用的腦波或心電圖，我們就可以得知原來腦及心都會發出電磁波，讓我們了解其運作的狀況，甚至可以判定是否有功能異常的情形需要關注。

另一方面，在非主流科學領域，我們可以用氣場儀、經絡儀、傅爾電針、MORA、Rayonex、光子密碼儀、TimeWaver 量子儀等設備來了解無形世界（含人時事物地，甚至外靈）的能量及訊息場狀態，我自己日常使用這些設備來協助了解自己及患者的身心靈狀況，如有異常，可以藉此進行調整平衡。

道家用精氣神形容人的整體，其中精在下丹田（腹腔），屬於精微物質；氣位於中丹田（胸腔），屬於能量；神處於上丹田（額頭），屬於訊息。西方則用身心靈三個字表達類似的概念。也可以換另一種比喻，如分子、光子及量子（見第一章附圖）。中醫經絡學說中的心有兩個，一個是心經（意識），另一個是心包經（心臟為主），在中醫的理論中沒有提到腦，所以與西方科學的生理學有不同的見解。我們能夠思考判斷到底是腦的作用，還是心（識）的功能？以我自己身為神經科醫師，都很難回答這個公案。我只能說中醫的心（識）可能包含腦但還有其他目前西方醫學還未涉及的功能。中醫也提到「氣會膻中」，也就是心的所在，因此心是人體最大的能量中心，也是驅動人體運作的樞紐。為什麼呢？因為根據人體的脈輪分布，由下而上，依次為海底輪、臍輪、太陽神經叢、心輪、喉輪、眉心輪及頂輪。心輪剛好位為下三輪與上三輪的中心位置，可見心輪的重要性。之所以要開宗明義來說明何謂心（識），是因為我們所有的行為是由心來導引的。我們知道宇宙間最大的療癒力量，是無私的愛。不管是東方或西方文化，我們表達「愛」就會用「心」做比喻，所謂「愛心」基本上是一體兩面。心就如同水一般，水可載舟，也可覆舟。錯誤的心念會引發不良的行為讓我們失去健康而得病痛苦，而正確的心亦可讓我們轉為正念重新恢復健康及喜樂。

我們可以透過不同的方式（例如靜坐）來改變心念，再運用科技設備去了解自己心念的改變，以及靈性提升對身體變化的影響。

舉例來說，可以藉由氣場檢測儀（Aura Imaging System）來檢視正念減壓靜坐前及靜坐後，身體氣場的變化情形。經過檢測發現，靜坐後能量場變得很飽滿，脈輪沒有缺損，整體氣場脈輪 皆獲得改善。所以心是能量的中心，透過正念可以驅動全身的能量進行修復重整獲得平衡及圓滿。身體的任何疾病將藉由能量的調整而得到療癒重獲健康（見圖 35）。

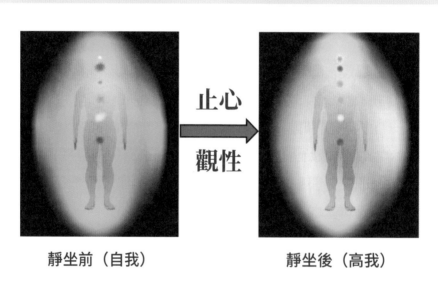

圖 35 靜坐 (心)1Hr 對氣場及脈輪的影響

止心
觀性

靜坐前（自我）   靜坐後（高我）

02
意識思考與情感都是一種能量，
以頻率及振動來表現

　　愛因斯坦曾說：「每件事都是能量。如果對應到真實的頻，你就可以得到真實，而且也只有這種方式可以得到。這不是哲學，而是物理學。」（Everything is energy and that's all there is to it. Match the frequency of the reality you want and you cannot help but get that reality. This is not philosophy. This is Physics.）

　　尼古拉・特斯拉（Nikola Tesla）（註：特斯拉是人類的電磁之父，是交流電的發明者，我們目前每天的生活如果沒有交流電，現代化生活立即面臨停擺）說：「如果你想發現宇宙的祕密，應考慮能量、頻率及振動。」（If you want to find the secrets of the universe, think in terns of energy, frequency and vibration.）

　　另外有一個很簡單的物理實驗「擺錘共振」，首先振動鐘擺，這些鐘擺有不同的長度，當橘紅色的鐘擺動了，與其同樣長度黑色的鐘擺也就跟著動，就是所謂的同頻共振。雖然這是一個物理實驗，可是跟我們的意識思考及情緒是一樣的，意識思考及情緒也是一種

能量，特斯拉跟愛因斯坦都認為：「世間的一切都是頻率、振動跟能量」，包括我們的意識思考與情感，也都是頻率，所以當你負向思考就產生負向共振，正向思考就形成正向共振，剛好可以解釋前述罹患肝癌的陳則煌先生的情況，他覺得神會幫忙他，他的頻率就跟神一樣，擁有無私的愛，自然他就痊癒了。

03

心靈的能量如何分類、定量評估及調整

我們可以透過肌動力學 (applied kinesiology) 測試或上述提到的能量頻率訊息等相關設備來檢測心的能量。這不是玄學，而是超越現有主流科學的超科學。

以下我們要介紹一種對於心靈能量的分類系統。這是由大衛霍金（David R. Hawkins）在《心靈能量：藏在身體的大智慧》（Power vs. Force: The hidden determinants of human behaviors）一書中提到，人類的負面思考、情緒及行為，是造成疾病的重要因素，如果能將思考及行為轉為正向，疾病自然不藥而癒。該作者列出了各種

狀況的能量等級，數值至少要達到 200 才是健康的能量狀態（見圖 36）。我的可能推論是「心轉，病自癒」或者是「無病」境界。

圖 36 心靈能量等級地圖：藏在身體裡的大智慧

能量級數	升降	神性觀點	生命觀點	等級	情感	過程
700-1000	⬆	本我自性	如是	開悟	妙不可言	純粹意識
600	⬆	一切存在	完美	安詳	極樂	覺照光明
540	⬆	合為一體	完整	喜悅	寧靜	變容顯光
500	⬆	慈愛	良性	愛	崇敬	天啟
400	⬆	智慧	有意義	理性	了解	抽象
350	⬆	仁慈	和諧	接納	寬恕	超越
310	⬆	啟發	有希望	願意	樂觀	意圖
250	⬆	促使能夠	滿意	中立	信任	釋放
200	⬍	認同	可行	勇氣	肯定	賦能
175	⬇	冷漠	苛求	驕傲	鄙視	誇浮
150	⬇	想報復的	敵對	憤怒	仇視	攻擊
125	⬇	否認	失望	欲望	渴求	奴役
100	⬇	懲罰	驚恐	恐懼	焦慮	退縮
75	⬇	輕蔑	悲劇	悲傷	懊悔	消沉
50	⬇	譴責	無望	毫無生氣	絕望	放棄
30	⬇	懷恨	邪惡	愧疚	指責	破壞
20	⬇	鄙視	悲慘	羞恥	恥辱	消滅

接下來我舉一個實際的案例，52 歲男性肝癌個案，起初腫瘤僅在肝臟，之後轉移至肺及腹腔，成為第四期，此個案接受過主流及非主流醫學的整合治療，曾經好轉，但又回到過去生活型態後病情又再度逆轉惡化，我用 TimeWaver 量子儀檢測個案的心靈能量等級，發現有等級在 50 的負向能量，代表著無望、毫無生氣及放棄。但是個案仍具有 250、200 及 400 的正向療癒力量。我告訴個案請他以「無私的愛」之原則來發願，因為這是療癒中不可思議的力量。當個案在心中發願後 (見圖 37)，我立即用量子儀當場檢測，在後測中，其 50 等級的負向能量排名由第三名退到第四名，而原來第四名的 400 等級正向能量上升到第三名。可見正向意念一轉，具有療癒力的能量立即反映，這是可以驗證的 (見圖 38)。如果能夠時時保持 200 以上的正向能量，例如勇氣 (200)、釋放 (250)、樂觀 (310)、智慧 (400)、慈愛 (500)、寧靜 (540)、光明 (600) 及開悟 (700-1000)，則身體自然能獲得並維持健康。這與上述的三個得神蹟醫治的例子是相通的邏輯。所以宇宙的真理是唯一的、不變的，及永恆的，不因時空而有任何的不同。

圖 37

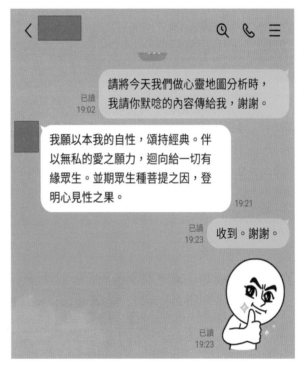

圖 38 心靈的自我療癒力量（52 歲男性肝癌個案之意識地圖）

2021/11/10 發願前　　　　　　　　　2021/11/10 發願後

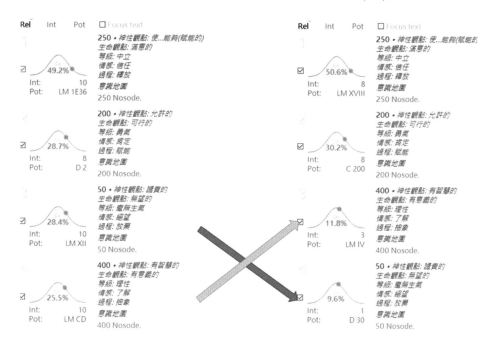

逆齡回春「蔡氏養生法」

我提出的五維一心養生法能夠戰勝疾病，甚至逆齡回春嗎？

我拿自己當例子。肺癌康復已超過 6 年，隨然有相關性極高的家族史（祖父及父親），但目前沒有心血管或三高新陳代謝疾病。我的實際年齡 62 歲，透過 Garmin Connect 測出，我的運動生理年齡是 53.5 歲，Angioscan 檢測，我的血管生理年齡是 40 歲，HeartQuest HRV 檢測自律神經生理年齡，得出我的自然呼吸是 60 歲，腹式呼吸是 51 歲（平均 55.5 歲），利用 Vigene 超微基因 IGF1 測出我分子生理年齡是 60 歲，Omron 身體組成生理年齡為 45 歲。綜合以上分析，我的平均生理年齡為 51 歲，逆齡回春了 11 歲（見圖 39）！

大約 4 年前，有一次接受媒體採訪，主持人還問我是不是有染髮，否則為什麼看不到甚麼白髮？ 我笑著回答：感謝父母的遺傳，心想也可能是長期養生調理的結果。

我在被診斷肺癌 (2014 年 7 月) 的 4 個月前曾經以 8 天的時間完成中央山脈南二段的高難度登山，罹癌確診後，在我接受化療期間，我曾經因為副作用嚴重到無法連續走平路 100 公尺，我以為此生將無緣再親芳澤，但是這幾年我陸續完成了中央山脈南一段 (2015 年，7 天)，聖母峰（珠穆朗瑪峰）基地營 (2016 年，13 天，最高行

圖 39 蔡氏養生法讓我的生理年齡比實際年齡少了 11 歲

蔡式養生調理法能夠逆齡回春嗎? 實際年齡: 62 歲　生理年齡: 51 歲

Vigene 癌症基因Test(2022/7/2)
分子生理年齡 60 歲

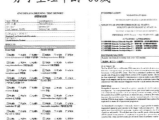

Angioscan(2022/7/4)
血管生理年齡 40 歲

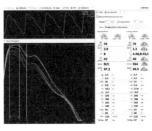

HeartQuest HRV(2022/7/4)
自律神經生理年齡
自然呼吸 60 歲　腹式呼吸 51 歲

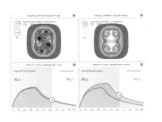

Omron 體脂計(2022/7/4)
身體組成生理年齡 45 歲

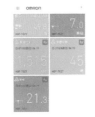

Garmin Connect (2022/7/4)
運動生理年齡 53.5 歲

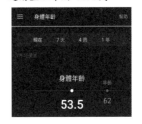

程達 5550 公尺的卡拉帕塔峰)，馬博橫斷 (2020 年，8 天)，北二段 (2021 年，6 天) 等長程的高山縱走行程，2022 年 5 月初我剛剛又走了一趟罹癌前的南二段行程 (9 天)，完成了心中的宿願。再次證明即使是一位十大癌症第一名肺癌的重症患者，也可以透過正確的整合醫學結合主流治療及相關的養生調理重獲得健康及體能。照片中金黃的陽光灑滿綠色的大地，新鮮的空氣及清澈的湖水就是大自然給予人類最好的療癒力量，謂之「道」。

　　因此，我對五維一心養生法非常有信心！一定可以幫助生病的人獲得重生，甚至還有機會逆齡。

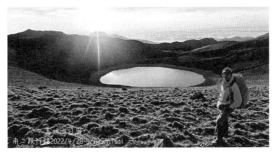

嘉明湖日出
南二段行程 2022/4/28-5/5 Tsai

05

萬病，由心起

　　如果你的心裡有個結，久了之後，它就可能讓你生病，甚至得癌症。你應該開放自己的心胸，去檢視過去幾 10 年來，自己的心是不是出了什麼問題。你認為是對的世界，真的就是對的嗎？你深信不疑並堅持的事情，是否完全沒有轉圜餘地？人之所以或生病，往往因為心裡有一些關卡過不去，心理影響生理，同時再加上不良的生活型態，使免疫力下降，新陳代謝功能發生障礙，各種疾病於焉形成。

06

心轉，病自癒

（一）Prigogine 氏分散性結構理論

　　即便是身為醫師的我，在自己被確診罹患癌症的初始階段，也會驚恐，也會沮喪，也曾配合完成主流醫學的治療，也為了自救及自癒走過非主流醫療的過程。

　　要成功從癌症中痊癒走出來的重要關鍵，就是不要把癌症當成敵人；事實上，我常比喻癌症是你失散的兄弟（姊妹），因為家中的生活（生存）環境不佳，所以選擇離家出走（註：突變為惡性腫瘤是細胞為了自我存活所演變的物競天擇結果）。你可能會認為是

因為我的癌症治好了才這樣說，然而根據一個重要的心理分析理論「Prigogine 分散結構理論」的說法，人們在未罹患癌症或任何重大疾病前，平常的生活都是可預期的，可能下周要參加工作上的會議，還是要安排旅遊，抑或是孩子即將結婚等，都在計畫中，是可預期、可控制的。但當疾病發生，一切就變得不確定、混亂，就如疾病的英文字「disease」，不愉快、不輕鬆，就代表生病了，生病就是突然產生混亂，自己和家人都會跟著不知如何是好，身心靈處在一種混亂氛圍的狀態。此時提供整合身心靈的療癒，就會有個新秩序出現，意識和靈性的部分會提升，人生重新得到健康和新生命。就如我，罹癌之前，大家可能表面看我過得很好，事事如意順心，其實過得很辛苦，因為外在壓力早已經超出負荷，只是當人在未生病前，總自認為自己能夠繼續撐下去，強顏歡笑，但罹癌後，我重新找到生命價值與生活定位，反而過得很快樂（見圖 40）。

圖 40 源自於 Prigogine 氏分散性結構理論

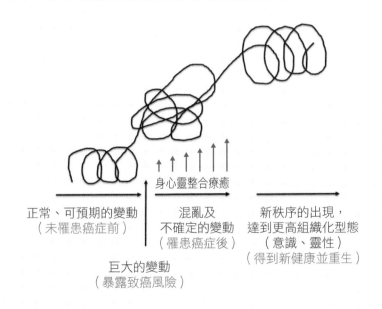

身心靈整合療癒

正常、可預期的變動
（未罹患癌症前）

混亂及
不確定的變動
（罹患癌症後）

新秩序的出現，
達到更高組織化型態
（意識、靈性）
（得到新健康並重生）

巨大的變動
（暴露致癌風險）

人會生病、絕對與自己的心境與生活型態息息相關，如果生病後仍不改變，讓身體仍舊處於「會讓你生病」的生活型態中，那麼就算運用各種先進醫療方式暫時治療了疾病、復發的因子仍然存在，而且這些因子極有可能被再度引發。疾病本身並不可怕，只是你如果不知道要去改變，在生病接受主流治療之後，不去調整生活，不僅不容易得到初期的治癒，即使病情獲得緩解，也會一再的復發，讓你走向人生不可逆的最後階段。

以我個人為例，我是屬於第二期前期的肺癌，可能聽起來還算早期，但肺癌是所有癌症中死亡率最高的惡性腫瘤，因此我的 5 年存活率不到 50%，接受主流醫療半年後，又發現新的肺部腫瘤，疑似復發，但限於醫學技術上的限制，無法切片進行病理確診，但我自己從非主流醫療上的檢測可得知復發的可能，此時我的 5 年存活率可能只剩下 25%，但經過自我調理後，疑似復發的肺部腫瘤已消失了。現在還好好的能和大家分享心得，就是因為改變心境，以快樂的心面對一切。所以鼓勵大家，無論是癌症、心血管疾病或是任何其他難症重症，都不要忘了一件事，就是要讓生命有所提升，而生命的提升有一個重要關鍵，就是「利他」，找到一個可以幫忙他人的人生價值，亦即尋找一個可以讓別人快樂、自己也快樂的人生方式，如此生活，通常很難會生病。

如果生病了，不要怨恨，反而要感謝，感謝生病給你機會改變自己、改變生活型態、改變價值觀，一旦願意改變，生命契機自然出現。疾病是讓你走向新生的出發點，所以要感謝它，因為它會救你。重大的疾病往往是因為人生碰到牆壁，過不去了，若硬是要闖過去，可能一命嗚呼，因此得病要你學習轉彎，要你救自己。

（二）健康是意識的擴展

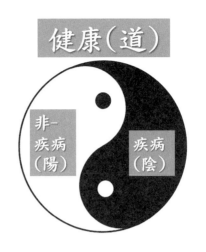

依據 1983 年 Newman 提出的概念，健康是意識的擴展（Health is expansion of consciousness）。就學理的角度來看，疾病是一種典範（模組）的移轉，我們應該將健康當成一個整體的組態，不應將疾病單獨視為一個分開的個體，而是要將它當作人與環境互動下所產生進化組態的一種表現，這種典範（模組）的移轉是，從疾病治療轉變為尋找組態。從把疾病當作負面事物，轉變為將它視為進展到更高意識過程中，自我調整及重新組織的一部分。由此可見，真正健康的內涵，應包括非疾病和疾病的部分疾病是用以提醒你，你的人生該轉彎，你的生活步伐該調整。就如同太極圖所示一陰一陽謂之道，缺一不可 (見附圖)。我在長期幫助患者的過程中，發現有所謂完美主義人格特質的人，往往較不容易從疾病中走出來，重獲新生，因為他們無法接受自己生病 (所謂不完美) 的事實，如果他們能夠轉念接受生病本來就是生命的一部分，透過意念轉變，從原來「為何是我生病」的負面框架中走出來，才能跳出一般人認為的疾病宿命，找到新的生命價值、找回快樂。

（三）學習誠服，順天敬天（天：指大自然運作或是規律），才是大道

我個人很喜歡登山，登山時遇到大雨，全身溼答答，又看不到風景，當然是一件令人掃興的事。有一次，我與一位布農族原住民

小松一起登奇萊山，剛一出發又遇到了大雨，我就問這位原住民對登山時遇到下雨的觀感，他說：「下雨是天意，宇宙運行的自然法則，我們登山者不希望遇到雨，可是山下的農民可能正期待天降甘霖來使作物得以滋長。所以我們原住民對於即使登山遇到雨，天有祂的意涵，我們誠心的接受。」聽完這段話，我自己內心真的很汗顏，我們平時只自私的希望任何事物都能天從人願，但我們可曾想過當自己獲得所求時，是否犧牲了其他人，任何物種生命或是環境的付出？或是因為別人的助緣抑是上天的垂憐恩賜，我們才能有所得或是有所成？

突然間，我學會了誠服謙卑，順從天，敬畏天，及感謝天。神奇的是，我們對話的隔天，一大早就陽光普照，給了我一個大禮物，讓我能飽覽大地山川之美，這或許是上天對我悔改的鼓勵及回應吧！

（四）唯有改變，才有生機

心念的轉變，是疾病療癒時的重要關鍵之一。疾病可以痊癒，重點在於你一定要有信心，全然做到配合治療。這是一個很簡單的道理，可惜並不是每個人都做得到。截至目前為止，我輔導的癌症或各種疾病個案超過數百人，推估回去後真正會實行的大概有 1/3，其中能夠做到位的又只剩下 1/3，最後能持續做下去超過半年的，又只剩 1/3，簡而言之，大概只有約只有 4% 的人及格而已，如果是早期的癌症或是一般的疾病，只要有所改變，康復的機會自然很高，但如果是後期的癌症或是一些久治不癒的疑難雜症，沒有全然徹底的調整，很難能得到全然的療癒。

我一直強調要改變，唯有心態（意念）改變了，行為才會跟著改變。當我們不幸生病了，要把它當成是讓我們轉化為更高靈性過

程中的觸媒，所以
應該要感謝它。有
人患了預後最差的
末期癌症或是醫學
上的難治之症，例
如自體免疫系統疾
病，卻仍然創造奇
蹟；癌症不論任何
型態或期數，永遠
有機會完全療癒，

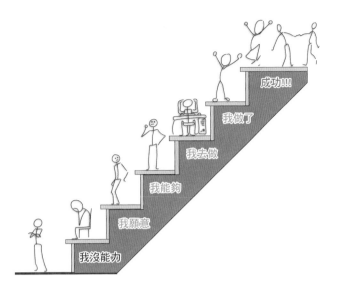

其他的疾病亦是如此。在我心中，沒有醫不好的病，只有醫不好的
心。如果你覺得自己的病不會好，往往就真的很難好；但只要你相
信自己會好起來，往對的方向努力執行，疾病就會消失，獲得重生。

（五）只尋求自然醫學方法而不依靠主流醫學治療，可行嗎？

　　另外給擬只尋求自然醫學方法而不依靠主流醫學治療的患者我
個人的經驗分享。從肺癌接受主流醫學手術及化療後 5 個月疑似復
發，再經過自我探索自然醫學的調理，腫瘤自動消失，完全康復後，
我開始輔導癌症及各種疑難雜症的患者，通常他們常常提到的是我
的癌症可以不用手術、化療或放療，或是我的慢性病或疑難雜症可
以不用服藥，僅靠自然醫學療法來自我康復嗎？表示還是有一部分
患者擔心主流醫學的成效或是治療帶來的副作用。

　　對於這些個案，如果他們是癌症早期（通常是二期以前）或是
疾病屬於初期無重大快速惡化風險，如果他們堅持不採取主流醫學

治療，我會確認他們對自然醫學的了解度及個人願意改變生活型態及能夠調整環境因子的可能性有多高，才以 1 至 3 月不等的時間來調整並觀察他們的改變及追蹤相關客觀檢測或主流醫學的檢查，如有明確的改善，才繼續接受我的輔導，往康復的方向繼續努力。但是多數的個案，通常沒有足夠的準備或是了解他們的狀況，也就是心念的轉化還不夠，我一般都會說服他們先接受主流醫學的治療或處置，再同步進行整合醫學六維一心其他面向的調整，這是一條比較穩當的方式，而且較容易有預期的成果，患者有機會可以漸進式減藥或甚至停藥，並重新獲得健康。就如同我自己為例，如果當時我一開始就拒絕主流醫學，以其他自然醫學的方式來醫治自己，我相信一定緩不濟急，我大概已經因為一時的衝動而結束了自己的人生。所以奉勸患者一定要與專業的醫師諮詢討論，不要基於一廂情願的想法，而失去了健康或甚至生命。

但是，有一些特殊的個案，患者有堅定的意志及足夠的知識與執行力表達不選擇主流醫學，是否能夠成功呢？還是有機會，但是我建議一般民眾勿輕易嘗試。我有一個案例本身是臨床醫師，與我的狀況類似，得到肺癌後接受手術及化療，一段時日後又復發，這時患者與我一樣開始思考主流醫學的侷限性，他看了我的書也參考了其他的相關資訊，決定接受我的輔導，以 3 個月的時間來自我改善，否則就再接受主流醫學的治療。結果該個案在短短的時間內，腫瘤就自動消失，連他的主治醫師都嘖嘖稱奇，不敢置信。所以我請該個案在本書中分享他的經驗，來鼓勵其他病友，請參見本書附錄個案分享文章。我手上有其他僅靠自然醫學讓腫瘤或難治之症改善的成功案例，但我覺得這些都是特例，我並不全然鼓勵，只有少數符合條件的患者可以採取此種方式。

07

結語

不管是急性感染（包括 COVID-19）或是各種慢性病（包括癌症或心血管代謝疾病等）及疑難雜症，往往是很多因素共同交互作用所引起，每位患者可能有其個別原因，但不外乎來自體質、外在環境、生活習慣及內在心靈失衡狀況。

唯有身心靈三方面健康才是真健康，透過自然醫學的理論，由「蔡氏五維一心自我養生調理法」可以提升整體生命力，預防疾病的發生，延年益壽，健康喜樂到老。最重要的是改變，只有你願意改變並落實執行，這些方法才能幫助你。

這幾年來，我不斷在分享我個人罹癌的經過以及治療康復的過程，也將這幾年成功幫助過的各種疾病個案盡量傳播出去，就像是一趟我個人身心靈的探源之旅，更是懺悔、感恩之旅。探尋自己罹癌的各種可能因素，然後一一面對、改變它，並懺悔罹癌前沒能善待自己，感謝癌症讓我有機會重新檢視自己，進而找回新的生命。

當我們每天心存感恩，感謝這個世界，感謝身邊的人，感謝自己生病時，就已經走上療癒之路了。將自己的困境轉化為「無私的愛」將可得到全然的療育。祝福大家都能在這趟感恩與愛的旅程中，重新找回健康的自己，活出生命價值。

最後，謹以數張我登山拍攝的照片作為本章的總結。當你靜心凝視這些照片，並細細品味我為它們所下的標題，將會有不一樣的健康收獲。

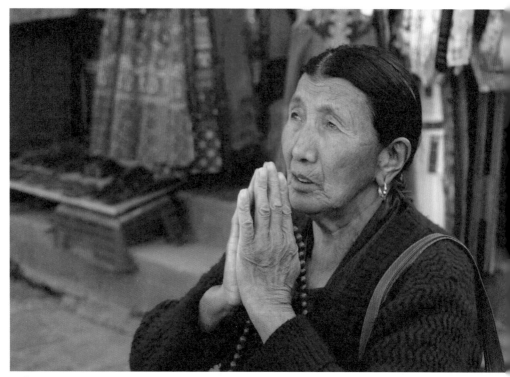

天佑（一）(2016/10/25-11/6，尼泊爾珠穆朗瑪峰基地營行程，攝於加得滿都)

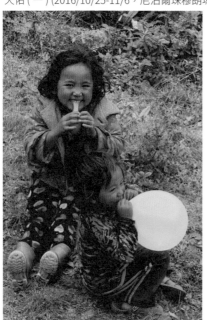

無憂 (2016/10/25-11/6，尼泊爾珠穆朗瑪峰
基地營行程，攝於登山途中)

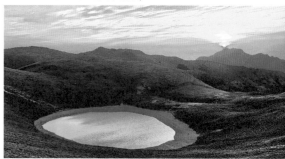

無私的愛 （一） (20220428-0506，
中央山脈南二段，攝於嘉明湖)

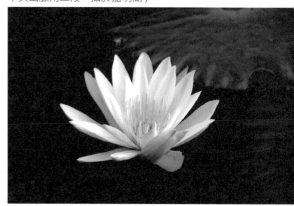

寧靜 （20130210-13 印尼巴里島)

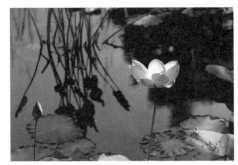

希望 (一) 130210-13 印尼巴里島)

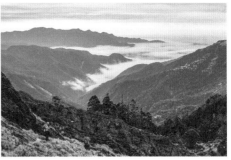

勇往向前 (20140309-16，中央山脈南二段，登頂
雲峰後返回登山口途中)

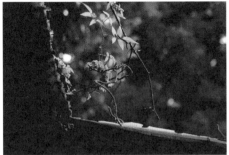

生命 (20121229 水漾森林，攝於途中工寮)

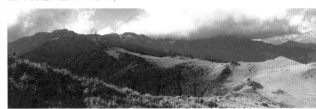

人間勝境　(20140309-16，中央山脈南二段，攝
於大水窟山屋)

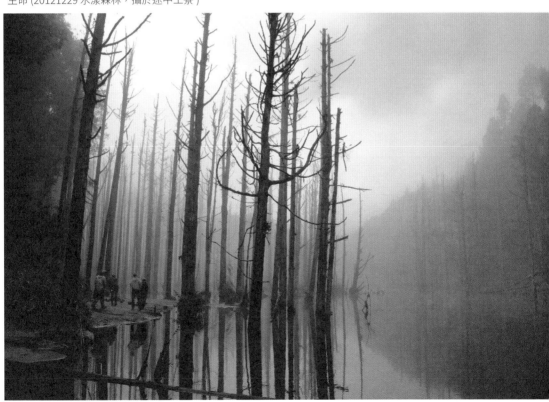

人間仙境 (20121229 水漾森林)

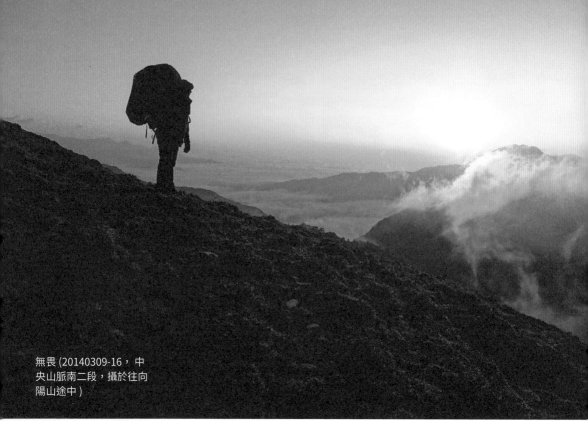

無畏 (20140309-16，中
央山脈南二段，攝於往向
陽山途中)

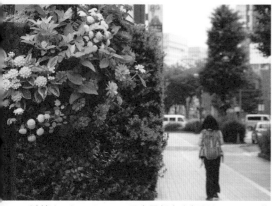

希望（二）140601-5，日本黑部立山行程）

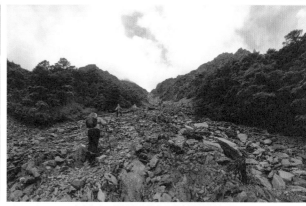

信心 (20220623-27，中央尖山，攝於登頂途中，當天需要爬升 1300 公尺)

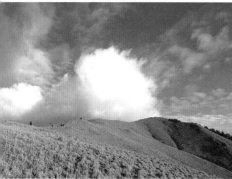

誠服 (20140309-16，
中央山脈南二段，攝於往南雙頭山途中)

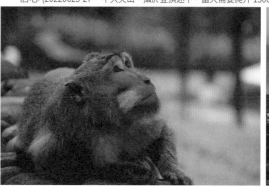

天佑（二），（20130210-13 巴里島）

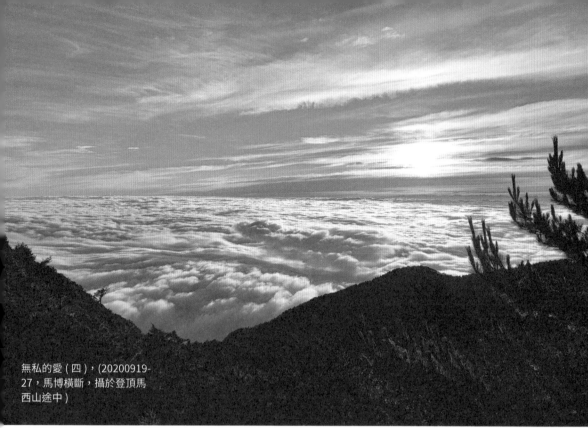

無私的愛（四），(20200919-27，馬博橫斷，攝於登頂馬西山途中）

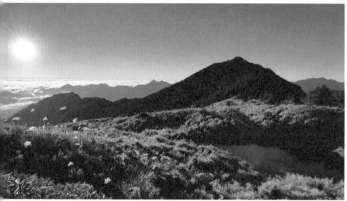

無私的愛（二）(20211204-9，北二段，攝於無明水池營地）

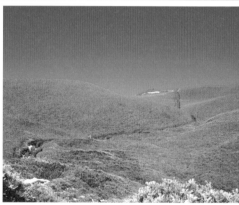

無私的愛（三），(20110122-24，奇萊南峰，攝於登頂途中）

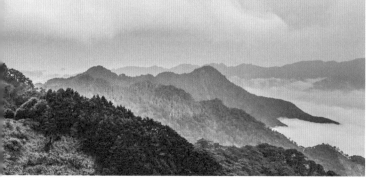

無私的愛（五），(20150321-28，中央山脈南一段，攝於往小關山途中）

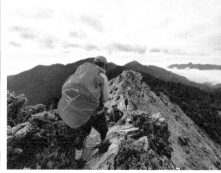

無懼，(20200919-27，馬博橫斷，攝於往馬布谷途中）

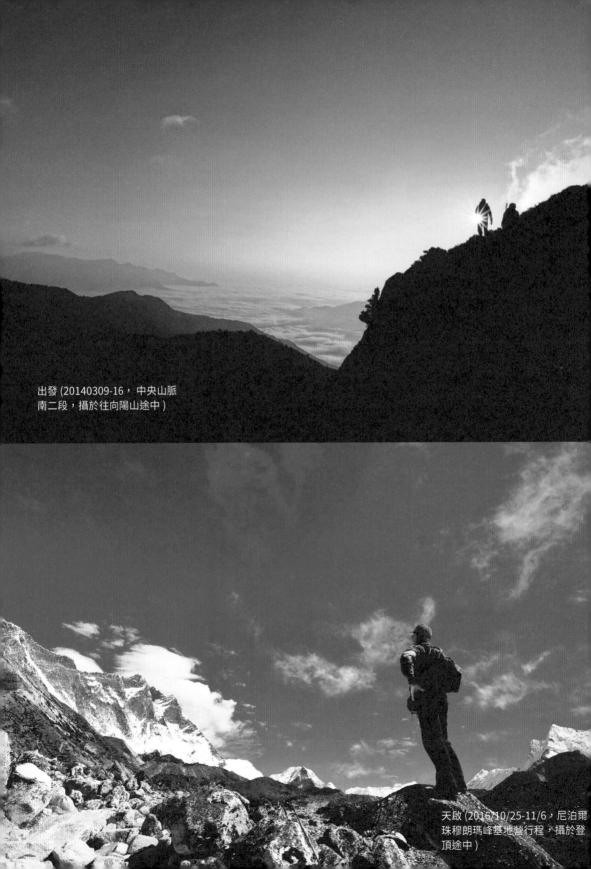

出發 (20140309-16，中央山脈南二段，攝於往向陽山途中)

天啟 (2016/10/25-11/6，尼泊爾珠穆朗瑪峰基地營行程，攝於登頂途中)

互補另類療法介紹
及體驗分享

　　自從我 2014 年 7 月罹癌接受手術及完整化療的主流醫學治療但不幸於化療完成的短短 5 個月後（2015 年 4 月）腫瘤再生，疑似復發（無病理切片證實）。因為主流醫學已無法再幫助我，所以我不斷地尋求各種自救方案，其中包括許多互補及另類療法。以我自己主流醫學的成長背景，一開始我對某些療法及設備都抱著懷疑的態度，但這些年下來，一步步藉由實際體驗及與臨床實際案例狀況交互比對，我慢慢認識並了解這類療法及設備背後的運作原理，進而開始認同它們可以作為與主流醫學搭配的互補另類療法，在需要時來輔助調理患者的病況。

　　在臨床上診治病患時，總是會被問到許多非主流的養生調理方式，基於自己的實際體驗及驗證，我也不吝於把這些資訊提供給大家，希望能藉此提供醫師進行評估或協助患者。

　　任何的設備或處置都有其侷限性，包括主流醫學範疇也是如此，所以建議以實事求是的態度來開拓我們對未知世界的認識。在本書中所有提及的互補另類療法都無法取代主流醫學，因為主流醫學是目前最有實證基礎的醫學，唯有在主流醫學尚有侷限之處，例如我的狀況，才應退而求其次，尋求互補另類療法的介入。追求生命的延續與健康是普世的價值，但切不可本末倒置，在此特別呼籲及提醒。

01

超微癌症基因檢測
——評估癌症發生及轉移復發風險

　　主流醫學用於偵測肺癌的腫瘤標記，通常是癌胚胎抗原（Carcinoembryonic Antigen, CEA），但在我自己罹患肺癌之後，發現它始終無法真實反應我的腫瘤狀況。事實上，這在臨床上並不算少見，其他種類的癌症也有類似的狀況。我思考著，總不能只靠著定期的電腦斷層追蹤來了解自己的病況，因為一則會重複接受輻射線，二則影像檢查是落後指標，等追蹤時發現病兆可能已經復發了。正在苦思如何突破這個困境時，剛巧醫院的同事林沛醫師向我介紹他高中同學王長寧博士在美國開發的特殊技術，稱為「超微癌症基因檢測」，這是一種用以手指釋出的 DNA 判定癌症的非主流醫學檢測方法，具有高準確度、無風險的特性，涵蓋分子、細胞、免疫系統及臟器 4 個層面。

　　這 2、3 年來液體切片（Liquid biopsy）發展蓬勃，大家逐漸了解只靠抽血，就可偵測到癌症細胞或是其基因片段，然而「超微癌症基因檢測」技術更為先進，只要採集雙手拇指毛孔所釋出的外

泌體（exosome），利用特有 DNA 結構能量差（Differential DNA Energetics）技術，同時偵測異常新生與正常增生有關的兩種等位序列，就能進行精準的癌症基因分析，判定是否罹癌、監測罹癌者治療後的效果或追蹤可能復發的狀況。

1. 以客觀數據佐證身體改善程度

我從 2015 年疑似復發後（註：幾乎可確定是復發，但未接受二次手術，缺乏病理報告證實），就開始每個月進行此檢測，並與我的臨床狀況進行比對。我的第一次報告，顯示我處於復發的極度風險（自體處理腫瘤能力 -50 分〔數值範圍 -100 ～ 100〕，肺部基因變異度 75%〔數值範圍 0%~100%〕），因此我果斷的將我擔任的行政主管工作，由南基醫院院長轉為協同院長。第二個月我的報告立即改善許多（自

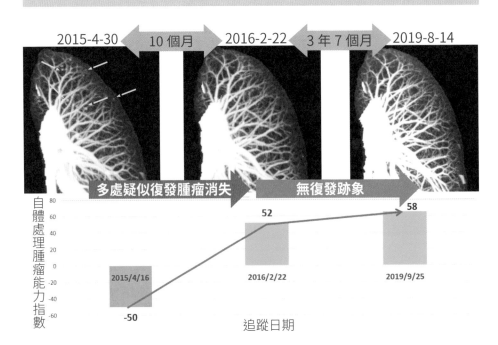

圖 42 生活型態調整（五維一心療法）對疑似肺癌復發的改善成效

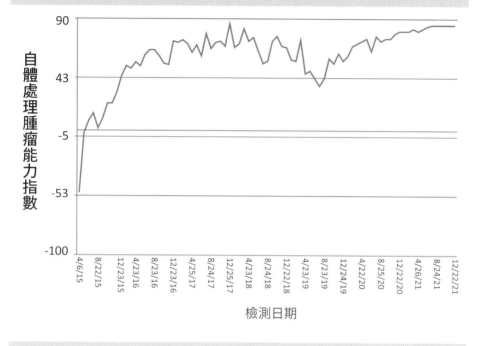

圖 43 生活型態調整與自體處理腫瘤能力關係圖

自體處理腫瘤能力指數

檢測日期

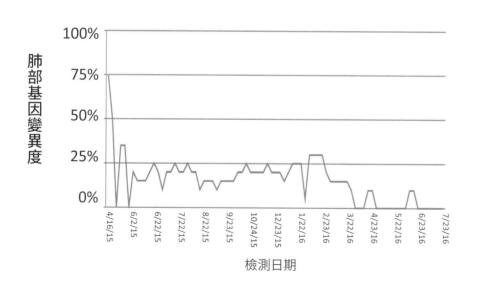

圖 44 肺部基因變異度長期趨勢圖

肺部基因變異度

檢測日期

體處理腫瘤能力從 -50 分提升至 0 分，肺部基因變異度從 75% 改善為 0%），可見情緒壓力對一個人的免疫系統的影響有多麼大。

接著我開始徹底從營養、運動、紓壓、排毒及靈性提升多面向一步一腳印的嘗試及調整，可以看到我的超微報告雖然還會反彈起伏，但大致逐步好轉，讓我更深具信心。10 個月後，當我的自體處理腫瘤能力從 -50 分提升至 52 分，肺部基因變異度從 75% 改善為 20% 時，我做了電腦斷層追蹤檢查，顯示腫瘤已經自行消失了。之後我還是持續的追蹤，在 2017 年 12 月自體處理腫瘤能力達到最好的 86 分，但隨後因為家母的疾病及後來的離世，讓我的自體處理腫瘤能力又逐漸退步到 36 分（2019 年 7 月），這時我第二次警覺到情緒壓力對免疫系統的負面影響力。因此我重新振作，從失去至親的傷痛中走出來，兩個月後我的自體處理腫瘤能力又提升到 58 分，我又追蹤了電腦斷層檢查，確定我並沒有復發（見圖 42）。此後，我也一直保持著每月的超微檢測（2015/4~2021/12），一方面做為自我健康監測，一方面也希望藉此提供給民眾一個客觀的檢測數據來對應正確的養生調理與身體對癌症自癒力的佐證（見圖 43、44）。

2. 正確養生調理可療癒及預防任何癌症

更重要的是要告訴民眾，為什麼我一直強調「心轉病自癒」的觀念。如果心念能夠轉為積極樂觀正向，並轉化為正確的生活型態，持之以恆，自然能療癒疾病。此外，由附圖中可發現我的肺部基因變異度並非完全回到 0%，但我的腫瘤已經消失，代表人體本身就有自癒能力，我們的身體隨著年齡漸長，細胞不可能完全無變異發生，但只要提升免疫系統，自然能不斷的清除細胞層級的變異，而不致發展到臨床上可見的癌症。

事實上，我的超微癌症基因檢測是同時偵測 13 種器官的變異，因為內容太多，沒有列表讓讀者參閱，但從連續長期追蹤的資料顯示，雖然我的臨床診斷是肺癌，但因為免疫狀況不佳，我的其他器官也同時出現變異。隨著我的免疫系統不斷的改善，其他器官的變異也隨之好轉，所以只要養生調理正確，將可以達到對任何癌症的療癒及預防。

02
經絡能量分析儀——
快速了解人體五臟六腑的經絡狀況

中醫的經絡系統是除了氣場脈輪系統以外，最重要的人體能量醫學架構。過去對於經絡是否存在，在國際上一直充滿爭議，但經過多年來各方學者的努力，目前已能用儀器測量經絡的狀況，這要歸功於 1952 年日本中古義雄發表「良導絡診療學」，為經絡能量醫學開啟了一扇科學化大門。

良導絡經絡儀的相關設備，市面上有很多選擇，我個人採用的是安拓醫學推出的「MEAD 經絡能量分析儀」。2006 年中國醫藥大學中西醫結合研究所有門診的 300 人次進行 MEAD 信度（Reliability）、效度（Validity）研究 [1]，其重複檢測再現性相關係

數（Pearson Correlation Coefficients）介於 0.79854 至 0.93207 之間（可以理解為相關係數為 79.85% ~ 93.2%，100% 為完全相關），96% 擁有不錯至良好的一致性評定，達到極顯著的意義水準（p < 0.0001）。2008 年慈濟醫院、國立中正大學與南華大學特別針對 MEAD 進行穩定性與再現性研究 [2]，結果顯示左右經絡相關係數平均為 0.87（87%），具有極高相關性；而 5 分鐘內重複測量的相關係數為 0.893（89.3%），同樣具有極高的再現性。因為該設備的穩定性佳，所以我可以放心地利用它當作個人養生調理的前後對照比較。我採取了各種不同的調理方式，皆用此經絡儀作為評估前後改善程度的依據，如此一來我就可以了解該調理方式是否有效。

1. 氣功演練前後的各經絡電導值差異比較

2018 年我進一步與幾位醫學專家，針對氣功鍛鍊對老年人身體與經絡狀況影響進行研究 [3]，計畫中招募 45 名平均年齡為 65.14 歲的長者，在進行一次氣功鍛鍊後以 MEAD 檢測，發現除脾經與膀胱經之外，其他經絡電導值（MEC）均顯著增加（P < 0.05），而身體上焦與下焦的比值也明顯趨於平衡，顯示即便只進行一次氣功鍛鍊，對於全身經絡電導值提升與自主神經的平衡度均具有顯著影響。

氣功是一種溫和的運動，非常適合一般大眾隨時隨地練習，尤其當年長者或體能較差者不適合進行耗能運動時。本研究指出氣功可以顯著增加身體經絡活性、減少焦慮並改善自主神經的平衡度。

2. 用以評估腦中風患者對療程的反應

2019 年長庚醫院中醫科利用 MEAD 對 102 位缺血性腦中風者的研究 [4] 發現，中風患者患側的經絡電導值明顯高於健側（一般

氣功鍛鍊前後各經絡電導值差異

項目	氣功鍛鍊前		氣功鍛鍊後		p value
	Mean	SD	Mean	SD	
肺經 - 左	54.18	19.66	61.10	22.26	0.014*
肺經 - 右	57.23	21.67	65.84	20.93	0.001*
心包經 - 左	45.79	18.32	51.69	19.14	0.011*
心包經 - 右	44.57	17.45	52.30	17.26	<0.001*
心經 - 左	36.87	15.19	44.28	18.33	0.002*
心經 - 右	40.09	16.87	46.20	15.97	0.009*
小腸經 - 左	50.77	19.37	61.53	20.89	<0.001*
小腸經 - 右	50.89	20.04	62.95	21.13	<0.001*
手少陽三焦經 - 左	60.90	20.89	70.12	19.69	0.001*
手少陽三焦經 - 右	62.67	21.65	73.29	19.79	<0.001*
大腸經 - 左	55.64	20.49	64.90	21.25	0.001*
大腸經 - 右	60.05	20.64	69.10	21.34	0.001*
脾經 - 左	21.52	12 95	23.44	12.76	0.296
脾經 - 右	20.38	13.71	21.75	13.36	0.552
肝經 - 左	32.71	18.60	39.15	17.55	0.004*
肝經 - 右	30.75	18.09	37.36	18.06	0.002*
腎經 - 左	27.14	18.45	35.84	19.52	<0.001*
腎經 - 右	22.85	17.03	32.59	18.58	<0.001*
膀胱經 - 左	14.77	11.80	16.80	10.86	0.228
膀胱經 - 右	14.26	11.20	15.16	10.73	0.559
膽經 - 左	21.85	21.85	27.38	15.51	0.001*
膽經 - 右	20.72	14.23	25.23	15.89	0.009*
胃經 - 左	33.70	20.95	39.58	19.23	0.005*
胃經 - 右	32.93	19.21	40.78	18.27	0.001*
All mean	37.05	14.31	44.98	14.48	<0.001*

* 代表在氣功鍛鍊前後呈現顯著差異。

中風患者大都為偏癱，也就是單側身體機能受到影響），在兩側的比較中，肺經、心經、心包經、小腸經的 MEC 值也有顯著差異，同時患者的交感神經平衡指數（5.49 ± 4.21）高於正常範圍（1-1.5），表示自律神經失衡，這與患者的症狀與檢驗結果一致。依照檢測結果顯示，在後續的治療與復健過程中，可以利用 MEAD 持續追蹤檢測，並協助評估患者身體對療程的反應。

TABLE 2: Comparison of unaffected and affected limbs of each meridian electrical conductance values.

Meridian	Unaffected limbs (μA, mean ± SD)	Affected limbs (μA, mean ± SD)	P value
Lung	28.86 ± 23.97	33.43 ± 27.96	0.009*
Pericardium	27.33 ± 22.52	32.50 ± 25.42	<0.001**
Heart	18.91 ± 17.15	24.79 ± 21.47	<0.001**
Small intestine	22.94 ± 23.82	26.82 ± 25.12	0.03*
Triple energizer	25.24 ± 23.09	28.54 ± 26.67	0.09
Large intestine	26.36 ± 24.63	30.11 ± 26.28	0.67
Spleen	19.90 ± 20.85	20.77 ± 21.32	0.24
Liver	17.06 ± 18.58	16.13 ± 18.83	0.33
Kidney	16.16 ± 19.66	16.03 ± 17.98	0.93
Bladder	16.66 ± 17.53	18.27 ± 19.51	0.15
Gall bladder	11.74 ± 13.69	11.18 ± 13.74	0.56
Stomach	15.64 ± 16.84	15.89 ± 18.08	0.83

*$P < 0.05$; **$P < 0.001$.

TABLE 3: Comparison of unaffected and affected limbs of classified meridian electrical conductance values.

Meridian	Unaffected side (μA, mean ± SD)	Affected side (μA, mean ± SD)	P value
Twelve meridians	20.57 ± 15.35	22.87 ± 17.57	<0.001**
Yin meridians	21.37 ± 16.28	23.94 ± 18.59	<0.001**
Yang meridians	19.77 ± 15.53	21.80 ± 17.56	0.02*
Yin meridians of arm	25.03 ± 19.86	30.24 ± 23.55	<0.001**
Yang meridians of arm	24.85 ± 20.74	28.49 ± 23.89	0.01*
Yin meridians of leg	17.71 ± 16.31	17.64 ± 16.58	0.93
Yang meridians of leg	14.68 ± 13.68	15.11 ± 14.36	0.57

*$P < 0.05$ and **$P < 0.001$.

3. 用以評估癌症患者的營養條件

　　在癌症治療與臨床研究中，慈濟大林醫院利用兩階段研究 [5]，共蒐集 150 筆乳癌患者與非患者資料進行比對後發現，當右京骨穴電導值在 13.5 以下者，有 88% 是乳癌患者，在 49.3 以上者，有 83% 是對照族群。顯示利用單一穴位診斷乳癌的發生可能具有可參考性。在另一個以 147 位癌症患者的營養指標與 MEAD 經絡能量分析儀的比對研究 [6] 中發現，當患者個別處於營養均衡、營養不良、嚴重營養不良時，不同經絡的導電度會呈現明顯差異，而其中心經、大腸經、肝經、腎經、膀胱經、膽經和胃經在營養狀況不同時呈現出顯著差異，其結果顯示 MEAD 可以用來衡量癌症患者的身體營養條件，並提供醫師進行身體調理憑藉。

TABLE 3. MERIDIAN ELECTRIC CONDUCTANCE LEVELS FOR EACH OF THE PG-SGA CATEGORIES OF THE STUDY PARTICIPANTS

Meridian electric conductance (μA)	Stage A (well-nourished)	Stage B (moderately malnourished)	Stage C (severely malnourished)	p-Value
Total[a]	36.7 (32.1)	24.0 (30.6)	18.9 (20.4)	0.03*
Three Yin Meridians of the hand[b]	45.6 (42.8)	29.0 (33.9)	25.2 (22.4)	0.06
Lung meridian	39.5 (38.0)	28.8 (36.6)	24.7 (32.6)	0.08
Pericardium meridian	42.4 (39.6)	34.7 (37.2)	25.5 (26.9)	0.09
Heart meridian	37.8 (47.6)	23.9 (35.1)	20.7 (19.8)	0.03*
Three Yang Meridians of the hand[c]	41.7 (42.2)	30.5 (36.9)	19.7 (32.6)	0.06
Small Intestine meridian	38.9 (49.4)	26.0 (39.2)	22.6 (28.1)	0.09
Triple Burner meridian	43.8 (45.6)	30.1 (40.6)	21.0 (34.6)	0.08
Large Intestine meridian	42.0 (35.1)	30.0 (39.2)	18.2 (39.5)	0.04*
Three Yin Meridians of the foot[d]	26.9 (35.2)	20.0 (27.2)	12.7 (15.2)	0.02*
Spleen meridian	17.6 (37.6)	17.3 (33.1)	8.5 (18.0)	0.07
Liver meridian	32.4 (30.1)	19.7 (27.6)	13.9 (18.7)	< 0.01*
Kidney meridian	30.3 (35.4)	17.0 (24.9)	13.0 (17.3)	0.01*
Three Yang Meridians of the foot[e]	28.2 (28.3)	16.5 (24.8)	12.9 (15.6)	0.01*
Urinary Bladder meridian	26.9 (39.9)	20.4 (23.0)	13.1 (18.6)	< 0.01*
Gallbladder meridian	20.9 (19.2)	10.9 (20.6)	9.4 (18.3)	0.02*
Stomach meridian	28.6 (27.7)	20.9 (30.1)	13.8 (25.5)	0.03*

4. 用以進行「氣」的測量

中醫認為「氣（Qi）」代表生命的能量，但一直以來少有儀器可供科學檢測與量化，同時也難以定義「氣」的特性。研究學者利用葡萄糖的攝取，進行血糖與元氣的連結 [7]，並利用 MEAD 經絡能量分析儀進行「氣」的量測。在另一個以時間序列設計的研究中 [8]，學者在 2 個小時之中，以每 30 分鐘的間隔進行經絡電導與血糖值測量，發現隨著葡萄糖攝入，經絡電導值在葡萄糖吸收的初始期間顯著降低，當身體從葡萄糖中獲取能量之後，經絡電導值也隨之增加。這是一個創新的研究方向，也顯示了利用 MEAD 檢測身體「元氣」的變化具有參考性。

4. 用以評估飲食對經絡的影響

在一個有創意的研究設計中，學者們對於飲用咖啡之後的經絡即時反應進行研究 [9]，在 31 個健康的研究個體中，研究人員在

飲用咖啡之後的 30 分鐘、60 分鐘、90 分鐘及 120 分鐘各進行一次 MEAD 經絡測量，結果顯示在飲用咖啡 30 分鐘之後，大多數的經絡電導值升高，其高電導狀態維持至少 2 個小時以上，而交感神經的興奮度在 30 分鐘時顯著上升，然後逐漸降低，結果顯示喝咖啡對於經絡能量與自律神經具有顯著影響，同時也揭示隨著飲用咖啡後的時間遞延，不同經絡的電導變化特性也不盡相同。

過去一向被大眾無法理解的人經經絡能量，經由良導絡經絡儀的發展及驗證，其神祕的面紗已漸漸被掀開了，不僅可用於醫學研究、臨床診斷，也可用於個人養生調理的客觀檢測依據。

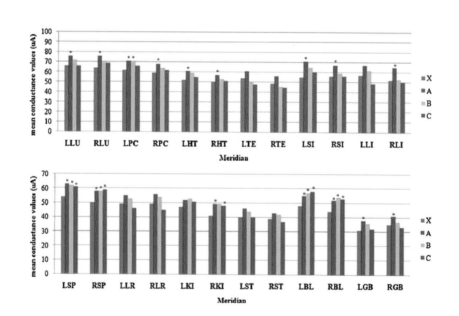

飲用咖啡後之 12 經絡電導變化 X: 初始值、A: 30 分鐘、B: 60 分鐘、C: 120 分鐘

經絡儀操作畫面圖例

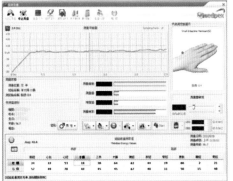

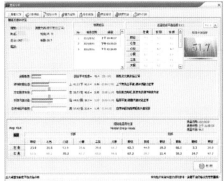

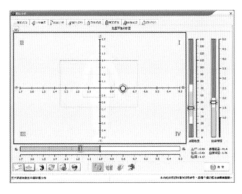

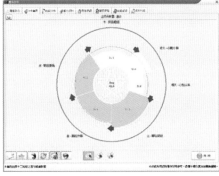

[1] 李曜暄、陳必誠、李采娟，時間、年齡及針刺、艾灸、冰刺足三里穴對良導絡值變化之探討。中國醫藥大學中西醫結合研究所，July, 2006.

[2] 葉明憲、蔡孟哲、林迺衛、葉家舟、藍英明、陳仁義，經絡穴位電性分析儀儀器穩定性實測之研究。臺灣中醫臨床醫學雜誌，14(2), 2008：107-115.

[3] Chun-Yi Lin, Tze-Taur Wei, Chen-Chen Wang et al., Acute Physiological and psychological Effects of Qigong Exercise in Older Practitioners. Evidence-Based Complementary and Alternative Medicine Volume 2018, Article ID 4960978, 10 pages.

[4] Shih-An Chang , Yi-Xiang Weng , Shu-Chen Cheng et al., Application of Meridian Electrical Conductance in the Setting of Acute Ischemic Stroke: A Cross-Sectional Study. Evidence-Based Complementary and Alternative Medicine Volume 2019, Article ID 3098095.

[5] 葉明憲、黃治文、葉家舟、丁川康、陳仁義、林迺衛，應用經絡能量的乳癌分析。臺灣中醫臨床醫學雜誌，15(3), 2009:229-235.

[6] Ann Charis Tan, Chia-Yu Liu, MD, Li-Yu Wang, MSc et al., Lower Meridian Electrical Conductance in Patients with Cancer Who Have Poorer Nutritional Status. MEDICAL ACUPUNCTURE Volume 27, Number 1, 2015.

[7] Ke-Feng Huang, PhD, Shih-Tsang Tang, PhD, Chih-Yuan Chuang, PhD et al., Different Patterns of Dynamic Variations on Electrical Conductance of Acupoints Between Qi Vacuity and Qi Non-Vacuity After Glucose Ingestion. THE JOURNAL OF ALTERNATIVE AND COMPLEMENTARY MEDICINE Volume 17, Number 9, 2011, 843-849.

[8] Shih-Tsang TANG, Ke-Feng HUANG, Chia-Yen YANG et al., Effects of Glucose Ingestion on Acupoint Conductance. Advanced Biomedical Engineering 3, 2014 123-129.

[9] Ming-Yen Tsai, Chun-En Kuo, Yu-Chuen Huang et al., Meridian energy analysis of the immediate effect of coffee consumption. European Journal of Integrative Medicine 6, 2014, 74–81.

03

科學脈診儀——
自己把脈評估健康狀況及疾病風險

中醫脈診已有數千年的歷史，每每觀看古書案例或實際體驗老中醫把脈，總是對老祖宗的智慧讚嘆不已。有機會拜讀了王唯工教授所著《氣的樂章》一書，驚覺中醫科學化並非遙不可及。王教授自 1988 年設計出脈診儀的原型機，並提出了循環的共振理論 [1]，循環共振理論有別於其他以血液流體力學為主的循環理論，提出心臟將血液打出心臟後撞擊主動脈弓，將能量轉換為彈性位能，血液與能量藉由此位能來傳遞。30 幾年來，王教授大膽假設小心求證，由物理系統模型的試驗，看到脈診科學化的可能性，接下來一連串物理仿體的試驗、動物器官的響應研究 [2]，以至嚴謹的數學模型的建立 [3]，為整套理論系統打下穩固的根基。爾後又在各個相關領域裡、臨床上做相關的應用與研究，如中藥歸經、針灸效應、食物歸經、藥理比較、臨床研究等 [4] 反覆驗證整套循環共振理論，同時也為一些中醫理論提供了科學的解釋與基礎，針對儀器本身也透過仿體 [5]、臨床實驗 [6] 證明，用諧頻來分析橈動脈壓力波形，諧頻指標的可靠度足以達到臨床試驗的要求。過程中已經發表了超過 150 篇的國際期刊論文。

1. 科學脈診的二大應用

(1) 疾病風險或健康狀態的評估

　　金姆健康科技立基於王唯工科學脈診 30 多年研究成果，輔以最新雲端大數據人工智慧分析，透過簡易、快速的量測，提供使用者在疾病風險的警示與相對應調理建議，讓不同使用族群在自身的領域中都能有合適應用，回歸上醫治未病的初衷，幫助使用者能更健康地生活。

　　近幾年在臨床實證上也有許多關於疾病風險預測的研究。舉例如下：

- 在以脈波諧頻指標預測無症狀缺血性心臟病的研究 [7] 中，如圖 1 所示，在接收者操作特徵曲線（receiver operating characteristic curve, ROC 曲線）分析可看到在傳統踝肱指數（Ankle-Brachial Index, ABI）、白蛋白 / 肌酸酐比值（Albumin to Creatinine Ratio, ACR）、10 年動脈粥樣硬化性心血管疾病風險（The ten-year Atherosclerotic Cardiovascular Disease risk, ASCVD）風險因子的預測上曲線下面積（AUC，越接近 1 代表預測能力越好）從 0.56-0.34，加上脈波諧頻指標則提升至 0.74，說明了脈波諧頻指標在無症狀缺血性心臟病預測上的重要性。

圖 1 不同風險指標預測無症狀缺血性心臟病分析

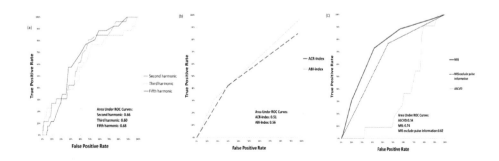

- 在無症狀重大心血管事件（心衰竭、心肌梗塞、心因性死亡）預測的研究 [8] 中，如圖 2 所示，以脈波諧頻指標（C4）當作風險指標來分群，做存活分析（Kaplan-Meier event rates），觀察 1968 名病人在 1.8 年內發生無症狀重大心血管事件的機率，風險高病人發生機率是風險低病人的 2.4 倍，說明脈波諧頻指標對於疾病的預測性。

圖 2 以脈波諧頻指標預測無症狀重大心血管事件存活分析

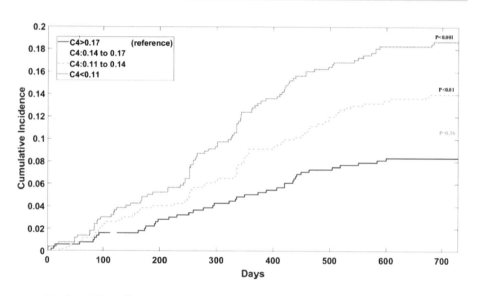

- 此外，透過非監督式機器學習分群方式（k-means）來對 2,398 名第二型糖尿病患者分群 [9]，追蹤 2 年觀察各種併發症（重大心血管疾病事件、癌症、巨大蛋白尿、重大腎病事件、視網膜病變、心智疾病、周邊血管疾病）發生的機率，其中中年（平均 57 歲）且具有嚴重動脈粥樣硬化個案在各種併發症發生機率都較高（1.93~6.47 倍），特別是在癌症有最高的發生機率（圖 3）。此說明透過脈波諧頻特徵結合機器學習，在疾病上的分類與預測有更好的結果。根據國民健康署的調查，臺灣 18 歲以上的成人，每 10 人就有 1 位糖尿病患者，且發病年齡有下降的趨

勢，如不治療，所有身體的重大器官都會逐漸出現問題，不可不慎。而簡單容易操作的科學脈診就可作為自己風險預測管理的工具之一。

圖 3 以機器學習結合脈波諧頻特徵預測糖尿病併發症的發生

Subgroups	MACE		Cancer		Macroalbuminuria		MAKE		Retina disorder		Mental disorder		PAD	
	HR	95% C.I.	HR	95% C.I.	HR		HR		HR		HR		HR	
YNM	1.00		1.00		1.00		1.00		1.00		1.00		1.00	
MNM	1.60	1.10-2.32	1.07	0.46-2.48	0.72	0.40-1.29	0.41	0.23-0.76	2.59	1.58-4.24	1.24	0.82-1.88	0.99	0.58-1.68
MLC4	2.19	1.27-3.79	2.47	0.83-7.38	0.80	0.27-2.31	0.62	0.22-1.78	2.90	1.44-5.83	1.26	0.63-2.55	0.57	0.17-1.91
MSA	5.88	3.60-9.58	3.44	1.06-11.17	6.47	3.43-12.18	1.93	0.84-4.41	4.74	2.32-9.70	3.46	1.89-6.33	2.03	0.83-4.99
ONM	2.41	1.67-3.46	1.43	0.63-3.27	1.77	1.06-2.95	0.36	0.18-0.71	3.82	2.35-6.21	1.11	0.71-1.72	1.35	0.80-2.28
OSRD	10.1	6.95-14.54	2.16	0.77-6.07	12.70	7.87-20.48	7.51	4.78-11.81	6.34	3.68-10.92	2.57	1.55-4.24	1.82	0.92-3.60
OMRD	3.70	2.56-5.35	2.22	0.96-5.13	5.62	3.50-9.00	0.81	0.44-1.50	5.46	3.33-8.95	1.86	1.20-2.89	1.94	1.13-3.32

(1) YNM (mean age 47 years): younger patients with normal medical condition
(2) MNM(mean age 58 years): middle age patients with normal medical condition
(3) MLC4 (mean age 62 years): middle age patients with low C4
(4) MSA (mean age 57 years): middle age patients with signs of severe atheroslerosiss (larger C1, C4CV and lower P2) [5, 6, 8, 9]

(5) ONM (mean age 66 years): older patients with normal medical condition
(6) OMRD(mean age 71 years; mean EGFR, 59): older patients with mild renal dysfunction
(7) OSRD (mean age 73 years; mean EGFR, 30): older patients with severe renal dysfunction

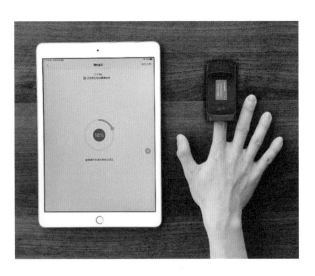

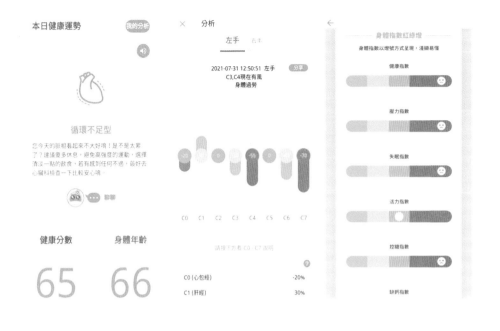

(2) 作為各種影響身體功能介入因素的前後測比較工具

以下舉 2 個例子：

- 在中藥歸經的研究中 [10]，分別對六味地黃丸的主成分熟地黃、山茱萸、澤瀉、茯苓、牡丹皮做食用前後血壓波型諧頻分析，發現這些中藥各自都會增加低頻 C2（腎經）、C3（脾經）的能量，降低高頻 C5（胃經）、C6（膽經）的能量；如圖 4

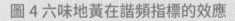

圖 4 六味地黃在諧頻指標的效應

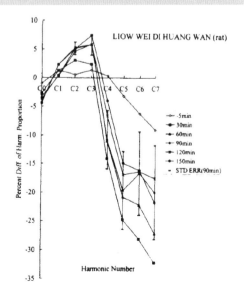

所示，食用六味地黃丸後則可看到 C1（肝經）、C2（腎經）、C3（脾經）的增加與 C4（肺經）、C5（胃經）、C6（膽經）、C7（膀胱經）的能量及 C0（心臟輸出阻抗）下降，此藥方效果是各別中藥向量的總合，也提供了中藥方組合背後的邏輯與解釋。

- 在食物歸經的研究中 [11]，飲用某種綠茶與紅茶在脈波諧頻指標上可以看到不同的效應，如圖 5 所示，兩種茶都會增加 C1（肝經）、C2（腎經）、C6（膽經）、C7（膀胱經）、C8（大腸經）、C9（三焦）、C10（小腸），但綠茶增加高頻 C6~C10 往頭部循環的幅度更大，同時也增加了 C4（肺經），而紅茶增加了 C3（脾經）。此結果說明了為何綠茶提神的效果更好，而喝完紅茶則是增加了中焦的循環。此外，這篇研究特別選用三峽同一棵茶樹但不同製茶程序的綠茶與紅茶來實驗，也解釋了為何中藥常會用不同炮製法來達到不同療效在血液動力學上的原因。

　　從以上所舉的臨床實證例子得知，在日常生活中各種健康食品、養生功法、芳香療法、針灸、推拿、藥物治療等前後的功效都可以透過脈診儀來評估對使用者的影響，使民眾在自我養生調理或接受某些治療後，能得到客觀的評估結果。

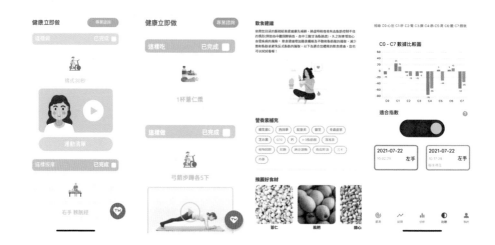

圖 5 綠茶、紅茶在脈波諧頻上的影響

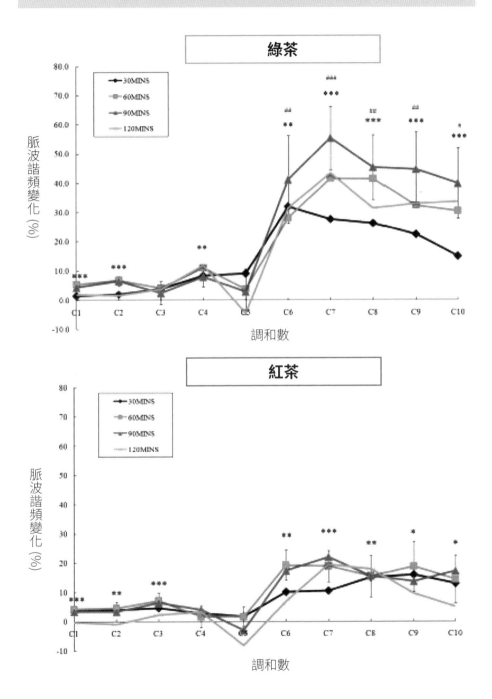

2. 新冠病毒感染在脈診上的變化

早在漢朝，古人就已觀察到病毒感染對健康造成的影響，張仲景著述《傷寒雜病論》，記錄病毒感染的過程，與辯證論治各種治療的方式。隨著科技進步，今日有脈診儀，可量測病毒感

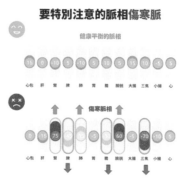

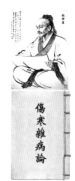

染對身體的影響，甚至可做為病程變化或治療評估的指引。

觀察臨床新冠病毒確診個案如圖 6 所示 (n=10)，可清楚看到在新冠確診之初，與平時脈相比較會有典型的傷寒脈趨勢 (脾經、膽經能量下降，腎經、肺經、膀胱經能量上升) 出現，這是由於病毒入侵後開始破壞我們免疫系統 (脾經低)，當確診時與病毒的主戰場已經到了肺部，肺部血液循環減少，感染症狀會變得相當嚴重。但是身體為了保護身體最重要的「心肺功能」，會強制增加肺經（C4）與膀胱經 / 中樞（C7）的血液，將免疫細胞集結到肺部進行保護。在脈相上，我們通常來不及看到肺經血液減少，就已經出現肺經有火的狀態，這個時期整個呼吸道的症狀都會非常明顯。接著在確診的後期，脾經（C3）開始增加血液循環代表我們體內的免疫力在戰爭中佔了上風，接著我們就可以看到肺經（C4）與膀胱經（C7）逐漸下降往平脈的方向趨近，身體漸漸恢復了正常。不過，如果身體又太過疲乏的情況，肺經（C4）會下降變成「負值」。這代表肺臟感染變成「慢性」，症狀也變成長期的咳嗽。

3. 以科學脈診觀察臨床癌症病患

我利用金姆科技的科學脈診儀，對我的 65 位癌症患者進行了檢測及統計分析，其中包括 26 位男性，39 位女性，平均年齡 56±11 歲。

圖 6

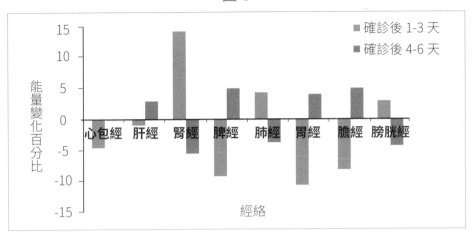

罹癌部位（不含轉移）包括乳房 14 位、肺 24 位、大腸 4 位、腎、膽管、胃、胰、攝護腺各 3 位、淋巴、卵巢、肝各 2 位、肝胰管、子宮各 1 位（圖 7）。經過性別及年齡的校正後，平均經絡能量 C0（心包經）、C2（腎經）、C3（脾經）、C4（肺經）及 C5（胃經）皆不足，尤以 C3（脾經）為最顯著，次之為 C4（肺經），但是 C1（肝經）的能量卻明顯上升。如果以人數最多的肺癌與乳癌來看，其趨勢也是雷同，但是肺癌患者的肺經虛證更為顯著，符合其臨床狀況。觀察與女性荷爾蒙相關的癌症（乳癌、子宮癌、卵巢癌）則可發現與其他癌症不同是 C6（膽經）及 C7（膀胱經）較高的現象。

在不同癌症部位可看到不同脈相組合，可能代表不同病因、病理機制，是否應採用不同治療的策略，是一個值得再深入研究的議題。總體而言，在 65 位癌症案例中平均脾經比正常標準低 31%，而肝經增加 26%（圖 8）。再次證明了免疫力與癌症的關係，因為經過研究，脾經除了與消化器官有關，也調控著身體的免疫系統，這 65 名癌症病患都有顯著的脾經虛弱，也就是免疫力降低的現象，癌細胞更容易逃過免疫系統，繼續增生或轉移。而肝經能量增加的可能原因包括：

- 癌細胞主要是靠「無氧呼吸」維生，會生成更大量乳酸以及其他代謝物須由肝臟代謝
- 身體免疫系統的運作會產生一些終產物，需要肝臟處理
- 心包經及肺經虛弱，加重了肝臟的排毒負擔
- 藥物也會增加肝臟的負擔

因此如能時常透過脈診量測觀察身體狀態，調整生活飲食作息，可避免讓身體處於上述癌症高風險的狀態，另一方面也能早一步發現風險，防患未然。

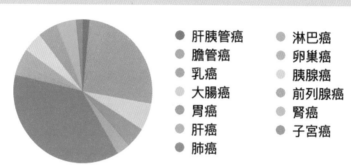

圖 7 罷癌部位統計

- 肝胰管癌
- 膽管癌
- 乳癌
- 大腸癌
- 胃癌
- 肝癌
- 肺癌
- 淋巴癌
- 卵巢癌
- 胰腺癌
- 前列腺癌
- 腎癌
- 子宮癌

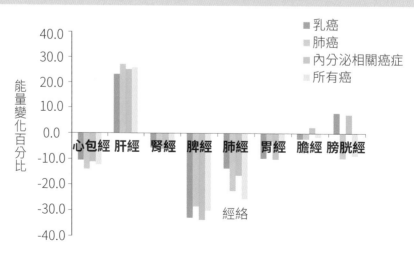

圖 8 不同癌症之科學脈診結果

[1] Wang YY, Chang SL, Wu YE, Hsu TL, Wang WK. Resonance. The missing phenomenon in hemodynamics. Circ Res. 1991;69:246-9.

[2] Young ST, Wang WK, Chang LS, Kuo TS. Specific Frequency Properties of Renal and Superior Mesenteric Arterial Beds in Rats. Cardiovascular Research. 1989;23:465-7.

[3] Lin Wang YY, & Wang WK. A hemodynamics model to study the collective behavior of the ventricular-arterial system. Journal of Applied Physics, 2013;, 113(2), 024702.

[4] Wang Lin YY, Hsu TL, Jan MY, and Wang WK. Review: Theory and Applications of the Harmonic Analysis of Arterial Pressure Pulse Waves. Journal of Medical and Biological Engineering, 2010;30(3): 125 - 131.

[5] Chang CW, Wang WK. Reliability assessment for pulse wave measurement using artificial pulse generator. Journal of medical engineering & technology. 2015;39:177-84.

[6] Chang CW, Chen JM, Wang WK. Development of a Standard Protocol for the Harmonic Analysis of Radial Pulse Wave and Assessing Its Reliability in Healthy Humans. Translational Engineering in Health and Medicine, IEEE Journal of. 2015; 3:1-6.

[7] Liao KM, Chang CW, Wang SH, Chang VT, Chen YC, Wang GC Risk assessment of macrovascular and microvascular events in patients with type 2 diabetes by analyzing the amplitude variation of the fourth harmonic component of radial pulse wave. Physiol Rep, 2019;7（19）:e14252

[8] Chang CW, Liao KM, Chang YT, Wang SH, Chen YC, Wang GC. Fourth harmonic of radial pulse wave predicts adverse cardiac events in asymptomatic patients with type 2 diabetes. Journal of diabetes and its complications. 2019; 33:413-416.

[9] KM Liao, CW Chang, SH Wang, YJ Chen, GC Wang, Novel subgroups of patients with type 2 diabetes and its association with complications, International Diabetes Federation Congress 2019

[10] Wang WK, Hsu TL, Wang YYL. Liu-wei-dihuang: a study by pulse analysis. The American journal of Chinese medicine 1998; 26:73-82.

[11] Chang CW, Xie XY, Wang WK, Wang GC. Effect of Black Tea and Green Tea on the Radial Pulse Spectrum in Healthy Human. The Journal of Alternative and Complementary Medicine 2019:1-3.

AVS 氣場儀——
氣場脈輪之人體能量狀況探索

　　探索人體能量的代表——「氣」，在全世界有主流的兩大古老系統，一是經絡穴位系統，一是氣場脈輪系統，經絡體系與五行陰陽理論搭配，是中醫診治疾病的重要依據，而氣場體系則偏重於精微能量所影響的情緒層面。

　　1930 至 1940 年代耶魯大學神經解剖學專家柏爾（Harold Burr）博士研究蠑螈跟新芽種子，他僅透過當時最簡單的電壓表（類似現今的三用電表）量測蠑螈主神經幹道跟末梢及新芽種子電場 [1]，就證實了在物質身體發育前，未來將成形的能量體就已在幼年期的動、植物身上出現，也就是說，精微能量的氣場會先發育為成形架構，物質的身體再依此而發展長成，這跟古代瑜伽士說身體發生疾病前 3 個月，氣場上就會出現徵兆之說契合 [2]。因此若能在氣的精微能量形塑前，就先導向正向、健康的方向，或許可作為預防醫學的身體狀況指標之一。

1. 用於身心靈狀況探索

　　精微能量體系談的氣場（Aura）是指人體環身的能量場，即氣能量形成影響的場域，而脈輪（一譯「氣輪」，Chakras）則是分布

於氣場各處類似穴位的能量漩。各瑜伽體系共認的以七大脈輪為主，而七大脈輪則是由上到下分佈於貫穿人體中央的中脈主能量通道上的不同位置，包括從會陰部位的海底輪（中脈最下端）、丹田的臍輪、腹部的太陽叢輪、胸腔膻中的心輪、喉部的喉輪、眉心上額的眉心輪、頭頂梵穴處的頂輪（中脈最頂端）[3]。印度阿育吠陀醫學及瑜伽修持，都特別載明每脈輪均分別關聯特定的身心靈狀態，由上到下的不同脈輪處理的是由高到低的不同頻率訊息，最上三個脈輪處理跟精神、思緒有關的狀態，最下三個脈輪則跟身體維度緊密相聯，心部心輪則跟心理感受有關，所以古人都說要「用心感受」[4]。

　　過去，關於氣場脈輪的觀察都是透過修鍊者的特異功能來「看見」，但拜科技之賜，透過結合生物反饋醫學、色彩心理學及能量醫學跨領域的研究，在 1970 年代由德國首先創新研發出非通電式的 POWER AVS 人體氣場攝錄儀（簡稱「AVS 氣場儀」），提供以客觀生理參數量測模式結合靈視者所見，呈現氣場、脈輪影像，對觀察人體能量領域的貢獻上跨出一大步 [5]。

Aura 氣場：環身的橢圓蛋形能量場

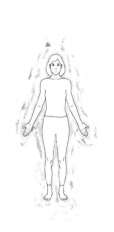
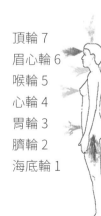

頂輪 7
眉心輪 6
喉輪 5
心輪 4
胃輪 3
臍輪 2
海底輪 1

Chakra 七大氣輪是前後噴射出靈體的氣漩，會導致身體體態的變異程度

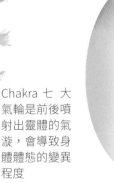
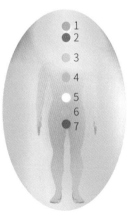

1
2
3
4
5
6
7

我個人採用 AVS 氣場儀來幫助了解自己的身心靈狀況，因為全人的健康包括了身、心與靈三個部分，經絡儀主要用於了解五臟六腑的能量平衡狀況，而氣場儀則主要在心與靈的部分對我的幫助較大。例如，透過氣場儀的檢測，我可以了解靜坐前後的身心靈狀況，做為自我調理的依據。

2. 氣場儀在不同領域的研究應用

氣場儀目前也應用於不同領域的研究。

(1) 頌缽療法的觀察

頌缽的材質分為水晶缽跟銅缽，水晶缽的音屬上揚，適合需振奮、提振的人們，而銅缽的音則沉定，適合需安定、放鬆的族群，銅缽一般又稱為西藏頌缽，主產製於喜瑪拉雅山系的尼泊爾（工藝最佳）及印度邊境。頌缽的使用，以敲及繞兩種方式為主，兩種方式都能引出銅缽特有的「唵（OM）」聲頻率。

以頌缽覆蓋在人頭頂的「覆缽於頂」敲擊法所進行的一項經人體試驗委員會審核通過後執行（IRB 同意書試驗編號：18-053-8）之實驗中，觀察到頌缽雖屬音波，但對人體氣場能量及身心狀態，確實都產生了直接且正面的影響。此實驗時間設定為 3 分鐘，經 32 名受試者實驗後，首先觀察到整體受試者之抗壓指數、身心狀態均達顯著放鬆的成效。而頌缽雖然是覆放於頭頂，在生理上卻觀察到對心率也產生影響；實驗中有相當比例受試者在敲缽過程中會產生「視覺性影像」，包括看見光、波紋、宗教影像等。「聽聞」頌缽的感受，年輕者會以耳朵聽到為主，但年長者則感覺缽的聲音是來自於頭頂，跟聲音的骨傳導現象有關；有的則能明確口述聲音在體內的行走路徑等 [6]。實驗也觀察到，32 位受試者中有 26 位的氣場主光往屬心靈傾向的冷色

均達顯著提升、心部異常光消退現象顯著、總體七輪指數亦達顯著差異、氣場同步變大，跟壓力指標相關的抗壓指數及身心狀態指數均達放鬆的顯著效益。顯示芳香療法以對應心輪身心能量的複方精油介入，確實能給予這類感受的民眾實際舒緩的效果。特別的是，經開放性問卷與氣場照的交互參照，能讓部分在量測數據上呈現能量異常但卻不自覺的受試者，得經由氣場分析讓他們覺知到自己確實存在的不平衡問題 [8]。（見表 2、3、4）

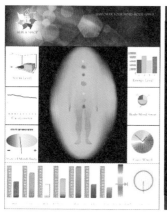
個案之前測氣場圖及數據

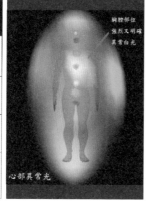

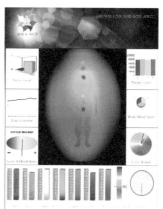
個案之後測氣場圖及數據

表 2 心輪能量指數之實驗組與控制組間前、後測統計值

心輪能量	平均數	標準差	p value
前測			
實驗組	34.86	14.42	0.271
控制組	30.91	13.78	
後測			
實驗組	76.29	20.45	0.000***
控制組	34.24	14.80	

實驗組 N=35、控制組 N=33，以平均數標準差(Mean±SD)表示。前測之實驗組(34.86±14.42)，控制組(30.91±13.78)，p>0.05 未達顯著。後測之實驗組(76.29±20.45)，控制組(34.24±14.80)，顯著性以<0.05 標示＊、<0.01 標示＊＊、<0.001 標示＊＊＊，p<.05 且達標示＊＊＊。

表 3 心輪能量指數與氣場大小前後測差值之實驗組與控制組間前、後測統計值

	平均數(分)	標準偏差	p value
心輪前後測差值			
實驗組 (N=35)	41.43	20.17	
控制組 (N=33)	3.33	17.26	0.000***
氣場大小差值			
實驗組(N=35)	32.29	20.88	
控制組(N=33)	9.09	24.29	0.000***

實驗組 N=35、控制組 N=33，以平均數標準差(Mean±SD)表示，顯著性以<0.05 標示＊、<0.01 標示＊＊、<0.001 標示＊＊＊，p<.05 且達標示＊＊＊。心輪前後測差值是以心輪能量後測值減前測值之差值進行比較，實驗組為(41.43±20.17)，控制組為(3.33±17.26)，p<.05 達顯著，且達標示＊＊＊。氣場大小差值是以氣場大小後測值減前測值之差值進行比較，實驗組為(32.29±20.88)，控制組為(9.09±24.29)，p<.05 達顯著，且達標示＊＊＊。

表 4 抗壓指數表與身心狀態表前後測差值實驗組、控制組統計表

	平均數	標準差	p value
抗壓指數差值			
實驗組 (N=35)	5.15	2.69	
控制組 (N=33)	2.21	3.35	0.000***
身心狀態差值			
實驗組 (N=35)	8.11	4.36	
控制組 (N=33)	4.09	4.71	0.000***

實驗組 N=35、控制組 N=33，以平均數標準差(Mean±SD)表示，顯著性以<0.05 標示＊、<0.01 標示＊＊、<0.001 標示＊＊＊。抗壓指數表差值之實驗組(5.15±2.69)、控制組(2.21±3.35)，p<0.05 達顯著差異且達標示＊＊＊。身心狀態表之實驗組(8.11±4.36)，控制組(4.09±4.71)，p<0.05 且達標示＊＊＊。

參考文獻

[1] H. S. Burr, C. T. Lane, and L. F. Nims (1936 Oct; 9(1): 65–76.). A Vacuum Tube Micro-voltmeter for the Measurement of Bio-electric Phenomena, Yale J Biol Med.

[2] 人體氣場彩光學，生命潛能，2007，P42~45

[3] The Aquarian Teacher 國際昆達利尼瑜珈教師培訓教科書，Dr. Yogi Bhajan，2003

[4] 林維洋（2012 年 9 月），能量療法的十字軸線平衡法應用概述，第六屆世界自然醫學大會論文集，P54~61

[5] THE SCIENCE OF AURA IMAGING TECHNOLOGY - AVS PRO 1.0 Manual, 03/25/1999

[6] 林維洋（2019），以人體氣場攝錄儀探討頌缽療法對人體氣場能量的影響。

[7] 陳碩菲、林維洋、黃家洋、林炳章（2021 年 5 月）。以人體氣場攝錄儀探討頌缽覆頂對氣場能量的影響。2021「管理思維與實務」暨「應用科學」研討會論文。銘傳大學。台北市。

[8] 黃敏玲（2020），以人體氣場攝錄儀探討芳香療法對心輪能量的影響。

時空波（TimeWaver）——
整合量子與頻率療癒系統

1. 我與 TimeWaver 系統的特殊緣分

我與德國的時空波（TimeWaver）系統有著特別的緣分。在我罹癌後到處尋找可以自我治療的產品或設備，2015 年透過大學同學黃旭瑞的大哥黃旭瑩先生的引薦，認識了李邦敏及黃進祥先生，剛好李邦敏先生與我先後向曾坤章老師研習量子設備——光子密碼儀，是我的學長，席間聊到了有一位在新加坡的陳萬壽先生使用一台名為 TimeWaver 時空波系統，可以快速地了解人體全身的狀況並調整之。

我聽聞後回家立即上網找了 TimeWaver 公司的相關資料，因為這台設備臺灣還沒有代理商，所以我以個人治病的需求，向衛福部申請特殊個人專案進口，因此我成了臺灣第一位 TimeWaver Med（在臺灣為 TimeWaver PDA）的使用者。後來 2016 年我到德國 TimeWaver 公司參加研習課程，也巧遇了陳萬壽先生，等我回國後不久，陳萬壽先生就代理了 TimeWaver 的亞洲業務，也包括臺灣。後來我又陸續購買了 RealTimeWaver（時空波及時多人健康管理平

台系統），及 TimeWaver Frequency、TimeWaver Home、TimeWaver Cardio Pulse 等與頻率調理相關的設備，之後再到德國 TimeWaver 公司舉辦的世界學術大會分享我以 TimeWaver 設備來幫助癌症患者療癒的專題演講，創辦人馬庫斯・施米可（Marcus Schmieke）也來過臺灣數次，大家交流甚歡。

TimeWaver Frequency 的另一位創辦人努諾・尼那（Nuno Nina）是葡萄牙人，2019 年我曾到他在葡萄牙的整合療癒診所參訪交流。他本人也來過臺灣，我還特別請他協助我診治一位乳癌四期的患者。特別一提，我也是因努諾・尼那才了解水，尤其是氫水，對修復人體的重要性，並結識了氫水機的臺灣廠商葉清源先生。以上緣分對我在整合所有療癒的解決方案時，收穫良多。我占用這些篇幅做上述說明的另一目的，是想表達一個人的能力事實上是很微薄的，唯有透過善緣，遇到貴人，才能讓自己不斷的提升。這也是我在此書中一再強調的身心靈整體療癒快速方便法們，否則一個人埋著頭忙修瞎練，不管是人生成就再造或個人疾病康復，都不易有所成。

2.TimeWaver 時空波系統的研發及系統特色

TimeWaver 時空波系統，由德國馬庫斯・施米可（Marcus Schmieke）所開發。馬庫斯・施米可少年即展現鋼琴演奏及西洋棋才華，其西洋棋可蒙眼與多人對弈。大學攻讀物理學和哲學，之後發現與探索宇宙真理理想相距太遠而到印度修行 12 年，在一次宴會演奏後上師告訴他說塵緣未了，於是回到德國與德國物理學家布克哈德・海姆（Burkhard Heim）學習與研究宇宙 12 維度的模型，並整合信息場裝置及自然醫學資料庫，成功將信息場（Information Field）技術應用在自然醫學方面，創新開發出 TimeWaver 系統。經

不斷研發，TimeWaver 系統已廣泛應用在家庭與個人身、心、靈、健康、潛能、教練、諮商及企業發展等多元領域。

TimeWaver 時空波系統主要分為（圖1）：

- TimeWaver PDA 時空波個人身心靈健康諮詢系統
- RealTimeWaver 時空波即時多人健康管理系統
- TimeWaver BIZ 時空波企業決策顧問系統
- TimeWaver Frequency 時空波頻率微電流治療儀

臺灣與亞洲由優善時空波公司代理引進。

圖1 TimeWaver 時空波系統

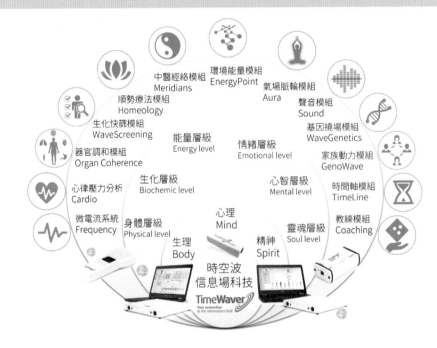

從上圖所示，每個層級有相對應的資料庫，使用者能快速掌握各個層級整體的影響主因和表裡變化，從個案關注焦點分析到影響起因的各種關聯性，提醒個案忽略之處，更能宏觀、整體了解自己生命的全貌。

(1) TimeWaver PDA 時空波個人身心靈健康諮詢系統特色

- 跨越身、心、靈豐富資料庫
- 信息場技術可非接觸遠距應用
- 創新使用者介面具體呈現機率分佈、相關性、趨勢
- 巨集簡化使用豐富資料庫

(2) 時空波系統的理論基礎及運作原理

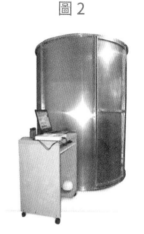

圖 2

　　馬庫斯 ・ 施米可（Marcus）受到德國提出「統一場論」的伯克哈德 ・ 海姆（Burkhart Heim）所創建的 12 維度世界觀理論之影響，開始探索宇宙更高維度的空間與物質連結的機制。另根據蘇聯物理學家尼古拉 ・ 科齊列夫（Nikolai A. Kozyrev）的研究，以柯奇烈夫鏡 (Kozyrev Mirrors)（見圖 2），可完整呈現「全息相」信息場。

(3) 信息場運作機制

圖 3

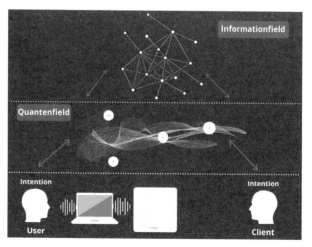

　　根據波動學理論，透過個案與操作者的意念和 TimeWaver 系統連接至量子與信息場域，TimeWaver 系統中可分析個人全息相的相關信息能量，轉化成相關文字或數據呈現在系統中（見圖 3）。

(4) 使用 TimeWaver 系統全息相顯化生命全貌—包含能量場及信息場檢測技術

圖4

- **能量場：**

TimeWaver 儀設備裡面有記錄噪聲源的振盪模式。相關信息可以在物理學的「扭曲寄生噪

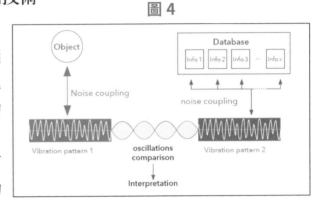

聲」中找到。設計理論來自美國普林斯頓大學（Princeton University）羅伯特·賈漢教授（Prof. Robert Jahn）將意識可以與頻率產生共振理論，TimeWaver 系統使用此效果將個案與信息資料的優化列表中其數據關聯性連接起來（見圖4）。

圖5

- **信息場：**

TimeWaver 儀器中使用即時光量子效應與信息場進行資訊傳輸分析（見圖5）。

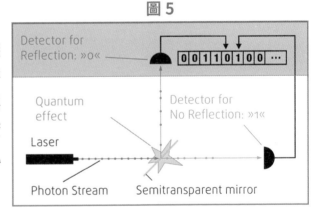

圖 6 TimeWaver 量子儀的操作及畫面

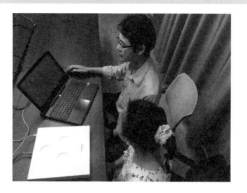

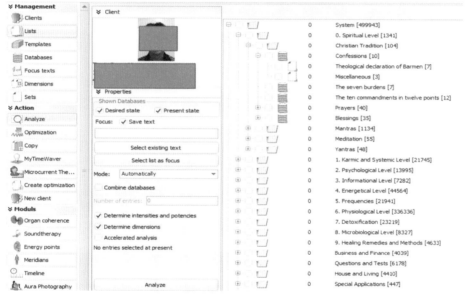

3. TimeWaver PDA 模組

模組名稱	應用說明
器官同調性 Organ Coherence	可分析全身器官、細胞組織之能量不足或過亢的可能起因並可建立優化列表調和其失衡狀態。
脈輪氣場 Aura	即時圖形分析七脈輪變化與影響失衡的原因並提供調和功能。具錄影功能方便記錄過程。
中醫經絡 Meridians	可分析 12 經絡和任督二脈系統,並可優化調和能量失衡、阻塞經絡與穴位。提供虛擬針灸可調整信息場經絡與穴位。
順勢療法 Homeology	安東尼‧佩普勒(Antonie Peppler)所創建資料庫,其中包含多種順勢療法藥物及信息能量,以及許多生命主題複合式處方。
基因撓場波 WaveGenetics	以基因撓場波調和身心,其頻率可經信息場選來寫入 MP3 檔案提供給個案。
聲音療法 Sound	以信息場分析個案期待,從豐富數據庫中選擇合適頻率寫入音樂或歌曲中提供給個案。數據庫包含有益細胞和器官頻率與腦波等頻率。
時間軸 TimeLine	協助個案探索問題相關時間與事件,提供過去、現在、未來全視野來了解生命歷程或特定事件發展並可調和過去事件負面影響或對所期待事件提醒努力方向,增益其實現可能性。
能量點 Energy Points	分析空間能量分佈及空間能量清理與優化。可匯入身體部位照片或圖片、建築平面圖、公司組織圖等,通過設置點和區域後就可進行能量分析、清理與優化。
動力系統 GenoWave	對群體成員間關係問題進行調整與優化。提供圖形介面可快速輸入家庭、合作夥伴、公司團體等系統排列以圖形展現所有成員之互動關係。經由調整其成員參數可即時呈現整體關係變化與影響並提供信息場和諧與優化。
教練輔導 Coaching	整合生命教練與個人價值全面分析,協助個案找出關鍵問題及新的可能性以制定行動計劃來實現所設定目標。

　　因為內容過多,以下只舉幾個模組作為例子說明:

(1) 器官同調性模組

　　每一個器官都有電磁場。根據生物光子研究，這創造了該器官的物質性質、更細微的信息場及意識之間的介面。器官的一致性（Coherence）分析檢查信息場中能量場的質量，並連接個別器官與病人的完整信息場，如此便可得知該器官與身體自癒能力等徵兆。以我自己為例，剛罹癌疑似復發時，身體很多器官一致性不佳，趨於功能不足或過亢，經過一年後的調理，各器官的一致性得到顯著的改善（見圖7）。

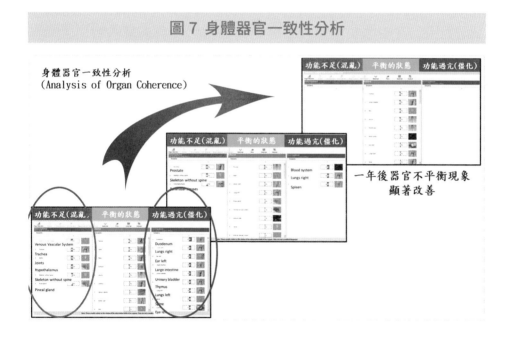

圖 7 身體器官一致性分析

身體器官一致性分析
(Analysis of Organ Coherence)

一年後器官不平衡現象
顯著改善

(2) 脈輪模組

　　脈輪模組以信息場分析人體脈輪能量，並分析其一致性及能量狀態。以我的一位庫賈氏症（Creutzfeldt-Jakob disease, CJD）患者為例，我第一次分析時他的脈輪中喉輪（Neck）、臍輪（Sacral）及海

底輪（Root）能量較差也較為失衡。經過平衡後，有顯著改善：

- 總脈輪能量提升（61.4% ➡ 84.1%）
- 海底輪（42% ➡ 86%）及臍輪（48% ➡ 84%）改善最為顯著，有助於加強其生命力
- 喉輪（79% ➡ 90%）也有改善，可強化其溝通能力，但眉心輪（94% ➡ 76%）有下降，表示某些靈性部分尚待強化使其穩定（見圖8）。

圖8 庫賈氏症脈輪狀況比較

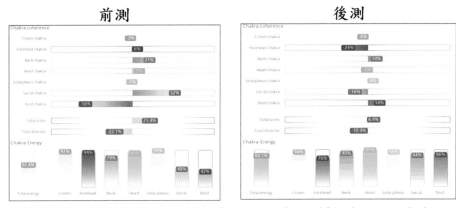

說明：1. 總脈輪能量提升(61.4%➔84.1%) 2. 海底輪(42%➔86%)及臍輪(48%➔84%)改善最為顯著，有助於加強其生命力
3. 喉輪(79%➔90%)也有改善，可強化其溝通能力 4. 眉心輪(94%➔76%)有下降，表示靈性部分尚待強化使其穩定

(3) TimeWaver Cardio Pulse 心率變異分析模組

心率變異分析是一種簡便的非侵入性身心評估工具，量測連續心跳速率變化程度，以分析自律神經正副交感神經平衡狀態，進而得知人體調節心跳與適應內外環境變化壓力的能力。醫療用於心臟、心血管、免疫力調節評估。近年漸普及於身心壓力創傷、慢性疲勞、生理年齡與運動效能等評估（見圖9）。其相關數值及分析包括5大類14種參數（見表1）。

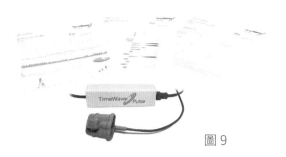

圖 9

表 1 5 大類 14 種心率變異分析參數

1. 自律神經總能量，交感與副交感關係（緊張／放鬆）

| VLF / HF | Very Low Frequencies/ High Frequencies | 交感／副交感關係 |
| VLF + HF | Very Low Frequencies + High Frequencies | 自主神經系統（ANS）的整體活動水平和調節能力 |

2. 壓力和過度壓力調節能力

| SI | Stress Index | 壓力指標 |
| Distress Index | Distress Index | 過度壓力指標 |

3. 心率變異性與非規律心跳

HR	Heart Rate	心率
CV	Cardio Variability	心率變異
ES	Extra systoles	非規律心跳

4. 心理、神經、內分泌、免疫系統

IC	Index of Centralization	邊緣系統相關的壓力狀態
ULF	Ultralow Frequencies	內分泌腺相關的壓力狀態
1 / HF	1 / High Frequencies	免疫系統相關的壓力狀態
LF	Low Frequencies	可能與內在壓力相關
VLF	Very Low Frequencies	交感神經系統的壓力狀態
HF	High Frequencies	副交感神經系統的壓力狀態

5. 生理年齡

| BA | Biological age | 生理年齡 |

TimeWaver Cardio Pulse 與眾不同之處：

- 可進一步分析找出身心失衡的原因和預防之道。
- 可選用信息場（Information Field）技術等調和失衡之處。
- 具藥物測試模式提供類似自然醫學肌肉動力學測試的結果，以數值顯示出藥物、營養品或其他物品對當事人之正面或負面影響。

4. TimeWaver Frequency
時空波頻率微電流治療儀簡介

頻率共振的原理是使用微電流刺激溝通細胞膜電壓，進而達到恢復細胞健康的結果。細胞學家羅伯特‧貝克（Robert O. Becker）博士和諾貝爾獎委員會前主席比約翰‧諾德史東（Bjorn Nordenstrom）博士，發現所有的急性和慢性症狀都是細胞膜電壓降低所引起。但是為什麼細胞膜電壓會降低呢？根據理論顯示，主要原因是細胞生存在酸性環境中，因此 pH 值會降低。這是 TimeWaver Frequency 研發的基礎點，其目的是透過恢復細胞膜的自然電壓達到調理治病的效果。

TimeWaver Frequency 系統由信息場技術開發者馬庫斯‧施米可（Marcus Schmieke）和自然醫學醫師努諾‧尼那（Nuno Nina）所共同開發。努諾‧尼那收集了 150,000 個頻率，稱之為「黃金頻率」。同時他也在 45,000 名患者中，證實了幾乎所有身體不佳的狀態中都存在著細胞膜電壓降低的現象。因此，只要證實因發炎腫脹等症狀而細胞膜內壓低於 -70mv，就可以採用 TimeWaver Frequency，將微電流透過頻率語言與身體內細胞交流，抵消細胞外的酸中毒，將生病細胞膜內壓失衡的狀態，恢復至正常健康狀態。TimeWaver Frequency 操作時是透過輸入個人資料連結信息場找出問題，進而分析過去、現在的一些資訊選擇適當頻率，以共振達到療癒效果（見圖 10）。

圖 10

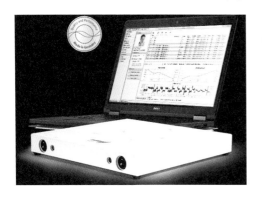 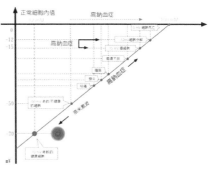

(1) TimeWaver Frequency 的兩種模式

- **單輸出模組**：由自然醫學醫師尼那（Nuno Nina）所建，可經由即時（Realtime）、共振（Resonance）令失衡細胞恢復正常頻率。

- **雙輸出模組**：後來由麥瑪欽（Carolyn McMakin）加入，強調 A 頻道針對症狀（Condition）輸出特定頻率，如發炎、疼痛、腫脹等。B 頻道針對器官（Tissue）輸出特定頻率，如臟器、筋膜、肌肉組織等。醫事人員可選 A、B 頻道所需頻率相互共振，就能鎖定想要處理的部位解決問題。

(2)TimeWaver Frequency 的特色

- 微電流約為傳統電療電流百分之一
- 個別化微電流頻率（IMF）應用
- 可搭配共振天線做非接觸應用
- 精準定頻微電流 FSM 共振治療
- 豐富頻率資料庫包含自然醫學與主流醫學
- 同時提供圖形介面及專業使用者介面（見圖 11）

圖 11

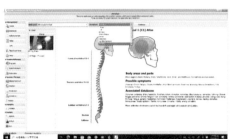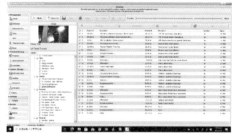

(3) 應用案例

　　一位 48 歲男性醫療從業人員，測驗時間為平日看診後的休息時段，以 TimeWaver Cardio Pulse 進行心率變異（HRV）檢測，前測結果顯示壓力過高，身體失衡，生理年齡將近 74 歲（見圖 12）。

　　個案接受平生第一次的 TimeWaver Frequency 系統療程 1 小時，內容包括：

- 能量和活力（energy and vitality）
- 筋膜（fascia）
- 疲勞，一般（fatigue, general）
- 情緒，穩定狀態（emotional, stabilization of states）
- 肌肉放鬆 muscles to relax）
- 僵硬，肌肉（stiff, muscles）
- 活力，能量激勵（vitality, energy stimulant）
- 慢性疲勞症候群（chronic fatigue syndrome）

　　個案在療程結束後須繼續看診工作。TimeWaver Cardio Pulse 後測結果顯示其壓力降低，身體重新平衡，生理年齡將近 42 歲，比實際年紀更為年輕。

　　（＊本案例由優善公司提供）

圖 12

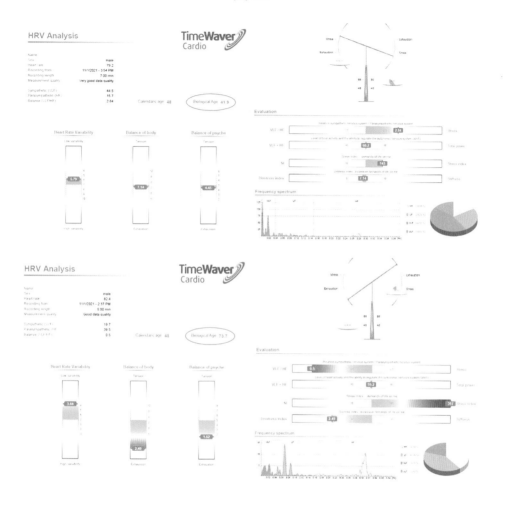

參考文獻

[1]　Energy-medical Expertise regarding the 5G RayGuard Mobil – Device (from http://www.humanfirewall.com)

[2]　Marcus Schmieke, Mikkel Aagaard. Microcurrent Frequencies' Effect on the Cell Membrane Potential. Journal of Complementary and Alternative Medical Research 2022; 17(4): 1-9.

06

MORA Bio-Resonance 生物能 共振系統—— 從德國傅爾電針經絡體系延伸到 間質結締組織系統的檢測及平衡

　　我能夠接觸並了解 MORA 系統，要感謝臺北蜜立恩公司吳剛總經理，吳總是臺灣在非主流醫學領域很早投入的先驅之一。

　　以下對生物能共振系統做一簡單的介紹。

1. 生命源自宇宙中的振動

　　所有生命現象的源頭皆來自宇宙中的振動，它與我們的健康及疾病息息相關。自電磁場振動的角度而言，人類是一個無限大又同時無限小的系統。振動的訊息不僅來自太陽系、銀河系，甚而整個宇宙，它同時也來自我們人類微妙的器官、組織、細胞、分子和原子，甚而來自次原子的質子及電子。

　　振動訊號可從非常低的頻率，亦即小於 1 赫茲（Hz）（Hz-Hertz，指每秒的振盪次數），到仟（Kilo-）、百萬（mega-）、或兆（giga-）赫茲（Hz），人類與這些廣大無限的振動頻譜共存。

圖 1

振動的訊息不僅保存生命和傳遞訊息，也同時關連到疾病的肇端或可能成為疾病的原因。生命有機體需要能量的部分來源是來自宇宙的振動電磁波刺激，進而在體內重新轉化為特定的能量方式，每一

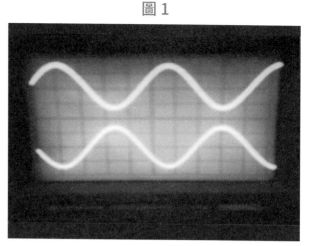

器官、組織及細胞均有其各自的振動頻譜，如何保存這些振動的訊息視細胞、組織、器官及全身之共振的容量而定。當這些共振頻率受到干擾，或是整體性的消失，則產生不協調、不適合之電磁波，隨後造成疾病。假如一個生命體中的自癒能力無法消除這些病理性的電磁波，則疾病會一直持續存在並顯現出症狀，因而我們可以定義疾病是長期存在於體內之病理性振動信息累積至某一程度，爾後觸發成為病理性的現象及反應的一種狀態。

利用病患體內所存在的電磁振動信息來進行治療是一種創新的思維。物理學界均公認，當我們以相同頻寬但波形相反的振動頻率去處理原有的振動訊號頻率時，是能夠互相抵銷、中和和消除的。當如此做時，必須將四度空間，即長度、寬度、高度及時間考慮進去，換言之，振動信息及波形相反之振動信息必須具有相同的波長，它們必須完全沿著空間等長，它們必須具有相同的強度並且在同一時間發生（見圖1）。

2.MORA 電磁場振動生物能訊息治療原則及發展

MORA 療法原理是利用消除病理性之振動信息，來治療疾病。

首先，我們須談到電子針灸（Electro Acupuncture, EAP）檢測，70 年前當萊因霍爾德‧傅爾醫師（Dr. Reinhold Voll）發展出此系統時，一般人尚未清楚瞭解電磁場振動的原理，日後為紀念他的貢獻，所以也將它稱為傅爾電針（Electro Acupuncture of Voll, EAV）。現今我們知道電子針灸和傳統針灸治療方式，在醫理上之背景大致相似。傳統針灸，針是直接放入特定經絡穴位上，其用意是刺激或抑制和穴位點相對應之器官，其目標是欲在陰陽兩種力量中重建一個良好平衡之狀態。但電子針灸有時會再加入其他影響因子（藥物或其他物質），來了解此影響因子對人體的作用（正反兩面或無關都有可能），以判斷致病因，並藉此來調整平衡（見圖 2）。

圖 2

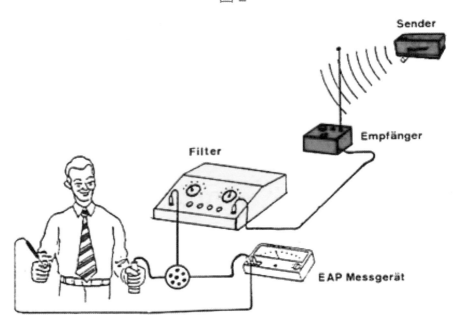

1974 年電子工程師 Erich Rashe 製造出一種「測試—傳輸—接受器設備」（test-transmitter-receiver, TSE），隨後由 S. Rashe 將此產品推出上市。這種 TSE 機器確切證實了順勢療法製劑和藥物（或其他

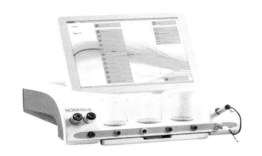

物質）都具有及能夠輻射出電磁場的振動信息，這些原理建構了順勢療法藥物真正確實具有療效的原則，也同時為藥物檢測現象所產生的可能性提供了強而有力的佐證及說明。之後在 1976 年推出了革命性的電子順勢療法（Electronic Homeopathy, ELH）訊息介面機，將所有物質及順勢療法藥物的頻率以頻率記錄器記錄下來並去除所有的背景雜訊，再將其儲存在 ELH 的積體電路上，連接生物能儀器及電腦，摒棄以往必須使用大量順勢療法安瓶（Ampoule）製劑做為測量樣本的較無效率測量法，並沿用至今。

30 年前臺北榮總鍾傑醫師和東吳大學物理系陳國鎮教授依循傅爾電針系統原理發展出秦值儀（穴檢儀），至今仍在臺灣沿用，藉由測量特定穴位的電阻阻抗來判定臟腑陰虛陽亢之功能，並可同時進行調整平衡，但其缺點是測量耗時，此外個別醫師測量技巧差異可能造成檢測誤差而無法準確判斷。

德國 MORA 生物能系統（以發現生物共振原則 Morell 博士和 Rasche 工程師的名字各取二個字來命名）修正了上述的缺點，率先發展出 EAP（Electronic acupuncture）檢測軟體，當檢測筆以正確的速度、壓力、角度測量穴位點，軟體圖中壓力曲線會立即呈較垂直的上升，之後進入水平而後平緩下墜，並顯示測量值，表示檢測過程準確度達到標準。此設計讓傅爾電針的臨床應用發展加快。

及至 2000 年寇涅立森博士（Dr. Cornelissen）進入德國 MORA 公司（Med-Tronik GmbH），另外發展出獨特的診斷治療系統，他表示傅爾電針系統自 1950 年代以來都圍繞著經絡系統的檢測，然而他發現由於近數 10 年來科技和物質文明高度發展所相對帶來的環境汙染及負荷、對於人體間質結締組織影響愈發顯著，從而影響到經絡系統傳導功能，導致透過博爾電針的經絡檢測方式已經無法完整檢測出所有的環境干擾和負荷，因此他從主流醫學觀點結合奧地利醫師 Pischinger 的基質系統（Ground system）提出了間質結締組織的概念，發展出另一套完整檢測模組，檢測項目涵蓋器官、系統、微生物（細菌 / 病毒 / 寄生蟲 / 霉菌）、營養醫學、癌症退化、五行、牙齒、環境毒素、重金屬、過敏原等 6 種最被人忽視的系統性疾病、酸鹼值測量、地理壓力、環境電磁波、順勢療法等。寇涅立森博士診斷系統建立了自然醫學和主流醫學之間的橋樑，以西醫邏輯輔以生物能醫學檢測方式進行深度分析實驗，其物質量化測量（Quantification test）及器官與負荷物質關聯性測量（Correlation test）可進一步分析病灶。依照德國 Dr. Reckeweg 順勢毒理學概念，病程的發展有六個階段，自初始的分泌期、發炎期、沉澱期、浸潤期、退化期、一直到最後的細胞分化期。Cornelissen 的系統性檢測及治療方法可依上述病程架構來進行。

3.MORA 之相關研究與臨床應用

以 MORA 設備所發表的臨床研究已屢見於國際醫學期刊當中。其研究的領域包括過敏、風溼性關節炎、慢性發炎性腸道症、纖維肌痛症、糖尿病、異位性皮膚炎、氣喘等，在此不一一贅述。2012 年國內的學者劉玲伶等也在歐洲整合學雜誌發表運用 MORA 順勢療法治療過敏性鼻炎的研究，此研究以症狀量表及體內免疫球蛋白 IgG4 及 IgE 的檢測等客觀數據來驗證其效果（見附圖），可見

MORA 的生物能訊息治療是有醫學實證基礎的。

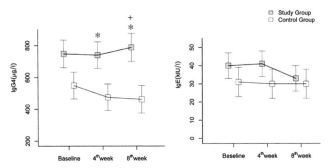

Fig. 2. Immunologic changes during the study course. Levels of *Dermatophagoides pteronyssinus*-specific IgG4 antibodies (left) and IgE antibodies (right) for the 36 subjects for analysis. Squares (open and closed) indicate means and error bars are standard errors, + indicates significant difference relative to baseline ($p < 0.05$), and * indicates significant difference between groups ($p < 0.05$).

　　我個人經由此儀器檢測出體內可能含有嘉磷塞（Glyphosate）成分的農藥，才慢慢追溯到最常見的基改作物（黃豆及玉米）可能有嚴重的嘉磷塞殘留問題，而嘉磷塞已被世界衛生組織下的國際癌症研究中心列為可疑致癌物（見附圖）。

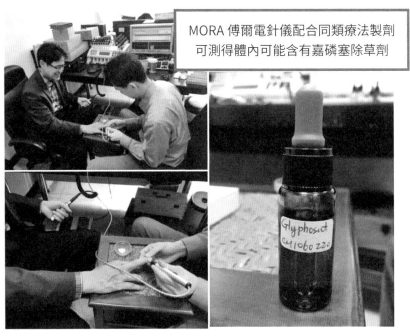

MORA 傅爾電針儀配合同類療法製劑
可測得體內可能含有嘉磷塞除草劑

註：此檢測由鄭惇方醫師執行並解說結果

我在臨床上針對個案的需求，也會安排他們進行 MORA 的檢測，例如有一位紅斑性狼瘡及乾眼症個案（在第 4 章有此個案的分享），其檢測結果有下列異常：

- 組織間質系統：胸腺、淋巴系統
- 器官測試訊號異常點：聽神經、扁桃體、心肌、腹腔神經叢、膽囊、賁門、幽門、卵巢、椎骨－混合（寰椎／樞椎）、頸脊髓、顏面神經、黑質
- 腸道生態失衡：產氨，嗜乳酸桿菌
- 過敏原：乳糖、蛋白、硬起司、豆漿
- 重金屬殘留：砷
- 微量元素缺乏：鉬
- 巨量元素缺乏：鉀、鎂、鈉
- 脂肪酸、胺基酸缺乏：DMAE 二甲氨基乙醇、Omega 6 脂肪酸
- 有害有機溶劑：PCB 多氯化聯苯基（一種致癌物）、對羥基苯甲酸（美容防腐劑）
- 農藥殘留：敵敵畏
- 食品添加劑殘留：鎵酸鹽混合物
- 激素過多：雌激素
- 胃酸：pH5.5（正常值為 pH 1.5~2.5）
- 血管彈性較差（見表 1）

　　這些檢測如果以主流醫學的方式評估，其檢測不僅費時，費用極高且很多項目也無法在大部分的醫院檢查，因為沒有這些檢測項目。我針對此個案，也同步進行所謂功能性醫學的特殊採血、驗尿及頭髮實體檢測，費用較高及費時，其結果與用 MORA 的結果有一定的相關性，尤其是與其疾病直接相關的苯甲酸兩者的報告是一致的。因此 MORA 可能是在主流醫學以外的一個選項，可以幫助醫師在病患病情膠著時，利用其他方式來幫助患者。

表 1 Substance Test-Results

ID-No 5304   Date   2021/4/27   Time   12:21:42

Substances	Status
Auditory nerve	⬆
Nasopharyngeal tonsil	⬆
Myocardium	⬆
Celiac plexus	⬆
Gall bladder	⬆
Cardiac orifice	⬆
Pylorus	⬆
Vertebrae - mixed (atlas | axis)	⬆
Medulla spinalis cervicalis	⬆
Facial nerve	⬆
Substantia nigra	⬆
PH 5,5	⬆
Ammonium causticum (NH3)	⬆
Lactobacillus acidophilus	⬆
Resistance (Thymus)	⬆
Lymphangitis	⬆
IgE (traditional Allergy)	⬆
Lactose	⬆
Egg white (protein)	⬆
Hard cheese	⬆
Frying fat	⬆
Sunflower oil	⬆
Soya milk	⬆
Arsenic	⬆
Molybdenum	⬆
Potassium	⬆
Magnesium Mg	⬆
Sodium	⬆
DMAE°	⬆
Omega 6 fatty acid	⬆
Taurin	⬆
PC (polychioniinated biphenyls)	⬆
DDVP (dichloros)	⬆
Gallate - mbed (gallates)	⬆
Paraben mixed	⬆
Streptoc. haemolyt.	⬆
Branhamelia catarrh.	⬆
Legionella	⬆
New Castle	⬆
Pneumococcinum	⬆
Pneumococcinum M	⬆
Colon bacillus	⬆
Bact. faec. alk.	⬆
Lamblia intest. (Giardia lamb.)	⬆
Trichomonads	⬆
Arteriosclerosis	⬆
Cholesterinum D5	⬆
Estron El	⬆
Depressive tendency*	⬆
Chakra 2	⬆
Chakra 6	⬆
Carcinominum D60	⬆
Deg. Ovar-Kystadenom	⬆
(12) Gentian	⬆
(34) Water Violet"	⬆
(3) Beech	⬆
(27) Rock Water	⬆

Assessment: (* 綠向上箭頭）= Yes   (* 白向右箭頭）= None   (* 黃向上箭頭）= Weak   (* 紅向下箭頭）=Lack

07

Rayonex 生物共振系統——源自保羅‧施密特的獨特生物共振調理養生設備

Rayonex 是德國的生物共振系統公司，創辦人保羅‧施密特（Paul Schmidt）是一位工程科學家，研發了獨特的生物共振方法(Bioresonance according to Paul Schmidt)，利用偶極天線系統在不同角度會接收不同頻率電磁波的特性（圖 1），引導自然環境中的頻率為生物體提供可能保健養生之用。

1. 三項獨到的貢獻

(1) 解碼萬事萬物本身具有的頻率

利用「頻率相同則會共振」的特性，一邊讓儀器逐一產生特定頻率，另一邊放置欲檢測的物品，就能測出該物品本身具有的頻率（圖 2）。

(2) 原因導向的治療方法

保羅‧施密特深信找到並移除原因，比治療症狀更能有效地維

持健康。於是花了近 15 年的時間，解析出各種組織、器官、營養物質、病原體，與毒素等頻率後，再以此為資料庫，透過傳導布將這些頻率傳遞在人身上，藉由觀察其共振狀態，檢測人體在哪些頻率有不平衡的現象，就可以推測可能存在哪些干擾健康的因素，包括：能量缺乏、經脈失衡、電子煙霧和地場壓力（Geopathic stress）、酸鹼失衡、營養缺乏、腸道菌叢生態失衡、重金屬、環境毒素、過敏原，和病毒、細菌、寄生蟲等致病的病原體。

(3) 整理特定身體狀況的常見原因與調理方法

隨著越來越多使用者採用 Rayonex 公司的生物共振系統，再進一步整合不同使用者長期使用的經驗回饋，發現特定身體狀況的常見原因。例如日本的泌尿科醫師濱田吉，發現最常造成男、女不孕的因素包括：特定病原體、大腦皮質功能失調、生殖器官慢性發炎，和環境荷爾蒙影響內分泌平衡等，並以此開發出專門改善男、女生殖能力的平衡程式。如果透過 Rayonex 平衡身體的相關頻譜，促使這些毒素或有害物質排出體外，重新啟動防禦機制，促進代謝過程，就有機會改善不孕、體重過重與更年期症候群等問題。

Rayonex 系統採用的技術相對溫和，小孩、孕婦，和裝有心臟節律器者都可以使用。因為 Rayonex 只是引導自然環境中的特定頻率來激發人體內「可同頻共振」的物質或組織，再用以反推可能的干擾因素。而「無法造成共振」的頻率不會在人體發生作用，所以也沒有明顯副作用。

綜合 40 幾年的研究，Rayonex 目前推出了兩大類產品，一類是不使用電力的「隨身型頻率裝置」，例如 MINI-RAYONEX 5G（圖 3），內置兩組偶極天線，發射兩個基礎頻率值，一方面促進細胞製造三磷酸腺苷（ATP）增加能量，另一方面提升我們對 5G 通訊電磁

波的抵禦能力。又例如 Rayo-Guard（圖4），內建記憶晶片，將頻率經由偶極天線傳送出，幫助人體增進健康，中和電磁輻射干擾、細菌、病毒、寄生蟲及黴菌的危害。

另外一類是內建充電電池的「家用型頻率裝置」，例如 RAYOCOMP PS 10（圖5-7），或是 RAYOCOMP PS 1000（圖8），其電力只用在轉動偶極天線的馬達，以即時的選用人體所需要的頻率。

2019 年 1 月我曾經親自前往德國拜訪 Rayonex 總公司，與其主管進行技術交流及學術討論，其公司位在一個小鎮的山丘，建築物是金字塔的造型，身在其中，有一股特別的能量感受。

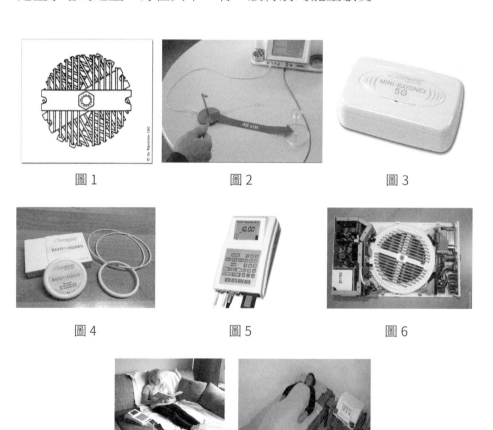

圖1　　　　　　　圖2　　　　　　　圖3

圖4　　　　　　　圖5　　　　　　　圖6

圖7　　　　　　　圖8

2. 實際案例

　　一位合併高血壓、糖尿病、冠心病及有身心壓力的個案，尋求我的協助（此患者在第 4 章有個人的專文分享）。此個案最困擾的症狀是不定時的胸痛，但多次到醫院急診，心電圖及心肌梗塞血液檢測指數都是正常，我強烈懷疑是情緒壓力所致，但主流醫學又無法用儀器檢測判斷，因此安排他進行 Rayonex 檢測，希望能找出病因。

　　經過檢測後，其結果顯示其胸痛的主要原因來自情緒壓力，次要原因才是本身的心血管問題，此情緒壓力造成個案自律神經系統失衡，交感神經過亢，以致引起症狀。當場使用 Rayonex 設備進行平衡調理，以心率變異分析前後測，可以發現明顯的改善，個案也頓時覺得身心安適。

　　此患者分別在 2018 年 5 月 18 日及同年的 9 月 18 日進行同樣的評估及調理，表現趨勢一致，但其後相隔約 4 個月，其心率變異分析已有顯著改善（圖 9-11）。只是個案的情緒壓力來自本身的性格及外在的環境，一時之間無法完全自我轉化，但個案之後對於胸痛的困擾，不再過度擔心是否為致命的心肌梗塞，也學習如何分辨兩種胸痛的差異，對他而言已經有非常大的助益，他也開始漸漸學習調整改善過度壓力所引起的身心不適，找到正確的調理之道。

2018.5.25 Rayonex檢測複合諧振氧能調理及心律變異分析前後比較

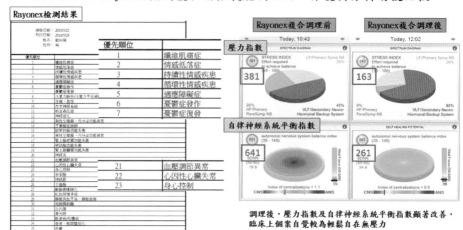

調理後，壓力指數及自律神經系統平衡指數顯著改善，臨床上個案自覺較為輕鬆自在無壓力

2018.9.18 Rayonex檢測複合諧振氧能調理及心律變異分析前後比較

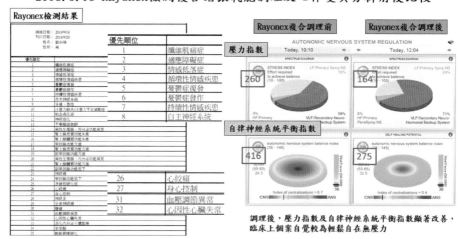

調理後，壓力指數及自律神經系統平衡指數顯著改善，臨床上個案自覺較為輕鬆自在無壓力

自律神經系統心律變異分析　2018.5.25(左) vs. 2018.9.18(右)

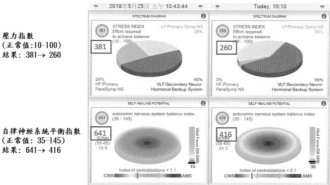

壓力指數
(正常值:10-100)
結果：381→ 260

自律神經系統平衡指數
(正常值: 35-145)
結果：641→ 416

過度壓力及自律神經失衡狀況皆獲得改善

心轉病自癒

CHAPTER 3

08
IPP 3D-NLS 非線性設備——
源自航太科技的健康管理系統

有一次我在中華民國生命電磁學會年度學術大會的會場，看到一台由澤康生物科技公司展出，名為「IPP 3D-NLS 非線性健康管理系統」的設備，使用者戴著類似耳機的感測器與主機相連後，在大約 10 幾分鐘的時間內，即可完成全身從頭到腳，由表層的皮膚、肌肉骨骼到深層器官及組織的狀況評估，讓我覺得非常的神奇。後來認識了該公司的涂麗珍總經理，才了解她本身並非與醫療業相關，當初投入此領域的動機是為了改善母親的健康狀況，一方面也希望國人在主流醫學之外能有其他的選項，所以不計成本的與俄羅斯原廠合作至今，無怨無悔。

這套設備是由俄羅斯國家科學院心理物理學研究所（Institute of Practical Psychophysics，簡稱 IPP）所研發的快速身體檢查儀器，一開始是蘇聯太空總署健康

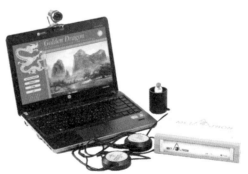

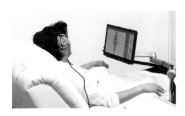

保健部門為了監測太空人在失重情況及升空前後的健康狀況所發展。蘇聯解體後，該部門轉型為民間機構，並推廣該設備到其他國家。

IPP 3D-NLS 非線性健康管理系統的基本原理

　　IPP 3D-NLS 非線性健康管理系統（以下簡稱 IPP 3D-NLS），也稱為 Metatron 系統。人身體狀態的所有資訊都會被傳送到大腦，IPP 3D-NLS 運用外型類似頭戴式耳機的觸發傳感器，發送與身體器官組織一樣的頻率，以生物共振方式啟動非線性診斷系統（Non-Linear Diagnosis System）來掃描生物體自發產生的微弱電磁波，並進行比對，進而評估受測者身體功能性改變的深度及強度，該設備分析器官、組織、細胞、染色體、甚至是荷爾蒙等層面的病生理狀況，同時也偵測可能的病因，如蠕蟲、微生物、真菌和病毒因素、過敏原、重金屬和放射性核素等。

　　據該公司的內部文件（未正式公開的學術發表），IPP 3D-NLS 在發現急性和慢性疾病過程中的準確性，以及對某些疾病的傾向，整體可達到 78.8% 的準確預測率，且具可攜式及操作方便之優勢。

IPP 3D-NLS 總體平均準確度與個別臨床專科平均準確度

78.8%　　89.8%　　77.2%　　77.1%　　78.8%　　75.7%

進一步說明，IPP 3D-NLS 能夠產生預設的腦神經元生物電活動，以該活動為背景，可以選擇性地放大難以檢測到的統計波動的信號，然後分離並解碼它們包含的資訊。從某種意義上說，IPP 3D-NLS 就是以生物能共振方式獲取這種檢測的方位，以便對其進行解碼並將其顯示在電腦螢幕上，並以特定的顏色生成器官的虛擬模型。圖像的彩色標記使確定病變部位及病程更為容易。藉由 12 點能量位階（Fleindler's Scale）所得資訊，再區分為退化（紅色）與增生（藍色）兩類指標代表身體代謝中退化或是增生過程。

　　12 點能量位階以 1-6 的數字標示，依據不同階段以辨識疾病發展，其中 6 階段說明其內容：

- 精神心理期（psychophysiological）
- 能量資訊期（energoinformational）
- 神經內分泌期（neuroendocrine）
- 內毒素期（endotoxic）
- 癥狀期（symptomatic）
- 晚期（terminal）

　　前三期屬容易治療期，第四期為可治療期，第五期難以治療期，而第六期則為無法治療期，如下圖。

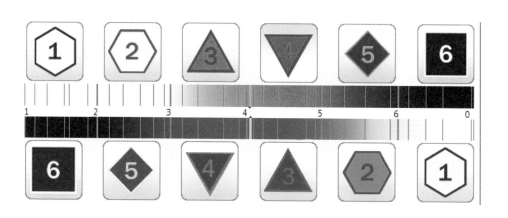

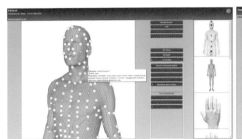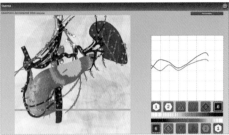

　　系統內也涵蓋互補另類療法領域，包括順勢療法、七脈輪（chakra）評估、14 經絡分析、耳穴診斷法、虹膜診斷法、中草藥與營養品頻率調整等。

學術上之研究

　　可能因為該設備源自俄羅斯，其發表的相關研究不易在國際上的期刊找到，不過 2021 年 11 月有一篇發表在《全球雜誌》（J Global）的研究指出，與現行的血液及超音波檢測相比較，IPP 3D-NLS 可應用於早期偵測甲狀腺低下症。[1]

臨床應用

　　該公司涂總經理也跟我分享了一個實際案例。她的一位朋友到該公司拜訪，閒聊間順便接受檢測。朋友是一位 66 歲男性，平時偶而有胸悶病史，2019/10/11 經 IPP 3D-NLS 檢測，疑似有高血壓、心絞痛、動脈粥樣硬化及冠心血管狹窄，因此涂總建議個案趕緊到醫院進一步診斷，2019/10/23 經主流醫學心導管檢查確診為冠狀動脈狹窄引起之冠心病，隨即接受心導管支架植入，情況立即改善（見下圖）。

2019/10/11 IPP 3D-NLS
檢查

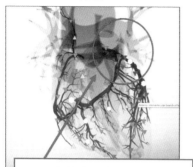

2019/10/23
三軍總醫院心導管檢查

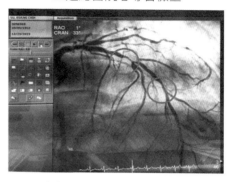

冠心血管出現增生性反應，
疑似冠狀動脈硬化狹窄

支架置入後影像醫學檢查

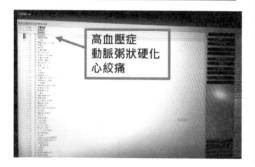

高血壓症
動脈粥狀硬化
心絞痛

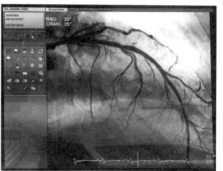

參考文獻

[1] Mohammad Ebrahimi , Vera Ivanovna Nesterova, Vladimir Igorevich Nesterov. Screening for Early detection of subclinical hypothyroidism: prognostic value of 3D-NLS bio resonance feedback diagnostic. J-GLOBAL. 2021 Nov. Vol 30 P69-80

09

經絡氣血共振儀——
排除毒性重金屬的
可能互補另類療法

1. 螯合療法的侷限性

　　2018 年在樓宇偉博士的引薦之下，我接觸到了「自天然團隊」，該團隊主要技術負責人趙光正希望透過剛開發完成的「經絡氣血共振儀」，請教我藉由該設備進行排除人體中有害「石綿」之實驗計畫的可行性。經過探討後，我建議該團隊先進行較符合目前醫療臨床上實際需求的排除毒性重金屬之實驗；因為西方主流醫學領域對於體內毒性重金屬含量過高的情形，必要時大都採取化學藥物進行螯合療法（Chelation Therapy），也就是藉著注射或食用螯合劑（EDTA、DMSA、DMPS、Dimercaprol [BAL] 或 Penicillamine 等），使螯合劑與體內重金屬結合，並經由尿液排出體外，達到其目的。

　　螯合療法一個療程或許需數周至數月，也需要注意補充可能被螯合代謝掉的人體必需性礦物質。對於肝、腎功能不佳、骨質疏鬆症的患者，也不建議以這種方式進行治療。毒性重金屬對人體的可能危害包括與神經系統相關的多發性神經病變、帕金森氏症或自閉

症、腎臟損害、心血管疾病，甚至癌症等。目前主流醫學並不太主張普遍性的使用螯合療法來治療上述患者，一者可能引發不可忽視的副作用，二者臨床研究的改善成效似乎需要更多的實證，但也因為擔心副作用，所以相關研究相對少，更難有清楚的實證。在這種背景下，讓主流醫學對排除毒性重金屬的議題並不特別的著墨。因此若能透過客觀的實驗來證明這台儀器可以透過物理性經絡共振方式來排除體內的毒性重金屬，又無危及安全及健康的副作用，相信可以幫助受毒性重金屬危害的患者。

2. 尋找安全有效排除重金屬的方法

我本身是神經科醫師，臨床上，在主流醫學中會使用螯合療法的主要是神經科，尤其是針對鉛中毒所引起的周邊及中樞神經損傷。我本身也是環境職業醫學專科，一生都從事毒物研究，深切了解鉛、汞、砷及鎘等對人體各個器官的傷害，所以如果在主流醫學外，能有安全有效的排除毒性重金屬的療法，將有機會造福患者。我自己在本書中也提到可能因為臺灣整體環境，例如空汙等因素所致，我的體內也有過量的汞與砷，尤其是後者又與我的肺癌相關。

自天然團隊開發的「經絡氣血共振儀」，其開發學理根據有二，一是王唯工教授建立的氣血共振理論基礎，進一步利用科學方式偵測人體經絡的共振波。相關資料可參考王教授發表的國際期刊論文與著作。二是透過微電流電導場理論，與經絡同步共振，並刺激人體神經與微血管循環，激發人體自癒潛能；可參考 NIH（美國國家衛生研究院）推動的 SPARC（Stimulating Peripheral Activity to Relieve Conditions）研究計畫。本產品在臺灣研發及生產並獲得中華民國及包括美國在內等多國家發明專利，是具有國際性中醫特色的消費性電子保健產品。

3. 實驗結果分享

　　自天然團隊今年（2022 年）完成這項實驗計畫，將成果提供給我參考。

　　本實驗的研究目的是以王唯工教授中醫氣血共振研究為理論基礎，利用創新的物理性非侵入式共振諧波微電流同時刺激足太陰脾經三陰交穴和腎經太谿穴，評估使用前後對 6 項毒性重金屬（鉛 Pb、汞 Hg、鎳 Ni、鋁 Al、砷 As、鎘 Cd）經尿液排出體外的變化。

　　結果共有 78 位的受測試者被施予經絡氣血共振儀處置（2.5Hz~5.0Hz，20 分鐘），並量測受測前與受測後的尿液 6 項重金屬的尿液變化。一共對 111 人次的前、後尿液毒性重金屬濃度變化進行統計分析，結果顯示，共振諧波微電流刺激後皆顯著排出更多體內 6 項毒性重金屬（P<0.05）。

　　排出重金屬人數比例（後測尿中重金屬濃度大於前測尿中重金屬濃度之人次 / 所有測試者人次之百分比）順序為：(1) 汞（75.7%）、(2) 鋁（70.3%）、(3) 鉛（68.5%）、(4) 砷（64.0%）、(5) 鎳（54.1%）、(6) 鎘（53.2%）。

　　平均排出重金屬提升率（後測尿中重金屬濃度 - 前測尿中重金屬濃度）/ 前測尿中重金屬濃度的百分比）為：(1) 砷（+64.2%）、(2) 汞（+47.6%）、(3) 鉛（+39.4%）、(4) 鋁（+33.7%）、(5) 鎘（+21.6%）、(6) 鎳（+19.0%）。

　　本研究的子計畫中有 23 位受測者參與重金屬螯合劑 DMSA 療法與共振諧波的效果之比較，前者DMSA 確實顯著排除上述重金屬，而共振諧波排除重金屬的量相對比較少。

　　另外，在此次實驗中發現測試前毒性重金屬超標人次為 21 人，占 18.9%，顯示有部分臺灣民眾或許有重金屬危害的潛在問題。測

經絡共振儀 111 人次排出重金屬人數比例順序

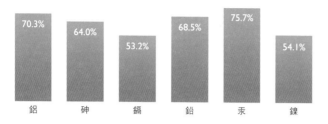

後測尿中重金屬濃度大於前測尿中重金屬濃度之人次/所有測試者人次之百分比

經絡共振儀 111 人次平均排出重金屬提升率

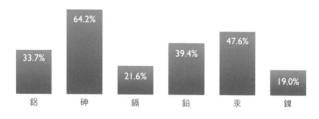

（後測尿中重金屬濃度－前測尿中重金屬濃度）/前測尿中重金屬濃度的百分比

試後重金屬排出超標人次為 45 人次，占 40.5%，可能表示臺灣民眾毒性重金屬囤積體內的風險需要進一步探討。

4. 研究結果仍待進一步討論

　　該研究結果或許初步提供正統螯合治療之外的另一種可能選項？但此實驗仍有需進一步討論之處：

(1) 自願參加受試者尚不足以代表臺灣典型人口取樣，但相關結果值得重視及繼續探討。

(2) 後續若有機會正式啟動臨床人體試驗，建議搭配血液內的毒性重金屬檢驗及肝臟與腎臟功能指數一起比較探討，且須檢測並分析人體內的必須性礦物質，如鈣、鎂、鉀或微量的硒等所受到的影響狀況。

10
精油——
具有芳香氣息，來自天然的
療癒化合物

　　精油（essential oils）是一種濃縮的親脂性液體，含有來自植物的揮發性（在常溫下容易蒸發）化合物。精油常以提取它們的植物來命名，例如薄荷（精）油。精油通常通過蒸餾提取，也可透過其他過程包括壓榨、溶劑提取、熏蒸、無水油提取、樹脂採收、蠟包埋和冷壓。它們用於香水、化妝品、肥皂、空氣清新劑和其他產品中，也用於給食品和飲料調味，以及為熏香和家居清潔產品添加香味。精油也有抗菌及除蟲的用途。精油不應與香水（perfume）混淆，因為後者通常包含純化學成分，而精油則來自天然的植物。

　　人類使用精油已有數千年的歷史，在聖經中就記載了乳香及沒藥精油，長期以來精油一直用於民間醫學或民俗療法。精油在載體油中稀釋並用於按摩，通過霧化器或擴散器在空氣中擴散，在蠟燭火焰上加熱，或作為香燃燒。現代醫學研究通常不提及精油本身，而是著重於討論構成精油的特定化合物，例如提及水楊酸甲酯而不是「冬青油」。

1. 精油須謹慎使用

　　近幾十年來，隨著芳香療法（使用精油和其他芳香化合物的輔助另類醫學的一個分支）的流行，大家對精油的興趣重新燃起。這是一種輔助主流醫學的療法，其中的治療效果歸因於芳香化合物。雖然有各種研究報告芳香療法可能具有醫學上的作用，能緩解或處理某些症狀，但仍沒有足夠的證據表明精油可以單獨有效治療疾病。精油如使用不當可能會造成傷害，包括過敏反應、炎症和皮膚刺激，兒童可能特別容易受到不當使用的毒性影響。

　　我個人是在罹癌之後才真正有系統性的了解及使用各種精油。事實上，不少人在過去日常生活當中都有曾使用薄荷油的經驗，薄荷油的效用可以用在驅蟲、蚊蟲咬傷、局部止痛消腫及提神，這是不爭的事實，所以精油的效用在民間有一定的接受度。雖然主流醫學不認同精油可以單獨用於疾病的治療，但作為輔助的民間療法或許是可以列入民眾的選項。使用時要留意其可能的副作用，以安全為優先考量。如有疑慮，建議使用前先諮詢有專業經驗者為宜。另外，精油的品牌眾多而價格差異頗大，主要的差異是產地來源不同及生產方式為天然提取或是人工合成影響了價格，自然也影響了其應有的效果。讀者如果想嘗試，最好先上網比較或購買此領域的書籍了解，否則可能會買到不如預期的產品，得不償失。

2. 精油對於自律神經系統的影響案例分享

　　藉由心率變異分析 (Heart Rate Varaibility, HRV) 可以得知自律神經系統是否平衡，現代人大多處於過度壓力，自律神經失衡，長期會造成心身不適。以下是一位 61 歲女性，長期處理工作壓力下，藉由苦橙葉、 絲柏、迷迭香等精油的按摩及嗅吸，以 HRV 前後測，可以發現其自律神經年齡從提早衰老 (79 歲)，很快地恢復到年輕（45-50 歲）。

3. 精油對於氣場脈輪的影響案例分享

　　氣場脈輪可以顯示一個人的身心靈能量狀況，是否失衡或是不足。以下一位 48 歲女性個案，主述胸悶，像胸口壓了塊大石頭般，右邊胸腔偶會瞬間疼痛，雖然沒對身心造成太大影響，但會有疼痛感。自覺常感心力不足、提不起勁或感到身心都很疲憊。前測之氣場為靛光，靛光人且氣場小者，常會有無力感，疲憊感則來自於過快的振動頻率，致快速耗損過多能量。以心輪複方精油包括佛手柑、迷迭香、玫瑰及乳香，讓個案塗抹前胸膻中穴及嗅吸之後。個案自覺很快就感到放鬆與心境的平靜。後測氣場呈白光，且氣場大而飽滿，顯示氣場向外整個舒張開而讓人感到輕鬆，七脈輪均明亮而圓，代表芳香精油為其帶來內在的平衡及平靜感 (見附圖)。

4. 常用精油及其可能作用

　　以下為讀者整理了一些常用的精油及其可能的效用供大家參考。因為內容繁多，不一一舉例說明，請讀者自行判斷，小心使用。

芳香精油

心輪複方（按摩及嗅吸：佛手柑、迷迭香、玫瑰、乳香）

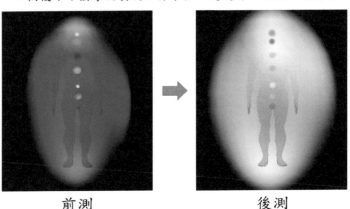

前測　　　　　　　　　後測

中文名稱	止痛	抗發炎	退燒	抗病毒	抗菌	支持免疫	活化腦部	提神增加注意力	紓解心力交疲	減少焦慮	調適過度壓力	抗憂鬱	建立自信	鼓舞正向活力	支持呼吸
羅勒	★★	★		★	★		★★			★★	★		★	★★	★
白千層	★	★	★	★	★										★
雪松		★								★★	★★				
快樂鼠尾草				★	★					★	★	★★			
胡荽	★				★					★		★	★		
尤加利	★★		★	★★			★	★			★			★	★★
茴香(甜，苦)	★									★		★	★		
乳香	★	★★							★★	★	★	★		★★	★★
德國洋甘菊	★	★★			★					★	★★	★			
生薑	★	★★			★				★						★
蠟菊(永久花)	★★	★	★		★						★		★		
茉莉	★				★					★★	★★	★			★
薰衣草	★	★	★			★				★★	★★	★			
檸檬	★	★			★	★★	★				★	★★		★	
茶樹	★	★		★★	★★	★							★		
沒藥		★★		★			★			★				★	
甜橘		★			★					★★	★★	★★		★	
牛至	★			★★	★★	★★						★			
胡椒薄荷	★	★	★★	★					★★				★	★	
羅文莎葉(桉油樟)	★	★	★	★★	★★					★	★	★	★		★★
玫瑰		★	★	★	★					★★	★★				
迷迭香	★			★★		★★					★	★		★★	
崖柏				★	★						★				
依蘭依蘭		★			★					★★	★★	★★			

中文名稱	鎮咳	祛痰	調節心血管	強化循環	穩定血壓	幫助消化	緩解噁心嘔吐	緩解脹氣	緩解便秘	緩解腹瀉	抗痙攣(腸胃臟器)	穩定血糖	輔助肝臟	幫助排毒	支持細胞修復	傷口癒合
羅勒	★★		★			★★	★	★			★★					★
白千層	★		★				★		★		★		★			★
雪松	★	★★	★								★				★	
快樂鼠尾草							★		★		★					★
胡荽			★			★★		★★					★★			
尤加利	★★	★★									★	★				★
茴香(甜,苦)	★	★					★		★	★		★				
乳香		★					★		★						★★	★
德國洋甘菊						★★	★				★★		★			★
生薑		★			★	★★	★★	★★	★★	★★	★					
蠟菊(永久花)		★	★★								★			★★	★	★★
茉莉			★								★★					
薰衣草	★				★	★					★★					★★
檸檬						★	★	★	★					★		★★
茶樹	★	★								★★				★		★★
沒藥		★	★			★	★				★				★★	★
甜橘		★				★★	★				★					
牛至		★							★							
胡椒薄荷		★				★★	★★	★			★		★★			
羅文莎葉(桉油樟)	★															
玫瑰	★		★★						★		★		★			
迷迭香		★	★			★★		★			★★				★	★
崖柏	★													★		
依蘭依蘭		★	★★		★★						★					★

11

花精——
情緒調理的大自然恩賜

　　花　精（Flower Essence）又　稱 花　藥（Flower Remedy），是由英國的艾德華‧巴哈醫師（Dr. Edward Bach）於 1928 至 1936 年所發展的一種以情緒調理為主的療癒法。巴哈醫師認為花朵中蘊含著某種能量或是訊息，可以透過陽光照射在放置於天然泉水中的花朵，將其能量或訊息轉換至水中，再經過加入保存的處理過程（通常是少量的酒，目的是抗菌防黴），成為花精成品。此成品如果經過口服進入人體之後，可以平衡人們各種負面的情緒，也得以療癒疾病的潛在情感誘因。

　　花精的前身可能來自露水的功效，中醫典籍中的《本草備要》金石水土部提到：「露水，潤肺，甘平。止消渴，宜煎潤肺之藥。秋露造酒最清冽，百花上露，令人好顏色。霜殺物，露滋物，性隨時異也。露能解暑，故白露降則處暑矣。瘧必由於暑，故治瘧藥，露一宿服。稻葉上露，清肺和中；荷葉上露，辟暑消熱；芭蕉葉上露，明目駐顏。以三者為最，其他各視所泡為異。」雖然本草備要中提到是植物的葉子，但是與花精的製作原理是類似的，只是露水的採集是天然形成，而花精則是經過人為的過程來製作。

1. 歸納處理 7 大類情緒狀況

巴哈花精共有 38 種，其中 37 種採自花朵或植物的其他部分，唯獨有一種是只用特別的泉水製作而成。依各種的花精特性，總共可以歸納處理 7 大類的情緒狀況，但是在每一類別中，不同的花精也有其各自的差異性來處理更細微的情況。這 7 類情緒狀況（擬改善結果）及對應的花精簡述如下：

(1) 害怕與恐懼（建立勇氣）：龍頭花、紅栗子、櫻桃李、岩薔薇、白楊

(2) 有不確定感（認識自己的心）：鐵樹、金雀花、龍膽根、史開蘭、野燕麥、希拉圖

(3) 對周遭世界缺乏興趣（活在當下）：橄欖、白栗子、野玫瑰、忍冬、栗子芽、鐵線蓮、芥末

(4) 感到孤獨（接受人群、聯結）：石楠、鳳仙花、水紫

(5) 對外來影響與他人意見過度敏感（腳踏實地過日子）：冬青、矢車菊、龍芽草、胡桃

(6) 容易沮喪或絕望（積極正向，充滿能量）：落葉松、橡樹、酸蘋果、伯利恆之星、柳樹、榆樹、松樹、甜栗子

(7) 過度關心別人（給予自由，解脫束縛）：葡萄樹、馬鞭草、山毛櫸、菊苣、岩清水

另外，還有一種複方的巴哈花精成為急救花精，用於處理任何日常緊急狀況與危急時所用，其組成同時包括以下成分：櫻桃李、鐵線蓮、鳳仙花、伯利恆之星、岩薔薇。

人體的疾病常常是因為負面的情緒長期累積，進而影響整體身體正常生理功能的運作，再進一步變成器質性的病變。在中醫的陰陽五行理論中，七情六慾喜怒憂思悲恐驚各有所對應的經絡，一旦失衡，就會漸漸影響各五臟六腑的功能，從初期的情緒失衡所致的

功能性障礙，例如失眠、消化不良、頭痛、頭暈、胸悶心悸等非特異性症狀，漸次成為器質性的實質疾病。此時花精的作用可以從情緒失衡的源頭梳理，讓身心重獲平衡，使身體不適的症狀緩解，進而協同解決實質的疾病。

2. 花精逐漸在世界各地發展及被推廣

花精雖是英國巴哈醫師所創立的療法，但後人承襲此套理論，發展出北美花精、澳大利亞花精、甚至臺灣的陳祈明老師也發展出臺灣特有的花精。而除了傳統使用白蘭地酒作用保存用，後來也可以應用醋或其他酒類作為基底，更適合不同族群的使用。

除了傳統的花精，後來也發展了訊息花精，將花精的頻率存入相關生物能或是訊息設備，例如 MORA、Rayonex、IPP 3D-NLS (Metatron)、TimeWaver 等。也可用在需要的個案上。

我個人對於以上不同種類、作法及投與方式的花精都有接觸或使用過。這其中並無優劣的差異，而是要看個案的狀況給予最適當的花精，達到療癒的目的即可。

3. 實際案例

個案為一中年女性乳癌患者，我使用 TimeWaver 為其分析 38 種巴哈花精，發現其中有巖清水、松樹與冬青，巖清水代表過度關心別人，松樹代表容易沮喪或絕望，冬青代表對於外來影響與他人的意見過度敏感。當我向此個案說明上述的潛在情緒或人格特質狀況後，她簡直不敢相信這些花精幾乎完全表達了她內心深處的狀況，也因為如此長期的負向心理狀態，在加上其他不良生活型態的因素，才導致乳癌的發生，並且在治療後的幾年中又再度復發。

藉由此花精的分析，個案更清楚了自己的問題，藉由花精的調理，患者的情緒也得到改善。花精可以在整個療癒過程中扮演一個輔助的角色。但是最終還是要患者自己轉念，同時改變其他不良生活型態的負向因素，才能完全康復。

Optimization list

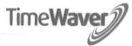

Note: The content of this print out is not a medical diagnosis and a choice of words e.g.　ealing of?　and　issolving of causes?　are no healing promises in the medical sense. The following optimization is not a medical diagnosis or therapy! It does not substitute an examination or treatment by a doctor or naturopath.

Analysis of Bach Flower Essences 08.17.17, 8:49:39 PM

"Present state" + "Desired state" (ordered by "Ref")　　　　　　　　　(En = Energy ?Int = Intensity ?Pot = Potency)

1　　Bach Flower Remedies (中文註釋) > No. 27: Rock Water 巖泉水
Flexibility, spontaneity, and flowing receptivity, apprehending the spirit rather than the letter of the law. The remedy for people who take self-repression and self-denial to extremes.
En 93 %　Int: 2　Pot: C 15
short term / high priority

2　　Bach Flower Remedies (中文註釋) > No. 24: Pine 松針
Self-acceptance, self-forgiveness; freedom to move forward despite past mistakes. The remedy for those who blame themselves for something they feel they have done in the past, some neglect of a parent, some fault in themselves, something they have left undone, and for those who reproach themselves that, even though they may have been successful in their work, they should have done better.
En 90 %　Int: 6　Pot: D 30
short term / high priority

3　　Bach Flower Remedies (中文註釋) > No. 15: Holly 冬青
Loving and inclusive gestures to others; heartfelt compassion, ability to express gratitude to others. The remedy works to encourage generosity of spirit and openness towards others.
En 82 %　Int: 2　Pot: LM XV
long term / high priority

12

順勢療法──
主流醫學外的另類選擇之一

　　順勢療法又稱同類療法，其英文名稱 Homeopathy 是由兩個希臘文字所組成："Homoeo"意指「相似」，"Pathos"意指「疾病」，英文的整體意思就是「與疾病相似」；顧名思義，順勢療法的治療概念是「相似者能治癒」（Like Cures Like）

1. 順勢療法的起源，以同類治療同類 (similia similibus curentur)

　　在公元前 400 多年，醫學之父希波克拉底（Hippocrates）提及：「透過相似者，疾病產生；透過使用相似者，疾病被治癒。」「能引發尿急症的藥物可治癒尿急症。」除了少數的先知先覺者，「相似者能治癒」這個醫療概念並沒有被太多人重視，直至 1790 年，才被德國醫生赫尼曼（Dr. Christian Frederich Samuel Hahnemann, 1755-1843）發揚光大。他從古代刊物中發現，經過多年的研究和實驗，終於正式確立該療法的理論，並發展了使用稀釋製劑治療的方法。他稱這個療法為「順勢療法」（Homeopathy）。

2. 順勢療法的原理

順勢療法的原理是，能引發人體產生類似症狀的物質，經過多次稀釋振盪處理後（圖一），可治療類似症狀的疾病（may like be cured by like）。例如，

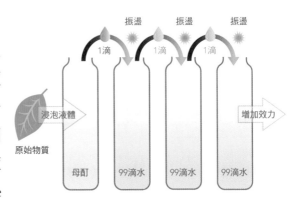

被蜜蜂（Apis mellifica）螫可使人皮膚紅腫、疼痛，所以將蜜蜂浸泡酒中，再將酒經過多次稀釋振盪處理後所製成的順勢製劑，可以用來治療有紅腫、疼痛等相類似症狀的疾病，包括蚊蟲及蜜蜂叮咬、關節痛。

人類施打的疫苗，就是常見的 like be cured by like。「疫苗」以「病源」（流感病毒）為原料，經減毒或取其特定抗原，加工製成「疫苗」（流感疫苗），可以提升人體的自癒力，預防該疾病（流感）。疫苗以加入「佐劑」的方式，來強化人體免疫系統的反應；順勢療法的概念類似疫苗。順勢製劑是以「勢能化」的方式（將製劑經過多次的稀釋振盪）來加強引發人體的自癒力。

3. 順勢療法是幫助自癒過程的醫學

在順勢醫學的眼中，「症狀」常常是自癒力的表現，「病因」隱藏在「症狀」之下；而「症狀」是身體為了去除「病因」的一種表現。譬如說感染之後為何為「發燒」？是為了提升免疫系統（白血球）的效力，幫助身體更快的消滅病原（病毒）。「發燒」其實是自癒力的表現。

順勢醫學是幫助人體「順」著疾病的症狀，更有效率的啟動自癒力，進行自癒的過程（「勢」），當「病原」被排除或消滅，腹瀉或發燒等等「症狀」也會自然改善。所以在順著疾病的方向，引發人體自癒反應的過程，可能也會出現使症狀暫時更為明顯的好轉反應。

順勢醫學領域，對於目前的新冠病毒疫情有無可行的預防或降低其嚴重度的相關製劑因應？以隨機雙盲對照設計嚴謹的針對與確診個案曾接觸的高風險族群（2233 位受試者，分 6 組）的研究中，使用「Covid-19 順勢病理製劑」及「Bryonia 順勢製劑」這兩組，與使用安慰劑的對照組比較，出現陽性個案的比例上更低（保護力分別達到 59% 及 67%；也就是分別減少了 59% 及 67% 的罹病率），都達到了統計上的顯著差異（$p < 0.05$），證實有效。且使用「Covid-19 順勢病理製劑」後仍確診的個案，與使用安慰劑的對照組比較，其住院天數更短（分別為平均 5 天與 12 天，減少了 7 天），也達到了統計上的顯著差異（$p < 0.05$），證實有效 [1]。

順勢療法在歐洲的某些國家，例如德國、英國及法國等，可以合法使用並得到醫療保險給付，但在臺灣或是某些國家目前仍不為主流醫學界所認同。順勢療法對於發炎，感染及疼痛等身體的不適都有可其發揮之處。另外也可用於重金屬或農藥之排毒。在實證研究上，也有順勢療法的國際期刊定期發表各種順勢療法的實證研究結果，使順勢療法不再被蒙上神祕的面紗，擺脫某些民俗療法容易落入以訛傳訛的個人經驗傳播之困境。臺灣也有學者使用 MORA 電子順勢製劑來治療過敏性鼻炎的實證研究，證明順勢療法可以有效改善過敏性鼻炎 [2]。

我個人主要使用順勢療法針對自己的重金屬排毒及新冠病毒感染風險之預防。在病患身上，除了前兩項之外，也應用於輔助處理癌症化療或疫苗副作用。

4. 使用順勢製劑之注意事項

但使用順勢製劑是否有需注意之處？是的，這種療法有可能出現短暫的不良反應，也可稱為好轉反應。就新冠病毒順勢製劑為例，產生短暫不良反應（好轉反應），就如同施打疫苗會產生一些非特異身體表症，例如倦怠、微燒、疼痛等等，是身體免疫系統啟動的表現，所以只要是短暫不嚴重，通常幾天後會自癒。反之，因此順勢製劑只含有病毒的訊息，並無實體的病毒，其免疫系統是緩慢啟動的，與施打疫苗的狀況有所不同，所以一般人服用後大都是沒有任何不適。但建議如有任何不適，應尋求專業醫師的協助。

5. 實際案例

54歲女性，2013年主訴莫名疼痛、麻木、恐慌、失眠、嚴重掉髮。國中開始接受汞齊（銀粉）補牙很長的時間。4年前請有專門去除汞齊設備的牙醫移除其中的3顆（另有2顆在牙套下的未確認）。去除汞齊後，於2009年11月13日頭髮檢測出汞、鉛、鋁等重金屬過量。她10年前開始發現掉髮很多，尋求許多方式治療，仍無法獲得改善。2009年移除牙齒汞齊前後服用過綠藻、香菜精等食品，及定期使用咖啡灌腸。2011年因頭頂落髮太嚴重開始戴髮片。2013年12月16日（使用同類製劑前）再次檢測頭髮，發現汞、鉛、鋁、砷過量。2014年02月07日開始針對重金屬用順勢製劑。使用3個月後（每日3至4次，每次2至3滴），2014年05月06日主訴：最近突然發現掉髮少頭髮也開始長回來，發現很多新生的細髮，已經可以不用再戴髮片了。許多朋友也問她說：妳的頭髮怎麼突然變多了？

2014年10月06日，除頭髮又長回來之外（每星期約長1公分）；睡眠的問題也有明顯的改善；過去她對聲音很敏感，很容易受到驚嚇或驚醒，這樣的情況也有明顯的改善；困擾她很久的腰背

痠痛也明顯的好了很多；她曾僅以手碰觸就「燒」壞了 3 台 Notebook 的主機板以及 3 支手機的面板，這種情況在治療 4 個月之後就沒有再發生。經反覆檢測比較穴檢儀所呈現的數值，發現最適合的同類製劑是 Mercurius sulfuratus ruber（Cinnabaris；硃砂）（主成分 HgS）（C200 以上的高勢能）；其次為 Mercurius sulfuricus（化學式為 HgSO4 • 2H2O）（C200 以上的高勢能）；曾用 Mercurius vivus（化學式為 Hg）和 Amalganum（汞合金）（C200 以上的高勢能）也有部分的效果。

使用順勢製劑前後
頭髮重金屬(汞鉛)增減率比較

[表一]未使用順勢製劑期間頭髮重金屬含量變化 單位：ppm			
	2009/11/13	2013/12/16	
汞	5.0	2.8	每年約↓13.4 %
鉛	1.8	1.1	每年約↓11.6 %
[表一]有使用順勢製劑期間頭髮重金屬含量變化 單位：ppm			
	2013/12/16	2014/12/04	
汞	2.8	1.6	每年約↓42.9 %
鉛	1.1	0.7	每年約↓36.4 %

治療3個月後

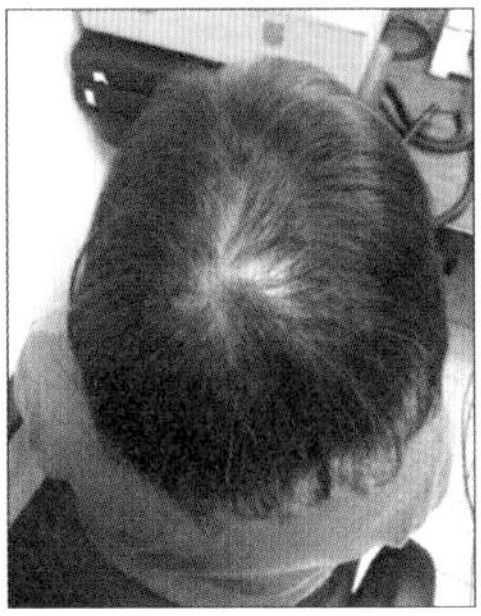

治療8個月後

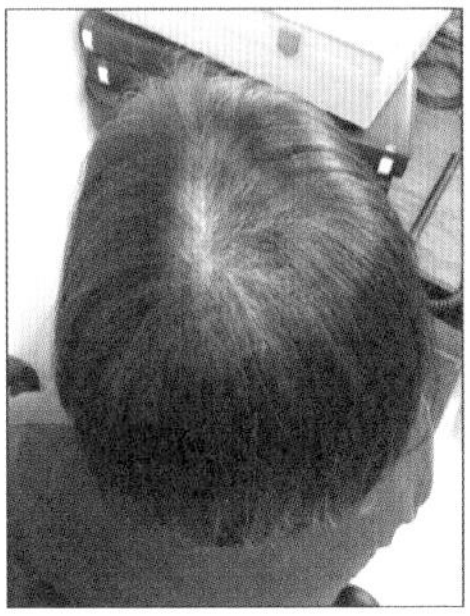

總結，順勢療法是除了主流醫療之外的另類醫療方式的選項之一，它無法取代主流醫療，但是當民眾在主流醫療上無法得到完善的預期結果，或許順勢療法可以有其發揮之處。

（＊本文引用鄭惇方醫師部分文稿，案例由鄭醫師提供，並承蒙其指導審閱潤稿，謹此致謝。）

[1] Talele, G., Vaidhya, S., Chowdhary, A., Herscu, P., & Shah, R. (2021). Randomized Double-Blind, Placebo-Controlled Feasibility Study, Evaluating the Efficacy of Homeopathic Medicines in the Prevention of COVID-19 in a Quarantined Population. Homeopathy.

[2] Liu, L. L., Wan, K. S., Cheng, C. F., Tsai, M. H., Wu, Y. L., & Wu, W. F. (2013). Effectiveness of MORA electronic homeopathic copies of remedies for allergic rhinitis: a short-term, randomized, placebo-controlled PILOT study. European Journal of Integrative Medicine, 5(2), 119-125.

心
轉
病
自
癒

CHAPTER 3

13
遠紅外線療法 ──
「光」用於癌症輔助療法實證經驗

1.「光」可以治病嗎？

　　人的生命來自光。這是因為人的食物來源一為動物，二為植物，動物攝取其他動物或植物而活，而植物行光合作用而生長茁壯，因此最終可以推論所有的生命（當然也包括人）起源都來自光。也因此人體對於光應該是非常熟悉而親切的，不同波長的光帶有不同的能量，所以也能應用此特性用於直接治病或輔助治療。

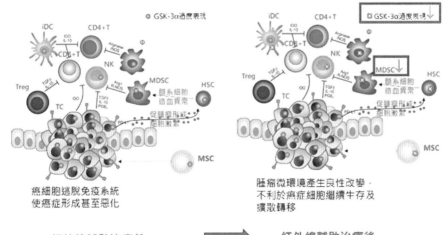

在主流醫學也使用光來直接治病，例如新生兒的黃疸、乾癬症，或是輔助治療，例如處理血液透析患者的人造動靜脈廔管、避免栓塞等。這其中屬於非可見光頻譜的遠紅外線，尤其是 4mm-14mm 之間的波長，更是被醫學上認為能夠提升人體健康或用於治病的頻段。

我個人罹病後，尋求了各種自救方案，其中也包括了遠紅外線，我自己買了各種遠紅外線產品，從杯子、坐墊、座椅、睡墊、衣物、局部照射儀到全身艙的 SPA 產品。這些產品市面上有很多，但多數產品缺乏相關的醫學研究佐證或是對於產品的規格沒有相關認證，因此只能憑感覺來體驗產品的好壞。如果只是一般的養生調理倒也無妨，但是如果用是治病或是正式的輔助療法，就不能馬虎。

2. 紅外線的生物作用及相關研究

臺灣大學前校長李嗣涔的研究生張心儀博士於 2013 年在國際期刊 PLoS One 上發表中 (遠) 紅外線 (3-5mm) 可誘發 G2/M 細胞循環停止並導致 DNA 雙螺旋斷裂來阻止 A549 肺癌細胞的惡化，隨後又於 2015 年在國際期刊 J Proteome Res. 發表中 (遠) 紅外線 (3-5mm) 可造成 G2/M 細胞循環停止，進而抑制乳癌細胞增生但不會影響正常乳房上皮細胞生長。2016 年另一位研究生蔡尚儒博士在國際期刊 Electomagn Bio Med 發表中 (遠) 紅外線 (3-5mm) 可能透過增加氧化應激 (Oxidative stress) 來促進 Paclitaxel 使 Hela 人類子宮頸癌細胞死亡。由此可見體外細胞研究已經為遠紅外線照射用於癌症治療不管是直接效用或是強化化療效果提供了一個未來的方向。

除了癌症的可能應用，2017 年蔡尚儒博士在國際期刊 J Photochem Photobio B 發表了一篇回顧性論文，整理了紅外線的醫學上的可能作用，除了上述的抗癌作用，還包括傷口癒合、神經刺激、光老化、腦神經再生、及脂肪再生。

傷口癒合
神經刺激
光老化
腦神經再生
脂肪再生

Medical Appication	Author, reference	Target	Light source or material	Wave lengths	Results
Wound Healing	Toyokawa et al. [31]	Skin wound in rat	Ceramic-coated sheet	5.6 ~ 25 μm (maximal intensity of 8 ~ 12 μm)	Promoted wound healing and expression of TGF-β1
Wound Healing	Gupta et al. [109]	Dermal abrasions in mice	Diode laser	810 nm	Enhanced collagen accumulation and healing effects
Wound Healing	Santana-Blank et al. [110, 111]	Soft tissues in rat	Diode laser	904nm	Promotes wound healing and exclusion zone (EZ) growth (1H-NMR 1/T2)
Wound Healing	Santana-Blank et al. [111] Rodriguez-Santana et al.[112]	Soft tissues in rat	Diode laser	904nm	Promotes wound healing, membrane effect measured by 1H-NMR tau(c)
Neural Stimulation	Wells et al. [55]	Rat sciatic nerve	Free electron laser	2.1, 3.0, 4.0, 4.5, 5.0, and 6.1 μm	Generated a spatially selective response in small fascicles of the sciatic nerve
Neural Stimulation	Jenkins et al. [113]	Adult rabbit heart	Diode laser	1.851μm	Induced optical pacing of the adult rabbit heart
Neural Stimulation	Izzo et al. [56]	Gerbils auditory nerve	Holmium:YA G laser	2.12 μm	Optical radiation stimulated the cochlear response amplitudes
Neural Stimulation	Duke et al. [60]	Rat sciatic nerve	Diode laser	1.875μm	Hybrid electro-optical stimulation generated sustained muscle contractions and reduced the laser power requirements
Neural Stimulation	Shapiro et al. [19]	HEK-293T cells	Diode laser	1.889 μm	Altered the membrane electrical capacitance during optical stimulation transiently
Photoaging	Darvin et al. [76]	Human skin	Radiator equipped with a water filter	600 ~1500 nm	Formed free radicals and decreased content of β carotene antioxidants
Photoaging	Schroeder et al. [91]	Human dermal fibroblasts	Water-filtered IR-A irradiation source	760~14.40 nm	Increased expression of MMP-1 in the dermis
Brain Neural Regeneration	Naeser et al. [118]	Mild traumatic brain injury	NIR diodes	870 nm	Improved cognitive function, sleep and post-traumatic stress disorder symptoms
Brain Neural Regeneration	Lapchak et al. [101]	Strokes in embolized rabbits	Laser source	808 nm	Increased cortical ATP content
Adipose Regeneration	Wang, Y., et al. [108]	human adipose-derived stem cells	Diode laser	810 nm 980nm	Stimulate the proliferation and differentiation

抗腫瘤

Medical Appication	Author, reference	Target	Light source or material	Wave lengths	Results
Antitum or Action	Tanaka et al. [83]	A549 lung adenocarcinoma cells	NIR radiator equipped with a water filter	1.1~1.8 μm	Activated the DNA damage response pathway
Antitum or Action	Yamashita et al. [96]	A431 (vulva), A549 (lung), HSC3 (tongue), MCF7 (breast) and Sa3 (gingiva) cancer cells	FIR radiant-panel incubator by coating a carbon/silica/aluminum oxide/titanium oxide ceramic	4~20 μm (maximum at 7 to 12 μm)	Suppressed the proliferation of cancer cells through enhancing the expression of ATF3 gene
Antitum or Action	Santana-Blank et al. [114]	Solid tumor Clinical trial	Diode laser	904nm	88% anticancer effect. Ten years follow up
Antitum or Action	Santana-Blank et al. [115]	Solid tumor cytomorphology	Diode laser	904nm	Selective apoptosis, necrosis, anoikis in tumor tissues of cancer patients
Antitum or Action	Santana-Blank et al. [116]	Solid tumor T₂w MRI-Microde nsitometry	Diode laser	904nm	Evidence of interfacial water exclusion zone (EZ) as a predictor of anti-tumor response in cancer patients
Antitum or Action	Santana-Blank et al. [117]	Solid tumor serum levels of cytokines of peripheral leucocyte subsets	Diode laser	904nm	Immuno-modulation in cancer patients of TNF-α sIL-2R and CD4+CD45 RA+ and CD25+ activated
Antitum or Action	Tsai et al. [100]	HeLa cervical cancer cell	Waveguide Thermal Emitter	3.6, 4.1 or 5.0 μm	Caused a collapse of mitochondrial membrane potential and an increase in oxidative stress.
Antitum or Action	Chang et al. [84]	Breast cancer cells and normal breast epithelial cells.	Blackbody source equipped with 3~5 μm filter	3~5 μm	Induced G₂/M cancer cell cycle arrest, remodeled the microtubule network and altered the actin filament formation

中遠紅外線對肺癌、乳癌、子宮頸癌、舌癌及牙齦癌細胞生長有抑制作用

3. 進行遠紅外線治療儀的人體試驗

因緣際會下，我認識了殷富瑞得遠紅外線治療儀廠商的陸選禧總經理，一開始他向我介紹此產品時，我沒有什麼興趣，因為一來我已經有很多類似的產品，其次，該產品的外觀普通並不起眼（見附圖）。但是陸總強調該產品有正式的醫療證，可確保其遠紅外線的照射品質，而且該產品曾用於某些醫療院所癌症個案，有相當的效果。這就引發了我的興趣，因為我手邊有不少癌症後期個案需要進一步的輔助療法來改善他們的狀況，所以我提出了一個難題給陸總，因為申請 IRB 曠廢時日，患者可能來不及等待，基於人命關天，請他支持我進行一個非正式的患者體驗，但為了獲得醫學實證，一切都盡量比照正式人體試驗的要求。陸總慨然答應無償提供設備讓患者在家中使用，並且為每一位患者提供費用不低的相關前後檢測來驗證效果。整個研究的費用估列在 100 萬元以上，已算是一項相當嚴謹的非正式人體試驗。

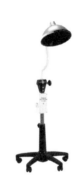

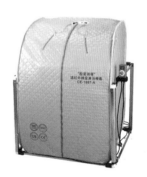

遠紅外線局部治療儀　　　　　　　　遠紅外線全身治療儀

根據前段文獻回顧，證實了中(遠)紅外線照射對癌細胞的抑制作用，甚至可能夠直接殺死癌細胞，這讓我對此研究更具信心。但唯獨沒有正式人體試驗報告，因此我將可能進行一項全世界首創的實驗。

事實上，我沒有想到陸總會一口爽快答應，也讓我在不預期中開啟了 2 梯次、共 10 位癌症個案，前後共約一個半月的密集遠紅外線照射研究。每位患者皆完成知情同意書，可繼續其目前的任何主流與非主流治療，也可隨時中斷此體驗而無須附帶的條件。雖然所有個案都全程參與，但有 2 位個案因為個人因素中間的完成率偏低，所以沒有列入統計分析，最後分析了 8 位個案。其基本資料如下：

- 腫瘤類別：肺癌 (4)、肝癌 (1)、乳癌 (2)、及壺腹癌 (1)
- 性別（男：女）：3：5
- 年齡：44 至 69 歲
- 期別：壺腹癌 (1):I-II 期；乳癌 (1):I 期；乳癌 (1):IV 期；其餘 :IV 期

本次研究進行了 3 類檢測：

(1) 康善生技公司腫瘤微環境免疫相關檢測：Glycogen Synthase Kinase-3α (GSK-3α，肝醣合成酶激酶 -3α) 及 Myeloid-Derived Suppressor Cell (MDSC, 骨髓衍生抑制細胞)

(2) 超微公司腫瘤核酸等位標記篩檢檢測

(3) 臺灣粒線體公司粒線體檢測

3. 實驗結果分享

基於篇幅，本文僅討論康善生技公司腫瘤微環境免疫相關檢測的結果，並將結論列出如下（見表 1）：

(1) 本研究顯示遠紅外線照射（FIR）療法對癌症腫瘤微環境產生良性改變，包括 GSK-3α 過度表現下降（p:0.0359）及使 MDSC 數量下降（p:0.0408）

(2) 藉由上述結果之可能推論，包括：
- 對癌細胞的形成、惡化生長及轉移產生抑制

- 誘導癌細胞自然凋亡
- 增加藥物治療敏感性
- 提升免疫系統對癌細胞的毒殺功能

(3) GSK-3α 及 MDSC 檢測或許可作為癌症個案的預後追蹤及早期轉移之監控

(4) 本研究並未限制受測者在研究期間同時接受其他主流或非主流醫學的療法，因此無法排除其他療法的貢獻度及 / 或交互作用

(5) 主流醫學對於癌症的治療，除了針對癌細胞本身，也逐漸發展到關注腫瘤微環境的方面，例如：

- 血管新生抑制劑、細胞免疫療法、近期得到諾貝爾獎的免疫抑制點 Anti-PD1 藥物
- 抑制 GSK-3α 藥物（代號 :BRD0705，動物試驗〔老鼠急性骨髓性白血病〕完成，2018）
- 抑制 MDSC 藥物（代號 :INB03，人體臨床試驗中，2018）

(6) 本研究使用 FIR 輔助療法於癌症患者之初步結果為癌症的治療提供一個新的發展選項，期待未來大型前瞻性臨床試驗來確認其可行性

表 1 遠紅外線 (FIR) 輔助療法前後比較統計分析

	FIR 療法前	FIR 療法後	P
GSK-3α (-) expression in PBMC (%)	80.81%±14.76%	91.65%±8.73%	0.0359
MDSC (%)	0.055%±0.07%	0.01%±0.008%	0.0408
CD8+T cell (%)	22.77%±9.58%	25.50%±11.25%	0.2522

・GSK-3α (-) expression in PBMC (%)：在周邊血單核細胞中的 GSK-3α 陰性表現 (%)
・MDSC (%)：骨髓衍生免疫抑制細胞 (%)
・CD8+T cell (%)：細胞毒性 T 細胞 (%)

後記

　　此次的結果遠遠超過我的預期，因為我的患者除了一位乳癌一期狀況穩定外，其餘都是腫瘤仍在進行中的嚴重個案，其中壺腹癌那位個案自此沒有接受任何主流治療，另一位肝癌四期個案，進入此體驗前已被主流宣布治療失敗，所以這項結果讓我對整合醫學中的遠紅外線用於輔助主流醫學的癌症治療更具信心。

　　2019 年國外研究遠紅外線亦可用於改善心血管狀況，目前有一些證據 FIR 可以透過過增加 eNOS（endothelial NO Synthetase）活性，透過誘導 HO-1 減少氧化壓力（Oxidative stress），活化內皮促生細胞以修復受損的血管系統和抗發炎作用，進一步對心血管系統產生有益的作用。這些機制的參與似乎獨立於 FIR 輻射的直接加熱效果。

14

氫在治病養生的應用——
最新醫學研究摘要及建議

　　我罹癌後尋求自救的過程中，周遭一直有人建議我不妨試試吸氫氣或喝氫水，「聽說」有人此而使癌症治癒。我自己身為主流醫學訓練的醫師，當然不願只是道聽塗說就信以為真，但我還是保持開放的態度，首先我查證了當時的醫學研究，基本上氫對人體沒有顯著的不良反應，但是還缺乏更有實證基礎的研究佐證其對惡性腫瘤的效果，早期的資料以日本為主，有些是日文資料不夠完整。但我還是陸續試了氫氣及氫水的產品，身體並無感覺異樣，但是因為我使用的時間及劑量可能不足，也缺乏相關數據支持，所以也沒有證實得到特別的療效。

　　但漸漸地以氫養生治病的風潮從日本轉到中國大陸，中國有幾位學者對於氫療法的議題特別關注，尤其是用於癌症的互補或輔助療法，投入很多實際個案的試驗，另外氫用於臨床醫學的治療選項也開始得到更多的重視，相關國際學者開始從氫對人體的作用及可能用於治病的機轉有了更深入的探討，而我的患者也常常徵詢我是否要吸氫氣或飲用氫水來養生調理或是治療他們的疾病，甚至是癌

症及心血管疾病等較嚴重的病。

1. 氫用於醫學上的研究

　　以下我扼要地歸納目前國際上對氫用於醫學上的研究：

(1) （2020 年）對人體可能有益，或是能夠改善甚至直接治療疾病的主要機轉如下：氫在多項臨床試驗中顯示出抗發炎和抗氧化能力。與線粒體能量代謝、內質網壓力、免疫系統和細胞死亡（細胞凋亡、自噬、細胞焦亡、鐵死亡和生物鐘等）相關。

(2) （2020 年）最新的中國新型冠狀病毒肺炎治療指南中，推薦氫作為治療手段之一。

(3) （2019 年）目前最大型的氫用於癌症臨床研究：對 82 名接受氫氣吸入治療的三 期和四期癌症患者進行了前瞻性追蹤研究。經過 3 至 46 個月追蹤，12 名患者在四期死亡。吸入氫氣 4 週後，患者報告疲勞、失眠、厭食和疼痛症狀顯著改善。此外，41.5% 的患者身體狀況有所改善，其中肺癌患者效果最好，胰腺癌和婦科癌症患者效果最差。58 例個案有異常腫瘤標記升高，其中 36.2% 的腫瘤標記在吸入氫氣後 13 至 45 天（中位數為 23 天）下降。腫瘤標記下降在肺癌最顯著，在胰腺和肝臟惡性腫瘤最差。80 例腫瘤患者影像學顯示，總疾病控制率為 57.5%，在 21 至 80 天（中位數 55 天）期間出現完全和部分緩解。三期患者的疾病控制率明顯高於四期患者（83.0% vs. 47.7%），在胰腺癌患者中疾病控制率最低。儘管在個別患者中，觀察到可自行緩解的輕微不良反應，但未觀察到與氫氣相關的血液學毒性。

　　結論：在晚期癌症患者中，吸入氫氣可以改善患者的生活質量和控制癌症進展。氫氣吸入是一種簡單、低成本的治療方

法，幾乎沒有不良反應。

(4)（2019 年）氫可能用於癌症治療相關分析如下：

優勢：● 價格親民　● 相對安全；

機會：● 緩解化療及放療的副作用

　　　　● 與熱療法合併的加乘作用　● 抑制腫瘤發生

　　　　● 抑制腫瘤惡化；

限制：● 不方便（費時限時或特定場域）

　　　　● 作用機轉不夠明確　● 劑量及適應症不明

(5)（2018 年）在過去的 10 年中，基礎醫學為主的研究顯示氫是一種重要的病理生理調節因子，具有抗氧化、抗炎和抗氧化作用及對細胞和器官的抗凋亡作用。透過吸入或注射輸送氫氣，注射富含氫的鹽水、飲用富含氫的水、氫水沐浴和增加腸道中細菌產生氫，已被證明可預防心血管和代謝疾病，如動脈粥樣硬化、葡萄糖和脂質新陳代謝疾患、心肌缺血 / 再灌注損傷、心肌移植損傷或心血管肥大。

(6)（2017 年）氫水已被證明具備多種有益作用，包括抗氧化和抗發炎作用；然而氫水對阿茲海默症的影響鮮有記錄，阿茲海默症是一種與認知障礙和記憶喪失相關的失智症。在本研究中，透過氧化壓力和免疫氧化還原機制研究了飲用氫水對阿茲海默症病患者預防阿茲海默症惡化的影響。阿茲海默症患者服用氫水和純水 6 個月。此外，透過檢查阿茲海默症生物標誌物（澱粉樣蛋白；（A）40、42 和 tau）、促 -β β 炎症（IL-1β、IL- 13）、抗炎（IL-6、IL-10）、巨噬細胞活化的 Th1（IL-2、IFN-γ、TNF-α 和 IL-12p70）、Th2（IL-4、IL-5）細胞因子、活性氧（ROS）和一氧化氮（NO）水平。研究發現，在 6 個月的治療期間，氫水治療顯著降低了阿茲

海默症生物標誌物（Aβ-40）的血清水平。同時，與對照組相比，實驗組的促炎和抗炎細胞因子受到顯著抑制。與純水組相比，氫水中巨噬細胞活化的 Th1 細胞因子、Th2 細胞因子和 ROS 水平顯著降低。同樣，與對照組相比，飲用氫水後顯示一氧化氮水平降低。總體來說，該臨床結果建議飲用氫水可能是一種有希望的預防與年齡相關的神經退化性疾病（如阿茲海默症）的方法。

(7)（2020 年）吸入氫氣可改善哮喘和慢性阻塞性肺病（COPD）患者的氣道炎症。

　　方法： 10 例哮喘患者和 10 例 COPD 患者總共吸入 2.4% 含氫蒸汽混合氣體一次，持續 45 分鐘。前後外周血及呼出氣冷凝液（EBC）中粒細胞 - 巨噬細胞集落刺激因子、干擾素 -γ、白細胞介素 -1β（IL-1β）、IL-2、IL-4、IL-6 等水平測量了氫吸入的影響。

　　結果： 在 COPD（564.70–451.51 pg/mL, P = 0.019）和哮喘（386.39–332.76 pg/mL, P = 0.033）組中，45 分鐘吸入氫一次可降低單核細胞趨化蛋白 1 水平，同時降低 IL-8 水平僅在哮喘組（5.25-4.49 pg/mL, P = 0.023）。COPD 組 EBC 可溶性分化簇 -40 配體水平在吸入後升高（1.07~1.16 pg/mL, P = 0.031），而吸入後 EBC 中 IL-4 和 IL-6 水平顯著降低。分別為 0.80-0.64 pg/mL, P = 0.025）和哮喘（0.06-0.05 pg/mL, P = 0.007）組。

　　結論： 單次吸入氫氣 45 分鐘，可減輕哮喘和 COPD 患者氣道中的炎症狀態。

(8)（2020 年）高濃度富氫水對新陳代謝症候群男性和女性的身體成分、血脂譜和炎症生物標誌物的影響：一項隨機對照試驗。

目的： 新陳代謝症候群與多種醫療風險因素有關，包括血脂異常、高血糖和肥胖，已成為全球流行病。這種情況的後遺症會增加心血管和神經系統疾病的風險並增加死亡率。其病理生理學與氧化還原失調、過度炎症和細胞穩態的擾動有關。分子氫（H2）可以減輕氧化壓力，改善細胞功能，減少慢性炎症。臨床前和臨床研究表明，富含 H2 的水（HRW）對新陳代謝症候群的特定表徵有很好的影響。

方法： 對 60 名代謝症候群受試者（30 名男性和 30 名女性）進行了隨機、雙盲、安慰劑對照試驗。一周的初始觀察期獲取基線臨床數據，然後隨機分配至安慰劑或高濃度 HRW（每天 > 5.5 毫摩爾 H2）持續 24 週。

結果： 與安慰劑相比，補充高濃度 HRW 可顯著降低血液膽固醇和葡萄糖水平，降低血清血紅蛋白 A1c，並改善炎症和氧化還原穩態的生物標誌物（P < 0.05）。此外，H2 傾向於促進體重指數和腰臀比的輕度降低。

結論： 研究結果進一步證實，高濃度 HRW 可能是一種有效的治療方式來減輕新陳代謝症候群的危險因素。

(9)（2019）心血管疾病是全世界發病率和死亡率的最常見原因，氧化還原失調和炎症的動態平衡由細胞異常和病理狀況引起並導致，這些異常和病理狀況會導致心血管疾病。儘管經過多年的深入研究，仍然沒有安全有效的方法對其進行預防和治療。最近，分子氫（H2）已在與氧化和炎症壓力相關的各種疾病的臨床前和臨床研究中進行了研究，例如輻射誘發的心臟病、缺血再灌注損傷、心肌和腦梗塞、心臟移植等。主要透過吸入、飲用富含氫的水或注射富含氫的鹽水來給藥。它有利地調節信號傳導和基因表達，從而抑制促炎細胞因

子、過量活性氧（ROS）產生和活化 Nrf2 抗氧化轉錄因子。儘管 H2 似乎是一種具有抗氧化、抗炎和抗凋亡作用的重要生物分子，但其確切的作用機制仍然難以捉摸。沒有臨床毒性報告；然而，一些數據指出 H2 具有溫和的類興奮作用，這可能會調節其某些益處。機械數據，加上臨床前和臨床研究，顯示 H2 可能對 ROS/ 炎症誘導的心臟毒性和其他疾病有用。

(10) （2017） 對於 2015 年 3 月至 2015 年 12 月之間的這項實驗研究，以輕度異位性皮膚炎（atopic dermatitis, AD）嚴重程度為特徵的 NC/Nga 小鼠隨機給予氫水（HW）（n=11） 或純淨水（PW）（n=9）；無特定病原體的小鼠（n = 9）作為無 AD 對照。在基線（0 週）和 HW/PW 治療 4 週後檢查特應性皮炎嚴重程度評分和經皮水分流失（transepidermal water loss, TEWL）。 ELISA 法測定 AD 病灶中血清胸腺、活化調節趨化因子（thymus and activationregulated chemokine ,TARC）和細胞因子水平；透過實時聚合酶鏈反應檢測皮膚中 TARC 和水通道蛋白（AQP-3） 基因的 mRNA 表達。結果：與 PW 治療的小鼠相比，用 HW 治療 4 週的小鼠其 AD 嚴重程度評分顯著降低（p < 0.01）。在皮膚病變中與 PW 相比，HW 還顯著降低了 TEWL 和血清 TARC 水平（p <0.01）、肥大細胞浸潤（p < 0.05）以及促炎細胞因子白細胞介素（IL）-1β 和 IL-33 的分泌（p < 0.05）。然而，在干擾素 -γ 分泌和 AQP-3 和 TARC 基因表達方面，PW 組和 HW 組之間沒有觀察到差異。

結論： HW 抑制 AD 小鼠的炎症，從而改善疾病嚴重程度，這表明 HW 在 AD 治療中的治療潛力。

2. 總結

氫在學理上對於人體具有抗發炎、抗氧化及抗細胞凋亡等作用機轉，使其在癌症、心血管與新陳代謝症候群或阿茲海默症、異位性皮膚炎，甚至是 COVID-19 肺炎都有其可能的一席之地。但其實際應用仍需要更多的大型前瞻性人群研究才能更清楚其投予方式、劑量及適應症。在此日子來臨之前，如果民眾有迫切需求或高度興趣，根據我個人及我的個案所回饋的體驗，在經濟及時間條件許可下，仍可一試，對於一些輕症，如皮膚及腸道問題，可能有助益，有時或許有奇效，但不要有過度的期待，尤其是重症的個案，往往需要多面向的整合醫學合併治療才能有最大的成效。

以下列出我曾經試用過的氫相關產品，以昭公信。坊間類似的產品很多，建議大家在使用前應自行多加比較：

1. 北部某王姓醫師診所（氫氣）
2. 潛川科技（氫水）
3. 優氫（氫水及氫氣）
4. 低氘氫水實驗室（氫水）
5. （碧陽健康）珊瑚鈣氫膠囊

另外，氫氣、氫水及氫膠囊之間如何選擇，我依個人經驗簡單整理了以下的比較表，供民眾參考。

	氫氣	氫水	氫膠囊
設備費用	較高（尤其是高流量產氫設備）	較低	無，但每顆單價較高
方便性	低（需定點）	中（可攜帶水瓶）	高（直接吞服）
每天氫的攝取量	最高（以產氫 500cc/min，吸氫一小時為例）	相對較低（以含氫 1000ppb，每日 2000cc 飲水量為例）	不定，依每個氫膠囊的含氫量及服用顆數而定）

15
返老還童氣功——
有益於人體長期健康

　　返老還童氣功結合了道家養生及上古瑜珈等修鍊法門。據返老還童氣功協會的說明，此功法的作用主要可以暢通任督二脈、十二經絡、奇經八脈，甚至讓百脈全開，使人類恢復身心靈健康。整套功法分為動氣功與靜氣功，其範圍涵蓋：運氣、整脊、排毒、強氧、作息、養生、氛圍、善念等 8 項。練習動、靜氣功各約需 1 小時時間，動、靜功皆練，會有加倍的效果。

　　全臺各地都有免費教授返老還童氣功的練功地點，讓需要的民眾藉此健身。我的患者常常會詢問或希望我推薦一些養生調理的氣功功法，其中也包括返老還童氣功。為了瞭解該氣功對人體經絡調節的影響，我於 2021 年 10 月 25 日對在臺中市中央公園練功的 17 位返老還童學員進行全身的經絡檢測，所使用的設備是安拓公司所生產的醫療專業版經絡儀（Medpex Pro），收集練習返老還童氣功前後十二經絡的能量（皮表代表穴位的電流傳導）狀況之資料。因為受限於時間，當天的練功並未包括靜功，因此只就動功的影響進行檢測及分析討論。

1. 練功有助全身經絡能量分布平衡

當天 17 位受測者，包括 6 位男性及 11 位女性，年齡由 46 歲到 70 歲不等，平均為 60 歲。檢測結果顯示平均能量值由 32.4 提升到 41.5，提升率為 28%。所檢測的十二經絡包括左右的肺經、心包經、心經、小腸經、三焦經、大腸經，脾經、肝經、腎經、膀胱經、膽經及胃經（前 6 者為上肢收集的資料，後 6 者為下肢收集的資料）。所有的經絡除了右側膽經稍低以外，後測（練功後）的能量值結果都比前測（練功前）高。上肢的經絡改善大都達到統計學上差異（P<0.05）。因為兩測結果類似，以左側結果呈現（圖 1）。表示動功的部分可以有效來提升絕大多數的經絡能量，有益於中醫所謂「氣」的流動。就中醫的理論，氣帶血行，所以強化氣的狀況，能進而使全身的血液流通更好，促進循環，增進健康。根據《黃帝內經》所說：「經脈者，所以能決死生、處百病、調虛實，不可不通。」這也是氣功對人體所帶來的益處。

另外，從此次的檢測中可以發現，很多受測者經絡能量都偏於上焦（上肢收集的經絡資料），也就是心肺代表為主，表示現代人處於過度壓力狀態，交感神經的作用相對亢進，長期不利於身心健康。從一些資深練功者身上可以發現，練功後除了提升整體經絡能量，全身的經絡能量分佈也趨於平衡，符合中醫陰陽和諧的狀況。因此該氣功對於人體的長期健康是有助益的。

圖二為一位有 8 年練功經驗的 60 歲男性其經絡前後測結果，其能量值由前測 40.4 顯著提升至 61.5，上焦與下焦的能量在練功後更趨於平衡。其前測的上下焦狀況可能是因為該員為負責對口要安排此次活動，所以導致交感神經較為亢進（需要再進一步追蹤觀察），但透過練功就可得到改善，也顯示了該功法的效用。

圖 1 返老還童氣功操練對經絡之影響

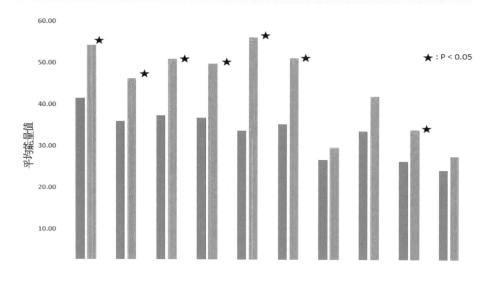

圖 2 經絡能量對比圖

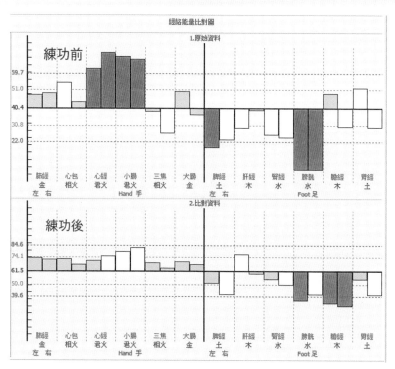

16
中華生物能醫學氣功——
無病強身，有病調理

　　我經常推薦患者有助於調理身體的運動，中華生物能醫學氣功是其中之一。此氣功是由李承忠博士所創立，其整套功法非常完整，涵蓋身心靈的三個面向，其核心的動功部分有 17 式，可以藉此讓全身的經絡通暢，達到「無病強身，有病調理」的目的。因為我個人已經研習了很多種功法，當我接觸到中華生物能醫學氣功時，我的身體已完全康復，因此我並沒有再花時間學習此種功法，但基於我過去的經驗，從其功法套路判斷，應該對身心有所助益。

　　但為慎重起見，我有幸與相關研究團隊合作，共同完成了對學員們練功前後的經絡及相關狀況檢測，結果證實短短 1 小時的 17 式練功對人體健康有益，並已正式發表及刊登醫學期刊上 [1]。其效益包括：

- 經絡的電路傳導度有效增加
- 降低焦慮等負面情緒
- 增進身體的經絡平衡
- 改善自律神經失衡

我有幾位癌症患者，罹癌後除了接受其他主流及互補另類的治療外，持續使用這套功法來調理自己的身體，其中包括膽管癌四期及淋巴癌的個案，罹病至今已超過 3 年以上，基本上他們的體內已無腫瘤，身體狀況也良好。另外這套功法是免費教學且在全省的各地公園都有練功場，適合需要的人就近練功，是一項值得推薦的運動方式。

以下為該研究的部分結果供參：

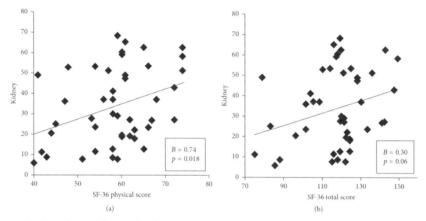

FIGURE 2: Correlations between kidney meridian electrical conductance and SF-36 physical scores (a) and SF-36 total scores (b) after one session of qigong exercise.

TABLE 2: Descriptive statistics of electrical conductance balance before and after qigong practice.

Variables	Before		After		p value
	Mean	SD	Mean	SD	
Upper/lower balance	2.04	0.94	1.79	0.67	0.011*
Index of sympathovagal balance	3.1	1.91	2.48	0.94	0.007*
Yin/Yang balance	0.98	0.16	0.97	0.12	0.57
Left/right balance	1	0.1	0.99	0.09	0.26

*Significant differences between before and after a qigong exercise.

中華生物能醫學氣功 17 式動功圖例

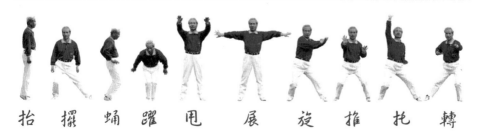

抬　擺　蛹　躍　甩　展　旋　推　托　轉

氣功鍛鍊前後各經絡電導值差異

項目	氣功鍛鍊前		氣功鍛鍊後		
	Mean	SD	Mean	SD	p value
肺經 - 左	54.18	19.66	61.10	22.26	0.014*
肺經 - 右	57.23	21.67	65.84	20.93	0.001*
心包經 - 左	45.79	18.32	51.69	19.14	0.011*
心包經 - 右	44.57	17.45	52.30	17.26	<0.001*
心經 - 左	36.87	15.19	44.28	18.33	0.002*
心經 - 右	40.09	16.87	46.20	15.97	0.009*
小腸經 - 左	50.77	19.37	61.53	20.89	<0.001*
小腸經 - 右	50.89	20.04	62.95	21.13	<0.001*
手少陽三焦經 - 左	60.90	20.89	70.12	19.69	0.001*
手少陽三焦經 - 右	62.67	21.65	73.29	19.79	<0.001*
大腸經 - 左	55.64	20.49	64.90	21.25	0.001*
大腸經 - 右	60.05	20.64	69.10	21.34	0.001*
脾經 - 左	21.52	12 95	23.44	12.76	0.296
脾經 - 右	20.38	13.71	21.75	13.36	0.552
肝經 - 左	32.71	18.60	39.15	17.55	0.004*
肝經 - 右	30.75	18.09	37.36	18.06	0.002*
腎經 - 左	27.14	18.45	35.84	19.52	<0.001*
腎經 - 右	22.85	17.03	32.59	18.58	<0.001*
膀胱經 - 左	14.77	11.80	16.80	10.86	0.228
膀胱經 - 右	14.26	11.20	15.16	10.73	0.559
膽經 - 左	21.85	21.85	27.38	15.51	0.001*
膽經 - 右	20.72	14.23	25.23	15.89	0.009*
胃經 - 左	33.70	20.95	39.58	19.23	0.005*
胃經 - 右	32.93	19.21	40.78	18.27	0.001*
Almean	37.05	14.31	44.98	14.48	<0.001*

* 代表在氣功鍛鍊前後呈現顯著差異。

參考文獻

[1] Lin, C. Y., Wei, T. T., Wang, C. C., Chen, W. C., Wang, Y. M., & Tsai, S. Y.（2018）. Acute physiological and psychological effects of qigong exercise in older practitioners. Evidence-Based Complementary and Alternative Medicine, 2018.

[2] https://info.ck17.org/index.php/chi-kung-demonstration/the-17-motions-of-the-health-sport（中華生物能醫學氣功總會全球資訊網站）

17
輔助性運動設備——
具醫學研究基礎的養生調理方式

　　為了改善患者的體能狀況，進一步緩解甚至治癒其潛在疾病，我個人近幾年不斷的尋求自然養生調理的療癒方式，其中一類是運動。幾乎所有的醫學研究都顯示運動是最好的養生甚至治病的良方，但是運動的方式種類強度差異頗大，每位患者身體狀況也各有不同，如何透過客觀的佐證，來建議患者進行對他們有益的運動，成了一個我經常要思考的問題。

　　除了不靠設備的運動方式（如同我在前面章節所述），有時患者的身體或疾病狀況，可能需要有各種能對應其需求的輔助運動設備，也就是具有醫學研究基礎的相關設備，使患者達到預期的改善效果。

　　我有幸認識了 bgreen 專業運動設備廠商的陳宇助董事長，他是位科技人，卻有著關懷社會的情懷，因而創業開發了一系列具有有益健康的特殊運動設備，較適合久坐、中年以上或體能稍弱的正常人或患者使用。他的設備與坊間健身房以年輕健康族群為主的設備有所區隔，而且他長期投入大量人力及費用與各大醫學中心合作進

行學術研究，以證實其設備對提升人體健康的助益。目前該公司的垂直律動產品所衍生的國際期刊文獻已有多篇。我自己體驗後，也推薦給有需求的患者參考。

以下介紹三類運動養生調理方式，包括其簡單的學理與應用、可能達到的效益及配套的相關設備，供所需要的民眾參考。

1. 全身諧振垂直律動 (Whole Body Harmonic Vertical Vibration)

最早的震動機於 1900 年代出現，由美國凱洛格（John Harvey Kellogg）醫師所發明，從局部震動到全身震動不斷的演進，其目的主要是協助療養院患者的復健。尤其是 1950 年代小兒麻痺症猖獗，凱洛格醫師所發明的快速搖滾床（rapid rocking bed）可協助小兒麻痺患者增加肌肉量與骨質，提升自行呼吸能力，此研究登上最著名醫學雜誌之一的《新英格蘭醫學期刊》，也為全身律動設備的發展奠定了深厚的醫學實證基礎。爾後到 1970 年代被應用於訓練太空人，解決太空人在無重力的環境下骨質及肌肉量流失所產生的健康問題。

全身垂直律動運動的原理是透過機械設備的協助，產生一種對抗地心引力的向上推力，此推力停止時，站在上面的人會被地心引力往下拉，如此周而復始的快速上下往復運動以提升人體的健康。其方向、力量大小及操作時間都需要專業的設定才能有益而無害。

全世界對於垂直律動的研究已超過 1,000 篇。至今在全球醫學與運動期刊文獻研究證實的結果包括：

- 增加骨質密度，預防骨質疏鬆
- 增強關節肌肉運動

- 增加肌力與協調
- 降低下背痛
- 減少跌倒
- 提升老人生活品質
- 改善心臟血管功能
- 降低脂肪堆積與肥胖
- 治療及預防糖尿病
- 幫助青少年骨骼發育與長高
- 輔助腦中風患者的復健
- 加強關節炎及骨手術後的復健
- 改善纖維肌痛
- 改善慢性疲勞
- 改善帕金森氏症
- 輔助脊椎損傷之復健
- 輔助腦性麻痺患者之復健
- 輔助多發性硬化症之復健
- 改善慢性阻塞性肺病之功能
- 協助臥床病人復健及改善功能
- 改善慢性便秘
- 改善身體荷爾蒙
- 提升年輕人的運動功能
- 協助運動員訓練

　　因其實證基礎，垂直律動已成為一種非藥物、非侵入性的輔助治療方法，通常稱為 [1]「律動療法」（Vibration therapy）或「動態運動療法」（Dynamic Motion Therapy）。

　　在此也舉例 bgreen 垂直律動設備多年來的研究成果如下：

(1) 動物研究

根據 2015 年動物研究 [2] 指出，接受律動訓練的小鼠具有提升運動表現與抗疲勞作用，且不會造成健康小鼠在生理生化以及病理上之副作用。同年發表的另一動物研究證明 [3]，律動確實能改善與年齡相關的骨骼肌、肝臟和腎臟組織結構，且能改善中年小鼠的運動表現、減少疲乏，與防止衰老相關的生化和病理改變。

(2) 臨床人體研究

● 功能性便秘障礙改善

2012 及 2017 年的研究顯示，全身性 [4,5] 律動對於改善慢性便秘有作用，其中後者的研究結果指出每周的平均排便次數可增加 1 次以上，平均排便時間可減少 6 分鐘以上。

● 心血管疾病風險及老年運動功能改善

2011 年在 6 周全身垂直律動訓練對於老年人動脈硬化改善研究 [6] 中得知，低振幅的律動可以訓練肌肉及骨骼，且對心血管系統具有效益。在經過為期 6 周、每周 3 次的訓練，且肌肉沒有受傷的情況下，得知 24 名老年人在血壓、脈搏、一氧化氮濃度、6 分鐘行走距離都有明顯的改善，如下表 2 所示。

2016 年在垂直律動輔助治療慢性病的效果觀察 [7]，為有效改善慢性疾病的進程，發現使用 6 個月的垂直律動運動療法，能有效改善身體體型、血糖、三酸甘油酯、高密度脂蛋白膽固醇、血壓、骨密度指標 (見附圖)。

2018 年對於全身律動訓練對於年老肌少症患者在身體組成、體適能及健康相關狀態之成效探討研究 [8] 發現，在經過 12 周垂直律

改善情況之對比

	訓練前	訓練後
收縮壓	146.4±4.8 mmHg	130.3±4.7mmHg
舒張壓	80.5±2.6mmHg	74.1±1.5mmHg
脈搏	73.8±3.4mmHg	61.6±3.2mmHg
一氧化氮	11.4±1.6μM	16.5±2.3μM
6分鐘步行	382.2±23.9meter	425±20.2meter

身體型態指標變化	時間	體重(kg)	BMI(kg/m2)	體脂肪	腰圍(cm)	臀圍(cm)
	干預前	66.23±11.70	25.90±3.12	33.05±4.64	90.30±7.55	96.5±6.09
	干預後	65.51±11.42	25.63±3.12	32.11±4.50	89.00±7.45	95.45±5.55

血糖指標變化	時間	GLU(mmol/L)	PBG(mmol/L)	HbA1c(%)
	干預前	6.53±2.51	9.28±4.64	5.88±1.27
	干預後	5.92±1.53	7.53±2.23	5.72±1.14

血脂指標變化	時間	TG(mmol/L)	TC(mmol/L)	HDL-C(mmol/L)	LDL-C(mmol/L)
	干預前	1.635±0.74	4.83±1.19	1.25±0.29	2.78±0.71
	干預後	1.632±0.44	4.74±0.89	1.32±0.27	2.81±0.60

骨密度指標變化	時間	骨密度(g/cm3)
	干預前	0.427±0.097
	干預後	0.453±0.092

動訓練干預後，體適能測量包括：骨骼肌肌肉質量指數、單腳站立時體能、肩臂柔韌性、8英尺起跳行走測試、握力、5次重複坐站測試等，均有顯著改善，這些臨床實驗也與過去研究者所提出的結果不謀而合。

● 中風偏癱運動功能改善

　　2014 年在全身振動刺激對腦中風偏癱患者步行效率的影響研究 [9] 中指出，律動刺激 10 分鐘後，這 11 名患者的步頻、步速及患側步長、患側單支撐相時間、健腿擺動相時間、健側髖關節最大屈曲角度、健患側髖關節及膝關節最大屈曲角度、患側踝關節最大背伸角度均較全身振動刺激前明顯進步，且具有統計學意義。

　　另外 2015 年在上肢負重振動訓練對偏癱肩關節半脫位患者上之功能的影響 [10]，在垂直律動平台上以負重方式做物理治療，經過

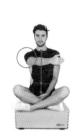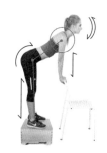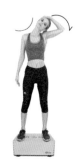

4 週的訓練，伸肘肌、屈肘肌都比刺激前具有統計學意義上的進步。

　　透過外在的刺激加強中樞神經以及周邊肌肉骨骼感知，藉以提升他們的肢體功能，提升生活的自理能力，進而降低家庭照顧的負擔。

2. 全身週期性加速度運動 (Whole Body Periodic Acceleration)

　　「水平律動」是身體躺在特殊設計律動床上，頭部到腳部方向、反覆來回水平等速度運動，學術性專業名稱為「全身週期性加速度（whole-body periodic acceleration）」。

　　全身週期性加速度（以下簡稱水平律動）療法的發明者是瑞士籍的馬文·薩克納（Marvin A. Sackner）醫師，距今大約 20 年的歷史，起初是為了治療嬰兒猝死症而開始踏入此領域的研究，他所發明的

水平律動機雖可以增加換氣量，對嬰兒有效，但對成人的呼吸窘迫現象助益很小。但後來無心插柳，發現水平律動可以降低血管阻力，增加血流速度與強度，降低動脈壓，並更進一步證實該效果是透過水平律動來增加身體的一氧化氮濃度，而一氧化氮可以鬆弛血管，使血流量提升，並且同時降低血管壓力。

水平律動的研究隨之突發猛進，目前相關研究結果 [11] 綜合如下：1. 預防及改善動脈硬化 2. 預防及改善缺血性心臟病（冠狀動脈疾病）3. 預防及改善腦梗塞及栓塞 4. 降低心肌梗塞後遺症 5. 預防及改善肺動脈高壓 6. 預防與改善周邊血管疾病 7. 預防及改善糖尿病 8. 改善性功能 9. 改善帕金森氏症 10. 改善肺功能及氣喘 11. 改善發炎 12. 降低疼痛及早晨僵硬。

水平律動設備在美國屬於一級醫療器材，在美國及歐盟的適應症為：1. 促進血液璇環 2. 解除疼痛 3. 放鬆肌肉 4. 減少早上僵硬 5. 增加關節活動。爾後，歐盟又開放其他適應症，包括：1. 幫助減少纖維肌痛症引起的疼痛及早晨僵硬 2. 幫助遲發性肌肉痠痛之康復 3. 幫助改善周邊動脈疾病患者之血液循環 4. 幫助改善冠狀動脈疾病患者之血液循環。其副作用很低，偶見的不良反應為短暫的頭暈，低血壓或頭痛。

以下列舉一些國際上的相關研究成果：

(1) 動物研究

根據動物研究 [12] 指出，提前接受水平律動訓練的小豬，在電擊休克後 8 分鐘進行去顫術及心肺復甦術，較少發生心率不整與心肌頓抑、大腦、心臟、腎臟與迴腸這些重要器官血液的提供量都較多，表示水平律動確實對於心臟血管疾病有保護預防的效果。

(2) 臨床人體研究

● 水平律動改善心絞痛與心肌缺氧

在水平律動研究 [13,14] 中顯示，對於心絞痛患者，經過 20 次律動後，心臟的運動耐受能力增強；除了增加血流及一氧化氮鬆弛血管，血管內皮前驅細胞（endothelial progenitor）也會增加，可以降低缺氧的傷害。

● 水平律動改善心臟衰竭

使用水平律動對於心臟衰竭研究顯示 [15]，對於嚴重心力衰竭和腿跛行的患者，經過為期 5 周、每周 5 天的訓練，能有效改善生活品質及運動能力。其臨床效果可能經由內皮功能改善所致。

● 水平律動改善糖尿病患者相關重要指標：

使用水平律動對於糖尿病改善研究顯示 [16]，20 位糖尿病病患在經過水平律動後，血液胰島素從 27.4 下降到 21.7、胰島素阻抗從 12.3 下降到 10.4，另外冠狀動脈血流儲備量也從 2.5 提升至 2.9，以上皆具統計學意義。

● 水平律動改善帕金森氏症

使用水平律動對於久坐的患者帕金森症研究顯示 [17]，其好處與運動的效果類似。這些好處包括：
－預防治療血管硬化引起的冠狀動脈疾病、腦中風及周邊血管疾病
－預防與改善骨質疏鬆
－改善認知功能
－預防及改善憂鬱症
－改善睡眠

－降低便秘

－降低疲倦

－改善運動功能表現

－增加藥物功效

－使可分泌多巴胺之神經元的功能提升

● 水平律動改善腦中風

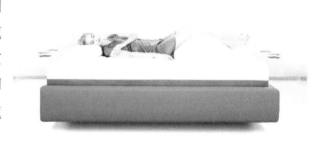

腦中風是一種因血管栓塞或出血造成腦部細胞缺氧及死亡的疾病，雖不會立即引起死亡，卻會造成認知、語言、吞嚥、記憶、行動與姿勢等的障礙，甚至成為臥病不起的植物人，所以預防腦中風的發生尤為重要。經過多項研究的結論 [11]，水平律動是一種可以達到預防腦中風及再中風的效果，有效保護腦組織，降低神經傷害，增加神經重塑再生與聯結，復原腦中風損傷的三大作用。其原理為降低心臟停止時急救回來的腦損傷後遺症、腦缺氧減少大腦血管的梗塞萎縮面積、增加細胞內抗細胞凋亡的蛋白質，讓腦細胞可以存活、增加神經營養蛋白與一氧化氮，促使神經再生與聯結，使受傷之神經細胞恢復。

對於現代許多無法運動、沒空運動或運動困難的冠心血管及其他種種相關慢性病之病患，水平律動提供一種具有醫學研究根據且簡單易做的全身被動運動，或許能提升健康，也可以預防冠心血管疾病及腦中風的發生風險。

3. 等速肌力訓練
(Isokinetic Muscles Strength Training)

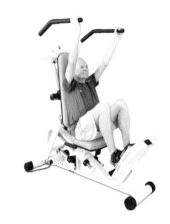

等速肌力是運用特殊機電設備讓運動速度恆定，阻力是隨使用者施力大小而改變的，在運動過程中不管使用者的力量有多大或多小，其運動的速度一樣維持不變，是一種特別適合年長者喜愛的鍛練方式。

肌力流失是年長者飽受困擾的問題，甚至可能影響生活的自理能力，根據雙側等速力量訓練對腦中風患者的研究顯示，經過

3 周每周 5 次的訓練，雙側等速肌力訓練與腦中風後的康復計劃兩者相結合，對增強雙側肌力、改善功能、步態、平衡和生活質量均有顯著的改善 [18]。

國立陽明交通大學兼任教授陳俊忠醫師，是國內首位具醫學背景的運動醫學博士，剛出版（2022 年 5 月）了新書《運動比你想的還輕鬆》，書中描述了運動的益處及種類，其中也包括被動式運動（水平及垂直性）的說明及介紹，有興趣的讀者可以自行購買參閱。

2020 年 2 月 24 日我自己實際體驗 bgreen 的律動床（見附圖），使用垂直律動 15 分鐘（L1）再加上水平律動 30 分鐘（H1），並以金姆脈診進行前後測，作為對身體狀況影響之評估。其結果顯示我的健康指數（左手：79 84; 右手：80 85）及身體年齡（左手：51 44; 右手：49 42）使用了 45 分鐘後都有改善（見附圖）。

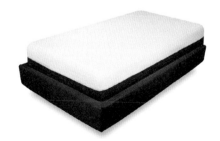

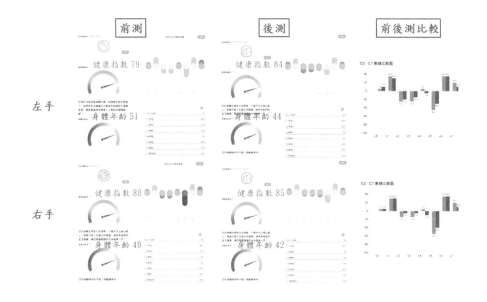

	前測	後測	前後測比較
左手	健康指數 79 身體年齡 51	健康指數 84 身體年齡 44	C0-C7 數據比較圖
右手	健康指數 80 身體年齡 49	健康指數 85 身體年齡 42	C0-C7 數據比較圖

參考文獻

[1] 簡志龍（2003）。律動療法。健康希望。臺中。

[2] 蘇韋霖、黃文經、陳易男、陳文銓、黃啓彰、黃啓煌，（2015年3月）48(1),33-44 以小鼠模式探討全身振動訓練對於生理生化表現以及運動疲勞之影響，體育學報。"Investigation of Whole-body Vibration Training on Physiological and Biochemical Characteristics in Mice"

[3] 全身律動訓練對於中年小鼠的身體組成,運動表現以及其生化反應的影響，Ching-I Lin, Wen-Ching Huang, Wen-Chyuan Chen, Nai-Wen Kan, Li Wei, Yen-Shuo Chiu, C hi-Chang Huang, "effect of whole body vibration training on body composition exercise performance and biochemical responses in middle aged mice", Metabolism, 2015,64(9), 1146-1156

[4] 全身性律動對於改善慢性便秘的影響：採單盲設計的單一中心隨機對照研究，T.-J.wu, T-S.wei, Y-H. Chou,C.-P, Yang, C.-L.Wu, Y.-C. Chen S.-Y. Liu，"Whole-body vibration for functional constipation: a single-centre single-blinded, randomized controlled trail.", colorectal disease 201,Nov;14(11):e779-85

[5] 徐國會、蕭楓、張穎、董璐（2017）第 40 卷，第 03 期，第 152-155 頁，垂直律動治療老年能性便秘患者的臨床療效，上海醫學期刊，"Effect of whole-body vertical vibration on functional constipation in the elderly"

[6] 6 周全身垂直律動訓練動對於老年人動脈硬化改善研究，CHEN,K.W.C.1, chen w.c.2 , CHIA,P.S.3,CHI,S.F.4,YE,J.Y.5,WANG,S.W.CHANG GUNG INSTITUTE OF TECHNOLOGY, "influence of six weeks whole-body

vibration exercise on arterial stiffness in the elderly", EUROPEAN COLLEGE OF SPORT SCIENCE, 2011, July,9, e:638

[7] 張苗苗、何莉、朱婉靈、韓海軍，（2016）June17，垂直律動輔助治療慢性病的效果觀察，中國慢性病管理大會報告

[8] 全身律動訓練對於年老肌少症患者在身體組成、體適能及健康相關狀態之成效探討，Shu-Fang Chang, Pei-Chen Lin, Rong-Sen Yang, Rea-Jeng Yang, "The preliminary effect of whole-body vibration intervention on improving the skeletal muscle mass index, physical fitness, and quality of life among older people with sarcopenia"，BMC 老年醫學，BMC Geriatrics,2018,18:17

[9] 朱娟、許光旭、張文通、朱奕、（2014,12 月），第 29 卷第 6 期，全身振動刺激對腦卒中偏癱患者步行效率的影響，中國康復期刊

[10] 龔晨、顧昭華、郭川、王盛、王彤，2015 年 8 月，第 30 卷第 4 期，上肢負重振動訓練對偏癱肩關節半脫位患者上肢功能的影響，中國康復期刊

[11] 簡志龍（2015），等速水平律動療法，健康希望，臺中。

[12] Adams JA,et al, "Periodic acceleration prioe to whloe body ischemia reperfusion injury provides early cardioprotective preconditioning", Life Sci.2010 May 8;86 (1920):707-15

[13] Fujita M, Mastsumoto T,et al, "Development of a novel therapeutic strategy for cardiovascular disease with use of accelerating bed", 2010 Koyto university,Research Project 20590824

[14] 藤田正俊，《心不全の病態, 治療 の新たな展望》，Osaka Heart Club 32(8).9-10 (2009)

[15] Kohler M, et al, "periodic whole body acceleration a novel therapy for cardiovascular disease", Vasa.2007 Nov;36(4): 261-5

[16] Kono Y, Fukuda S,S himada K, et al, "the insulin resistance and coronary microcirculation are improve by passive exercise using whole body periodic acceleration in diabetic patients", Europ Heart J, 2011,32 (Abstar Supple),1034

[17] Sackner MA, "Whole Body Periodic Acceleration: "Passive Exercise" for Parkinson's disease', J Parkins & Restless Legs Synd,2012:2,1,p1-5

[18] Sıdıka Büyükvural Şen, Sibel Özbudak Demir, Timur Ekiz, and Neşe Özgirgin, "Effects of the bilateral isokinetic strengthening training on functional parameters, gait, and the quality of life in patients with stroke", International Journal of Clinical and Experimental Medicine,2015; 8(9): 16871–16879.

18

力學足墊——
足弓對人體的重要性及
有效的改善之道

身體的骨骼關節肌肉維持我們的活動能力，因此我們應避免以下三種可能造成危害的因素，那就是：過度負載、過度訓練及過度使用。我們尤其必須保護並善待雙腳，因為他們是身體的地基，就如同地基堅固的房子在地震來時不容易倒，人有穩固的雙腳，在危害因素來臨時才不致於立刻受到損傷。

兩隻腳要撐起全身的重量，腳的構造非常精密，一隻腳有 26 塊骨頭，兩隻共 52 塊，我們全身有 206 塊骨頭，腳就占了 1/4，可見其重要性。

1. 足弓類型

　　腳有一重要結構，稱為足弓，它是人體的避震器，活動時吸收過大的震動，以免身體無法承受而受損致病。汽車、摩托車甚至腳踏車都有避震器，避震器發揮功能時主要是靠動態的彈性，而非靜態的支撐。足弓可分為扁平足、低足弓、中足弓及高足弓，大多來自於遺傳。有人天生避震器比較軟，就是所謂扁平足；有人天生避震器比較硬，稱之為高足弓（見附圖）。

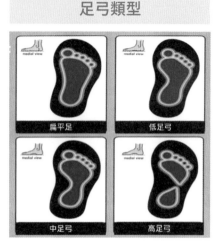

足弓類型

扁平足　　低足弓

中足弓　　高足弓

2. 不同足弓之臨床表徵

　　不同的足弓類型，可能影響體態及相關症狀，甚至與個性有關連性（見附圖）。

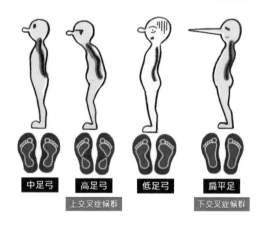

足弓與體態的相關性

中足弓　高足弓　低足弓　扁平足

上交叉症候群　　下交叉症候群

- **高足弓者**：上交叉症候群，較容易肩頸僵硬，不耐久站，站時常採 37 步且一直換腳站，喜歡手交叉放胸前，走路偏快，個性較急。
- **扁平足者**：下交叉症候群，容易腰痠，不喜歡走路，走路速度較慢，個性比較包容隨便，體型稍微有肉一點。

3. 力學足墊的原理及作用

如果要改善上述的狀況，選擇功能性的力學足墊是有效簡單快速的解決之道。優良的力學足墊需有三個要件：(1) 結構上是硬的，(2) 使用時感覺是軟的，(3) 足弓處應保持中空。

使用軟鞋底並不是一個好選擇，現在人膝蓋退化快，過度穿氣墊鞋是幫兇，猶如身體非常痛的時候打嗎啡，可以暫時止痛，但是一直打嗎啡對身體是有傷害的。氣墊鞋因為使身體地基不穩，身體必須花更多的力量維持身體的穩定，所以真正有益身體的力學足墊必須要是硬的，再藉由足弓的中空結構，保持彈性。否則踝關節、膝關節、髖關節，還有肌肉、筋膜、韌帶會代償幫身體維持平衡，日後就產生更多問題，因此好的力學足墊可以減少關節肌肉肌膜過度使用和過度負載的情形，減少損傷，並提升其功能。

4. 有科學實證的足墊

我從年輕就從事登山這類高強度的體能活動，因此保持耐力對我來說非常重要。另一方面，我身為神經科醫師，常面對患者跌倒而引發嚴重併發症的狀況，所以對於能協助自己及患者維持身體平衡、支撐身體運作的足墊一直保持高度興趣。我自己長期使用功能性力學足墊，確實提升了自己的登山耐力及平衡力。另外我也一直在尋找有醫學實證的足墊來幫助有相關需求的患者，後來遇見了「富足康科技足墊」的創辦人陳逸弘董事長，終於有了解決方案。

陳董事長自身是科技背景，但基於對增進民眾健康的理想目標，投入了力學足墊的研發。他的產品與各大醫學中心合作從事相關研究，不斷的創新改良，是市面上非常少數有醫學實證基礎的足墊產品。

- 透過相關研究，證實其足墊有以下特點：
- 有益於輕度退化性膝關節炎患者
- 讓容易跌倒老人的姿勢控制穩定性
- 減少糖尿病患者的足壓
- 改善長期站姿低足弓男性作業勞工的肌肉疼痛
- 使久站護理人員維持姿勢穩定性並改善肩膀、腰部與下背疼痛
- 增加脊柱側彎族群平衡控制能力
- 改善低足弓肥胖學童步態行走功能
- 增進懷孕婦女在黑暗環境下站立平衡，預防跌倒，及顯著減緩下背痛的產生
- 提升銀髮族的平衡能力與肌力表現。

我目前在登山時已逐步改用富足康的足墊，感覺效果很好，比較有平衡感及支撐力。因為我屬於高足弓的腳型，所以也將平日所穿的鞋子換上了富足康的足墊，發現走起來更平穩，讓自己的骨骼關節肌肉等功能可以陪著自己走得更長久。所以力學足墊並非生病或是有相關症狀的人才需要使用，對於一般人或從事高強度運動者，如有足弓的特殊狀況，好的力學足墊也可提升身體的功能及表現。

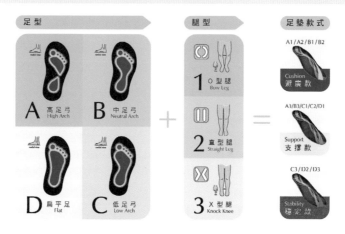

足墊的檢測方式

[1]　汪挹衡（2011）。立體扭轉鞋墊對輕度退化性膝關節炎患者之效益評估。國立陽明大學醫學工程研究所碩士論文，新竹市。

[2]　劉妍廷（2011）。不同足弓墊設計對於老年人姿勢穩定性控制之效益。國立陽明大學醫學工程研究所碩士論文，新竹市。

[3]　林燕鈴（2016）。新型功能性鞋內墊對於糖尿病患者之姿勢控制與步行能力之生物力學研究。國立陽明大學生物醫學工程學系碩士論文，新竹市。

[4]　林岱誼（2016）。足弓墊介入對勞工足底疼痛和肌肉壓痛忍受度之影響。國立臺北護理健康大學運動保健研究所碩士論文，台北市。

[5]　張祝芬（2021 年 1 月 31 日）。模組化功能性鞋墊對臨床護理人員肌肉骨骼不適之生物力學影響（MOST 108-2622-E-320-001-CC3）。財團法人慈濟大學物理治療學系。

[6]　劉千綺（2020）。新型功能性鞋墊介入對於青少年原發性脊椎側彎患者之姿勢控制與步行能力之效益評估。國立陽明大學生物醫學工程學系碩士論文，新竹市。

[7]　翁梓林、郭元安、陳柏潔（2019）。八週矯正型鞋墊介入對低足弓肥胖學童步態表現之影響。體育學報，52(4), 463-473。

[8]　許惠湄（2019）。不同孕期足型變化與足底壓力和平衡感改變、足部痛、下背痛及日常生活干擾之關係。國立臺北護理健康大學護理助產及婦女健康系護理助產研究所碩士論文，台北市。

[9]　卓宣昌（2018）。足弓支撐鞋墊對銀髮族平衡及下肢肌力之影響。國立臺北護理健康大學運動保健研究所碩士論文，台北市。

19

腎病變無藥可醫，
最後只能進行透析（洗腎）？——
以營養品改善後期慢性腎病變及
提升正常腎功能的神奇經驗

在主流醫學領域，對於慢性腎病變，尤其是末期（第五期）個案，除了長期接受血液透析（一般人所謂的「洗腎」）外，幾乎沒有更好的治療方式，患者的生活品質大大受到影響。

因緣際會下接觸到名為「御富通」的營養補充品，據研發者林枝輝總經理（本身也是中西醫藥師）表示，他是因為母親的慢性腎衰竭狀況而投入此領域之研究。所謂誠可感動天，經過將近 10 年的努力及無數次的失敗，終於因為研發者本身具有的中西藥專業背景，而找到可以修復脆弱腎小管上皮細胞能力的中藥成分，包括紅景天、黨蔘、女貞子、西洋蔘、黃耆。

我本身對於營養品的使用盡量尋求實證，因為該產品符合國際雙認證 ISO 22000 及 HACCP，又有成功末期慢性腎病變（第五期）案例投稿國際期刊獲得刊登 [1]，該個案不但腎功能改善而且原已退化的腎臟還能再生變大，真是令人嘖嘖稱奇。因此我以自己進行人

體試驗，使用御富進行 2 次的通親身體驗，第一次每日連續使用 1 個月，第二次每日連續使用 3 個月，以估算的腎絲球過濾率（eGFR）作為前後測評估，二次的結果皆有顯著的提升。（圖 1）

隨後，我找了一位膀胱癌又是長期糖尿病引起慢性腎病變（第三期）的個案進行體驗，前後總共追蹤約 5 個月，其估算的腎絲球過濾率（eGFR）提升了 50%，已回到正常值。（圖 2）接著，我又推薦該廠商與高雄某吳醫師診所合作進行非正式研究，從 90 幾位病人資料分析，慢性腎病變第三期 100% 改善，第四期者有 75% 改善，第五期者 65% 改善，這在主流醫學領域幾乎是不太可能達成的目標。

目前高雄某醫學中心已正式啟動臨床人體試驗，以更嚴謹審慎的研究來證實此營養品的效果。這也說明了整合醫學的發展，在主流醫學面臨瓶頸之處，仍有揮灑的空間。

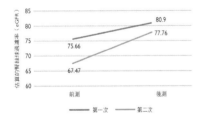

圖 1 御富通對於正常腎功能之提升成效

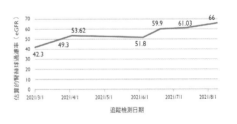

圖 2 御富通對於慢性腎病變（第三期）腎功能之改善成效

參考文獻

[1] Yao, C. A., & Lin, C. H.（2019）. Treatment with the herbal formulation Eefooton slows the progression of chronic kidney disease: A case report. Medicine, 98（43）.

20

個人化腸道微生態調節——
腸道微生物群是人體健康的
終生守護者

1. 腸道是人體的第二大腦

腸道不只是用來消化分解食物，腸道內佈滿數百萬個神經元所組成腸神經系統（enteric nervous system, ENS），可通過交感神經和副交感神經系統與中樞神經系統進行交流，因此有人體「第二大腦」的別稱。此外，腸道也是人體最重要、最強大的免疫器官，70% 以上的免疫細胞都集中在腸道，包括淋巴組織，培氏斑（Peyer's patch）、淋巴球、巨噬細胞、樹突細胞、自然殺手細胞等，共同形成一道防線，防止病原入侵 [1,2]。

隨著美國國家衛生研究院（NIH）於 2007 年主導的人類微生物基因體學研究計畫（Human Microbiome Project）發展至今，微生物與人體的共生作用機制漸趨明朗。人體腸道住滿無比巨量的微生物，單就細菌而言，總重量約 1.5 至 2 公斤，相當於成人大腦的重量；透過基因定序，已知約有 5,000 種的腸道菌被鑑定出來，一般人約有 200 至 300 種 ；比較人體腸道菌數量跟細胞數量，人體內大約有 39 萬億細菌，30 萬億細胞，所以人體內細菌與細胞的比例大

約是 1.3:1，腸道菌比細胞數目還多。腸道菌與人體宿主共同演化，建構出和平共存、共生互利的「人類超級生物體」（human super-organism），因此除了我們所熟知的 10 大器官，腸道菌整體也可視為人體的重要器官之一 [3]。

腸道菌組成為 10 ～ 20% 為好菌（益菌、共生菌），20% 為壞菌（害菌、致病菌），其餘約 60 ～ 70% 為中性菌（伺機菌、條件致病菌），中間菌就像「牆頭草」，平時不好不壞，但會伺機變好變壞，端看好菌或壞菌何者占優勢而向其靠攏。好菌的發酵作用，其代謝物有益人體；壞菌的腐敗作用，會產生致病毒素使人生病。健康時，共生菌呈免疫耐受性，抵抗發炎；生病時，病原菌有免疫攻擊力。當外在環境病原菌入侵或不良的生活習慣，如高油高鹽高糖的飲食、久坐不動、長期累積的慢性壓力、藥物 / 抗生素的濫用，甚至老化的過程會使得好菌變少 / 壞菌變多，中性菌倒戈，導致腸道菌組成失衡（dysbiosis，又稱菌相失衡），除了直接造成腸胃道相關病症也可能引起發炎反應，進而造成全身性的問題，包括過敏、自體免疫疾病、代謝症候群、心血管疾病及腦部退化等 [4]。所以想要擁有健康人生，就要顧好腸道，要顧好腸道首要重視我們肚子裡的腸道菌。

2. 腸道微生態的平衡影響各種疾病產生

腸道微生態，是指腸道的微生物及它們與人體之間相互作用，所共同構成的一個生態系統。這個系統可分為 4 大組成，包含腸道菌群組成（又稱腸道菌相）、腸道上皮細胞通透性與健康度、腸內分泌系統平衡（影響腸腦軸）、腸道免疫系統的調節等（見附圖）[5]。

寄生於人體腸道內的微生物約有上千種，包含了細菌、病毒、真菌等微生物，當這些微生物達到平衡，才是好的腸道微生態。2021 年的回顧研究指出腸道菌群若是生態失衡（dysbiosis）時，就會直接或間接造成身體各種疾病的產生，根據研究證實，腸道不健

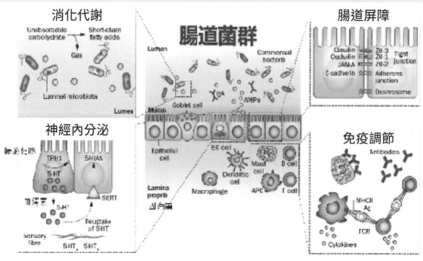

圖 1 腸道微生態組成

資料來源：Nature Reviews Gastroenterology & Hepatology 12, 36-49 (2015) doi:10.1038/nrgastro.2014.200

康將可能導致器官發炎，造成癌症、腸躁症、代謝症候群、糖尿病、痛風、肥胖、肝病、心血管疾病、過敏、免疫失調、感染甚至是憂鬱、自閉、神經退化疾病、帕金森氏症、失智症形成等（見圖 2）[6]。同一年發表的研究正在進一步探討「癌症—腸—

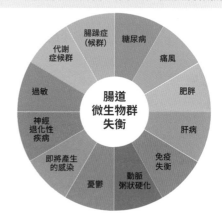

圖 2 腸道微生物群失衡與多種疾病相關

免疫軸」（Cancer-Microbiome-Immune Axis），在癌症發生和發展過程中，腸道微生物操縱免疫系統，可以改變癌症與免疫系統之間的關係並調節癌症免疫監視能力 [7]，而近幾年的研究發現腸道菌群亦可透過調節免疫系統，加強免疫治療藥物 Anti-PD-1/PDL1 對腫瘤的治療效果 [8, 9]。

3. 腸道菌相基因圖譜

　　過去，人類基因體定序計畫需花 10 年才能定序出一個基因體（genome），如果要對一個人體內 300 種以上腸道菌群分別進行 DNA 定序，不知要何年何月才能完成，但是，隨著生物資訊和大數據分析技術的發展，加上更先進次世代定序技術（Next Generation Sequencing, 以下簡稱 NGS）的出現，現今的 NGS 技術已可以在 3 至 4 周的時間內完成。腸道菌檢體 DNA 透過 NGS 定序後所得到的菌相組成（如同腸菌相基因圖譜），主要可進行兩種分析，第一種是菌相組成分析與好壞菌比例等，第二種是比對腸菌資料庫進行疾病風險預測（見圖 3）。

圖 3

😞 失衡指標 Imbalance Index

腸道不只是消化器官，也牽涉到身體各系統機能的運作，腸道菌群的失衡，即微生態失調（Dysbiosis），易招致許多疾病的產生，代謝性疾病、過敏、腸炎及發炎性腸道疾病等，不良的生活習慣(飲食、作息包括抗生素濫用)皆會使得腸道菌叢及菌失衡而造成慢性疾病的形成，藉由分析四大軸線的失衡指標，提供您個人化的諮詢方案。

失衡指標改善!!

收檢日期: 2022/03/28

	低風險	中風險	高風險
菌-腸道-軸			
腸-代謝-軸			
腸-免疫-軸			
腸-神經-軸			

您目前四軸線皆為中度失衡，請參考個人化調節建議章節，服用建議的益生菌配方並搭配飲食與生活型態建議，來進行調整。

收檢日期: 2022/05/26

	低風險	中風險	高風險
菌-腸道-軸			
腸-代謝-軸			
腸-免疫-軸			
腸-神經-軸			

您目前四軸線，菌-腸道-軸 與 腸-神經-軸 為中度失衡，請參考個人化調節建議章節，服用建議的益生菌配方並搭配飲食與生活型態建議，來進行調整。

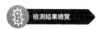 檢測結果總覽

疾病風險改變

收檢日期: 2022/03/28

敬愛的客戶您好——

在您這次的腸道菌相檢測，結果總覽為：

1. 腸型分析：瘤胃球菌 Ruminococcus 型態
2. 變形菌門分析：正常
3. 多樣性分析：正常
4. 益生菌分析：正常
5. 病原菌分析：偏高
6. 大腸激躁症風險評估機率：低風險
7. 發炎性腸道症風險評估機率：低風險
8. 大腸直腸癌風險評估機率：低風險
9. 胃癌風險評估機率：低風險
10. 肥胖風險評估機率：高風險
11. 糖尿病風險評估機率：低風險
12. 高血壓風險評估機率：低風險
13. 心血管疾病風險評估機率：低風險
14. 非酒精性脂肪肝風險評估機率：低風險
15. 類風溼性關節炎風險評估機率：高風險
16. 過敏風險評估機率：中等程度

收檢日期: 2022/05/26

敬愛的客戶您好——

在您這次的腸道菌相檢測，結果總覽為：

1. 腸型分析：擬桿菌 Bacteroides 型態
2. 變形菌門分析：正常
3. 多樣性分析：正常
4. 益生菌分析：正常
5. 病原菌分析：正常
6. 大腸激躁症風險評估機率：低風險
7. 發炎性腸道症風險評估機率：低風險
8. 大腸直腸癌風險評估機率：低風險
9. 胃癌風險評估機率：低風險
10. 肥胖風險評估機率：高風險
11. 糖尿病風險評估機率：低風險
12. 高血壓風險評估機率：低風險
13. 心血管疾病風險評估機率：低風險
14. 非酒精性脂肪肝風險評估機率：低風險
15. 類風溼性關節炎風險評估機率：低風險
16. 過敏風險評估機率：低風險

除了分析腸菌群組成結果，若要改善菌群失衡需要精準的手段，由於菌群在不同人體內的定殖數量因人而異 [10]，需要根據不同個體腸道菌群結果來進行個人化訂製手段，因此個人化腸道微生態系統分析有其必要性。眾多研究結果顯示，腸道菌種類越多（多樣性越高），越易穩定腸道的生態平衡。此外，卡路里熱量限制、地中海飲食、運動、攝取益生質（Prebiotics）與補充益生菌（Probiotics）、後生元（Postbiotics）等方式，皆有助於菌相的平衡 [11,12,13,14,15,16]。

4. 個人化腸道微生態調節

我自己從傳統的糞便菌種檢測到 NGS 都曾體驗過，但發覺之前的技術都有侷限性，前者得到的數據不夠完整，後者如果只是初步結果，資料又太多太雜，臨床實用性不高，因此需要透過進一步結合腸道菌相與大量臨床數據進行綜合分析及 AI 導入，這是一項複雜且龐大的研究。透過臺灣抗齡醫護學會蘇永村理事長的介紹，我才獲知自 2007 年起，專精於個人化精準醫學領域的醫新生命科學公司，開始投入腸道菌群分析與個人化腸道微生態調節手段的開發，採用的 MiSeq 系統更先進的 NGS 為基礎，對人體腸道菌的種類與數量進行檢測，透過全臺灣最大的腸菌資料庫，準確分析出好壞菌的比例，以及腸菌相所對應的可能疾病的風險評估。除了腸菌群組成分析外，醫新更利用累積 28 年的臨床醫療資料庫與臺北醫學大學大數據中心合作，建立醫療大數據庫，並結合腸菌資料庫發展出腸道微生態 AI 失衡風險預測與輔助決策系統模型（新型專利 M592153 號、M604959 號），協助臨床醫師，應用個人化的檢測方式，分析個體化差異的數據結果，配合臨床輔助治療，在健康與疾病照護上，提供個體差異的健康管理方案，透過平衡腸道菌相，達到症狀改善與疾病預防的效果。

5. 親身體驗

我在 2022 年 3 月 28 日進行第一次的檢測（前測），但結果顯示，即使我平時已補充了市面上的口碑不錯的益生菌，使得整體益生菌的比例正常，但對身體健康有益的比菲德氏菌（B. bifidum）與龍根菌（B. longum）比例偏低，厚壁菌門 / 擬桿菌門比例（F/B ratio）偏高。病原菌的比例偏高，包括梭菌屬（Clostridium），必須留意。此外，普拉梭菌（F. prausnitzii）偏低與硫化氫產生菌（Desulfovibrio piger）偏高，易造成腸道屏障功能下降。道菌群的失衡，使得過敏為中度風險，肥胖（脂質代謝）與類風溼性關節炎為高風險。

之後，我依照該公司精準醫學分析下所搭配的個人化益生菌配方服用了一個月，再接受第二次的檢測（後測）。其結果腸道菌相檢測中，微生物多樣性分析正常，整體益生菌的比例正常，但對身體健康有益的比菲德氏菌（B. bifidum）與龍根菌（B.longum）比例已經顯著提升但還未到達目標值。原先病原菌梭菌屬（Clostridium）菌比例偏高已回到正常。普拉梭菌（F. prausnitzii）偏低的情況也改善。但仍有艾克曼嗜黏蛋白菌（A. muciniphila）偏低與硫化氫產生菌（Desulfovibrio piger）雖改善但仍偏高的現象，易造成腸道屏障功能下降。腸道菌群的失衡，使得肥胖（與脂質代謝異常）為高風險。

整體失衡指標在短短一個月已有改善，腸道及神經系統雖仍在中度風險但以降低級數，代謝及免疫系統由中度風險降低為低度風險。

疾病風險預測部分，類風性關節炎有高度風險改善為低度風險，過敏由中度風險降為低度風險。唯肥胖部分仍還在高風險，原因來自先天的基因體質，因為我所做的基因次世代序列分析也顯示肥胖是我的高風險。但是臨床上我在罹癌後的體重維持得非常標準，

BMI 維持在 21-22 之間。但是在罹癌前 5 年，因為疏於運動及營養失衡，體重確實過重（BMI 26），也是造成我癌症的誘因之一。但是從我的親身經歷，即使先天失調（基因），只要後天能在正確的方向上養生調理，還是可以避免所謂的宿命（遺傳或體質），而永保健康（見圖 4、5）。

隨著現代生活節奏的加快、工作壓力的不斷加大，自律神經失衡、飲食睡眠等日常行為無規律化逐漸加劇，加上濫用抗生素等因素，導致人們的腸道功能越來越低下，從而引發便秘、腹瀉、疲倦、

圖 4

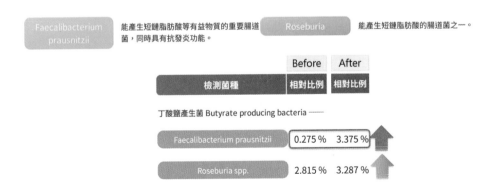

圖 5

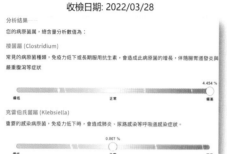

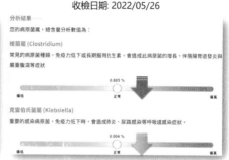

抑鬱等問題，使人長期處於一種亞健康的狀態，而影響了人們的日常生活、工作、學習及人際關係。鑑於近幾年的醫學研究發現，人類自身的健康狀況與存在於下消化道系統中的腸道菌群關係緊密，甚至與許多疾病都有高度的相關性。過去一般人的習慣是，忽視每年的體檢報告與家族個人病史，生病才找醫師，而個人化精準醫療是從預防醫學的角度，導入科學化依據來精準輔助臨床醫療，達到提早預防疾病發生的目標。

[1] The gut is still the biggest lymphoid organ in the body. Mucosal Immunology 2008 volume 1, pages246–247

[2] The Interplay between the Gut Microbiome and the Immune System in the Context of Infectious Diseases throughout Life and the Role of Nutrition in Optimizing Treatment Strategies. Nutrients 2021 13, 886

[3] Diversity of the Human Intestinal Microbial Flora. Science. 2005 June 10; 308(5728): 1635–1638.

[4] (Dis) Trust your gut: the gut microbiome in age-related inflammation, health, and disease. Microbiome. 2017 Jul 14;5(1):80.

[5] Crosstalk at the mucosal border: importance of the gut microenvironment in IBS. Nat Rev Gastroenterol Hepatol. 2015 Jan;12(1):36-49.

[6] Microbiota's role in health and diseases. Environmental Science and Pollution Research 2021 28:36967–36983.

[7] New Insights Into the Cancer–Microbiome–Immune Axis: Decrypting a Decade of Discoveries. Front. Immunol.2021, 23 February

[8] Gut Microbiota Shapes the Efficiency of Cancer Therapy. Frontiers in Microbiology June 2019 Volume 10 Article 1050

[9] Exploring the Emerging Role of the Gut Microbiota and Tumor Microenvironment in Cancer Immunotherapy. Front. Immunol.2021, 07 January

[10] Personalized Gut Mucosal Colonization Resistance to Empiric Probiotics Is Associated with Unique Host and Microbiome Features. Cell. 2018 Sep 6;174 (6):1388-1405.e21.

[11] Role of the gut microbiota in nutrition and health. BMJ 2018;361:k2179

[12] Calorie restriction prevents age-related changes in the intestinal microbiota. AGING 2021, Vol. 13, No. 5 6298-6239

[13] Gut microbiome-Mediterranean diet interactions in improving host health. [version 1; peer review: 3 approved] F1000Research 2019, 8:699 Last updated: 19 MAY 2022

[14] Exercise and the Gut Microbiome: A Review of the Evidence, Potential Mechanisms, and Implications for Human Health. Exercise and Sport Sciences Reviews: April 2019 - Volume 47 - Issue 2 - p 75-85

[15] Dietary Influence on the Dynamics of the Human Gut Microbiome: Prospective Implications in Interventional Therapies. ACS Food Sci. Technol. 2021, 1, 717 – 736

[16] Modulation of Gut Microbiota and Immune System by Probiotics, Pre-biotics, and Post-biotics. Front. Nutr.2022 03 January

21
顱薦椎療法──
調整骨骼筋膜、放鬆肌肉、
增加氣血循環及疏通情緒

1. 顱薦椎療法（Craniosacral therapy）發展的背景

　　當我們的身體受到外在刺激的時候，身體的肌肉筋膜會不自主緊繃起來，這個刺激一消失，通常我們身體就能恢復正常，但是有時候這個刺激實在是太大，身體會記住這個刺激，一直處於收縮狀態，沒有辦法放鬆，阻礙身體淋巴、血液、與氣血的流動而造成各種疾病。顱薦椎療法是因應這種狀況而發展出來的解決方法。

2. 顱薦椎療法的程序

　　有經驗的治療者一開始會用標準的手勢，來做評估那我們身體散發出來的節律（Rhythm），各個器官和組織釋放出來的節律是不一樣的，骨頭、筋膜、腦脊髓液、關節等，各自有其節律需要評估判斷，只有訓練良好的治療者，才可以分辨出其中的不同並加以矯正，而有長期經驗的醫師，更時不時能夠感覺到情緒會淤積在哪一個經絡或是區塊，因此，在此同時間若再加上適當的心理諮詢，顱

薦療法不僅能夠幫助實質身體，也能夠幫助情緒疏導不良引起的轉化症狀。

一般程序上會先經由廣泛評估（General listening）的手技，找出需要解決的區塊，再來就是對於節律受限制的關節，做解鎖（unlocking）的動作，而後，還需要平衡左右兩邊，加上腦脊髓液流體節律的疏通，甚至是對大腦、顱骨上的節律做誘導式的矯正（以大群保持手技 [Great vault hold]），將過度的刺激加以釋放，回覆淋巴及氣血的正常流動，讓節律回歸平衡。（圖1）

除了一般的程序，也會依據患者量身定做，例如另外加上寧靜點（Still point）的手技，或是枕寰關節（OA-Plate）的治療，而且對顱部中心蝶骨（Sphenoid bone）的 3D 相對位置節律的調整，更是人人不同，若治療時察覺到情緒的阻塞，更是一個難得的機會可以去清理掉經年累月的身心症狀問題，因此醫病間的深度溝通和信任感是非常重要的。

圖1

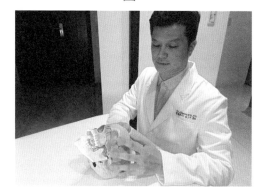

大群保持手技（Great vault hold）

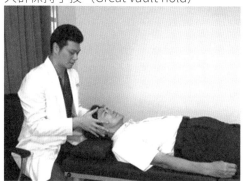

大群保持手技（Great vault hold）

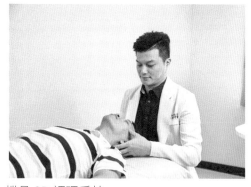

蝶骨 3D 調理手技

3. 脊椎損傷對於腫瘤發生的可能影響

2011 年，我的頸椎發現關節黏連、頸椎滑脫、頸間椎盤軟骨脫出，合併頸椎神經根病變，還有頸脊柱側彎問題。我當時長達一年的時間肩頸劇烈疼痛，經常需要按摩復健，有時甚至需要強烈的止痛藥及安眠藥，才能緩解症狀及維持正常睡眠。

除了局部的組織壓迫造成疼痛以外，就中醫的說法，脊椎兩側通過的是膀胱經，與全身五臟六腑息息相關，脊椎病變會影響膀胱經絡不通順。《黃帝內經》提及：「經絡通則不痛，痛則不通。」另外，我的左背頸部接近第一胸椎的位置，在皮下也逐漸產生了一顆腫瘤，經由電腦斷層診斷為良性的脂肪瘤。把頸脊椎側彎的影像拿來比對，其角度不正常的身體受力點，剛好與這個皮下脂肪瘤及左側肺上葉的惡性腫瘤在同一條直線上。這條虛擬的作用線剛好經過我左側膀胱經的肺俞穴，肺俞穴功能是將肺部的溼熱水氣（可能是有毒的代謝物質）經由膀胱經排出體外。我查了中醫古籍針灸大成，肺俞穴如果阻塞，會引起百毒病。或許因為毒素無法排出，造成局部的酸化及缺氧環境，長期累積，最後可能導致腫瘤的發生（見圖 2）。

就西醫的觀點，脊椎側彎患者，也許臨床上尚無肺功能障礙的表現，但肺功能檢查卻可能顯示潛在肺功能降低。嚴重的胸腰脊椎側彎畸形，還可能合併前凸或後凸，使肺組織受壓與移位，造成肺容積下降及呼吸與循環功能不良。後期可能出現肺血液氣體交換功能障礙，臨床上發生肺動脈高壓，或肺心病等，嚴重影響到心肺功能。循著這個脈絡，判斷因為我的脊椎疾病，從而可能降低了心肺功能，而讓癌細胞趁勢壯大的可能性也是有的。

以上是我自己對脊椎損傷引起腫瘤，甚至是惡性腫瘤的假設及推論。經查了 PubMed 醫學期刊資源網站，雖並未找到強烈佐證文

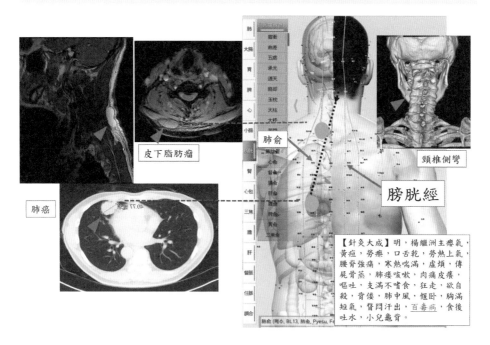

圖 2 脊椎病變是誘發腫瘤可能的因子之一

皮下脂肪瘤

肺癌

肺俞

頸椎側彎

膀胱經

【針灸大成】明，楊繼洲主癭氣，黃疸，勞瘵，口舌乾，勞熱上氣，腰脊強痛，寒熱喘滿，虛煩，傳屍骨蒸，肺痿咳嗽，肉痛皮癢，嘔吐，支滿不嗜食，狂走，欲自殺，背僂，肺中風，偃臥，胸滿短氣，瞀悶汗出，百毒病，食後吐水，小兒龜背。

獻，但是，我特別去回顧了將近 40 個肺癌病人的脊椎 X 光片，發現將近 9 成患者有程度不一的脊椎側彎現象。這個觀察結果當然不能直接論斷，尚需更多的實證研究來確認，但過去在非主流醫學領域，非常強調整脊正骨的重要性，或許其來有自。現代人因為長期久坐，導致姿勢不良而引起脊椎問題的比例很多，也藉此提醒這隱藏性的狀況長期也會影響身體健康。

4. 個人接受顱薦椎治療的經歷

　　這種療法在美國、歐洲都已經行之有年，但是因為被訓練的人需要具有一定的敏感度，能夠輕鬆地去感知身體節律，並且還得要有紮實的解剖學基礎，所以也不是人人學得來的，擔任彰化基督教醫院整合醫學執行長的林子平醫師，在美國執業多年，那時恰好受邀回臺，他對這個療法非常具有熱誠，在美國專業機構受訓加上深入鑽研，是難得能夠同時處理身體與情緒的專家，尤其針對自主神

經失調，患者對顱薦治療的主觀反應都有顯著改善。現當我身體有些狀況時，我也會請林醫師替我處置。

　　個人早在林醫師未回國之前，就曾接受過多次的顱薦椎療法，最早是腫瘤復發時（2015年），為了尋求自救之道，每周從臺中到臺北的創見堂身心靈整合中心找一位陳柏宇老師調理，同時段也接受彩光針灸處置，並用克里安攝影做前後療程的效果比較。克里安攝影可以顯示人體的氣（能量）狀況是否正常，當時我正為化療引起的多發性神經炎而苦，雙腳趾頭都有麻木感，這個神經症狀在主流醫學是束手無策的（我自己就是神經科醫師，還真是有點諷刺。醫界有個笑話，什麼科醫師就得什麼病，真是一語命中！）。可是上天有好生之德，天無絕人之路，我連續接受療程之後，我的氣（能量），尤其是雙腳居然有部分打通了，症狀也好轉，真是神奇（見圖3）。這讓我對非主流醫學領域不得不刮目相看，也開始以更謙卑開闊的態度，但仍維持實證的精神來探索非主流醫學的各種養生調理方式，最後終於讓我疑似復發的腫瘤自行消失。

圖3 透過克里安攝影，檢測彩光針灸及顱薦骨療法之治療成效

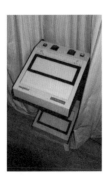

20150508 前測

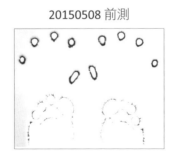

20150727 後測

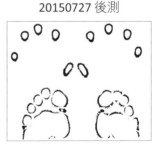

接受這種治療的時候，其實是非常放鬆的，幾乎到最後都會睡著，確實會讓身體緊繃的狀態得到休養生息的機會。我學習過很多種氣功，鬆靜自然是入門之鑰，隨後才能慢慢得氣，進而獲得身心的健康。所以顱薦椎的調理也是讓身體的氣自然運轉而改善健康的一種方法，從上述克里安攝影的前後「氣」的變化可以間接佐證之。

為了進一步驗證顱薦椎療法對自律神經及血管循環相關功能的影響，2022 年 7 月 12 日，我再度接受林子平醫師的處置，並作上述相關檢測。由心率變異（Heart rate variability, HRV）分析顯示，我的自律神經失衡所造成的壓力指數（Stress Index）由過高的 527 降為 261（見圖 4）。血管循環功能方面，血管年齡（VA years）由 47 歲降為 41 歲、壓力由 541 降為 32、而血氧飽和度（SpO2）由 97.4 略上升為 98.0，而 98 則是我治癒癌症後達到的新高點。以上的檢測雖然只是一次的結果，不能大膽的推論適用於所有的民眾及不同的身心狀況，但是對於顱薦椎療法效果的科學驗證至少踏出了一步（見圖 5）。

圖 4 HeartQuest 心率變異分析

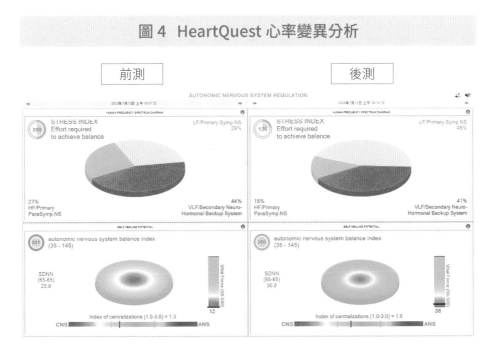

AngioScan 血管循環功能檢測

| 前測 | | 後測 | |

Selected Pulse		Average Values		Selected Pulse		Average Values	
PI = 5.12	Level = 64.2	PI = 5.18	Level = 63.2	PI = 0.81	Level = 76.6	PI = 2.01	Level = 76.1
HR. b/min	68	HR. b/min	68	HR. b/min	63	HR. b/min	64
Alp 75. %	10.6	Alp 75. %	6.8	Alp 75. %	6.4	Alp 75. %	1.6
CT	A	CT. %	A:91,B:7,C:2	CT	A	CT. %	A:85,B:12,C:3
VA. years	51	VA. years	47	VA. years	52	VA. years	41
Stress	N/C	Stress	541	Stress	N/C	Stress	32
SpO2. %	97.5	SpO2. %	97.4	SpO2. %	98.3	SpO2. %	98.0

22

返璞歸真氣功——
提升全身氣血循環，
加強排毒的養生功法

　　「返璞歸真氣功」[1] 是由廖佑霖理事長根據自己過去學習的各種不同門派的氣功加以重新組合調整，主要針對現代人肩頸僵硬、運動不足、心肺功能待加強、體能不佳所發展出的功法。特別強調上半身的運動，注重末梢運動，讓氣血不足四肢冰冷或末梢循環不良的人，改善因氣血不足所引起的身體不適。藉此改善肩頸僵硬、腰酸背痛，且從頭到腳全身都運動到。

14 式的基本功法包括：

- **第 1 式**：擴掌推手、指掌化勁
- **第 2 式**：擊掌貫耳、拍擊掌穴
- **第 3 式**：虎爪吼功、虎虎生風
- **第 4 式**：上下攀爬、鷹爪勁掌
- **第 5 式**：豎指上舉、昂首擺尾
- **第 6 式**：肌關撥轉、伸臂轉腕
- **第 7 式**：大鵬展翅、擴胸鬆肩
- **第 8 式**：展翅彈壓、立鶴亮翅
- **第 9 式**：舉臂揉身、調理三焦
- **第 10 式**：抖擻肩臂、沁入肺腑
- **第 11 式**：翻轉人身、運轉帶脈
- **第 12 式**：扭轉乾坤、上舉下腰
- **第 13 式**：輕舉重拍、雷霆天鼓
- **第 14 式**：俯仰天地、調息拉筋

除了強弱交錯，練身練氣之外，特別加強全身拉筋及拍打，大約 1 小時時間。可以預防老人疾病，減少臥病在床的時間，年輕人修鍊可改善體質，強化體能。根據返璞歸真氣功協會網站的練功者回饋，本功法已有許多身體改善的案例。

廖理事長與我熟識，希望我能針對此功法進行科學驗證，因此於 2022 年 7 月 13 日對於練功者進行相關檢查的前後測試，當場進行經絡（安拓經絡儀）、經脈（金姆脈診儀）、血壓、及血管循環功能（Angioscan）檢測。共有 30 位受測者，這些練功者都已具有一定的練功基礎，其中男性 10 位，女性 20 位，年齡平均 65 歲（50-89 歲）。限於篇幅，僅討論經脈及血管循環功能之影響。

藉由金姆脈診儀的檢測，練功後可看有補腎經、肺經與膀胱經

的效果，加強了肺功能（肺經）、心腎相交整體循環（腎經）及排毒（膀胱經）功能，並可減少心包經（心臟負荷）、肝經（肝火）、胃經（胃火）與思慮過多（膽經）的問題（見圖1）。適合腎、肺、膀胱經虛弱、思慮過多易失眠、胃火旺，飯前練習。除了一般人的養生調理之外，對於有以上狀況的心血管及肺部疾病，後者例如新冠病毒感染後及肺癌的調理有所助益。

AngioScan 血管循環功能檢查結果顯示，練功者平均實際年齡為 65 歲，前測的血管年齡為 63.8 歲，表示這些練功者可能因為長期練功，所以血管年齡較實際年齡為低，練功後血管年齡為 63 歲，略有降低，但未達統計學上差異，可能此次收測者的年齡分布較廣，彼此差異較大所致，需要更大族群的重複檢測才能論斷。（圖2）

平均血氧飽和度百分比前測為 96.8%，後測為 97.1%，雖僅僅增加 0.3%，但統計學上剛好接近有意義的差別（two tail: p=0.05）。（圖3）根據我個人臨床上觀察要讓血氧飽和度上升，運動（包含氣功），確實是一種最健康的養生調理方式。

總結以上，此氣功的建構理念，特別強調上半身的心肺功能調理，使全身氣血通暢。藉由金姆科學脈診及 Angioscan 血管循環檢測的結果，也可以印證此功法在此方面的效果。但金姆脈診的結果，顯示某些經絡同時會有能量下降的狀況，尤其是為胃經為最，另外現代人大多已有脾虛狀況，因此其長期影響仍須進一步觀察。所以建議練功者應該了解自己的體質狀況，選擇適合自己的練功項目及強度，並請專業教練指導，以達到有病調理，無病強身的養生目的。

---

[1] 關於該協會及練功詳細資料請參考：https://www.rejuvenation.org.tw/

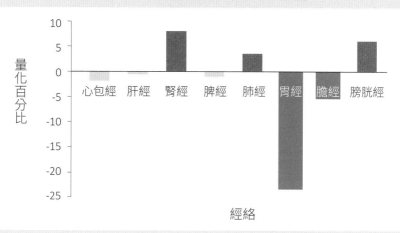

圖 1 返璞歸真氣對脈相的影響

圖 2 返璞歸真氣對血管年齡的影響

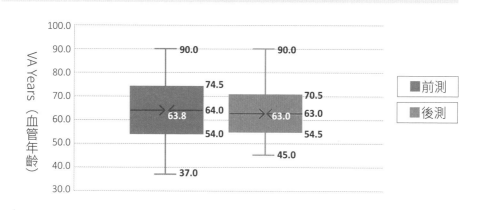

圖 3 返璞歸真氣對血氧飽和度的影響

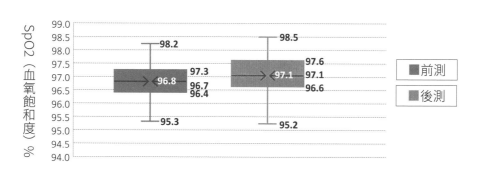

23

撞牆功的妙用——
簡單快速強化身體能量、紓壓、
緩解肩頸腰背疼痛及排毒

1. 適合忙碌現代人的簡易功法

我個人第一次接觸撞牆功是 1986 年，當年我剛從醫學院畢業，不幸在擔任實習醫生期間罹患急性 C 型肝炎，後又轉為慢性肝炎，因此休養了一年。當時一位太極拳的師父教我練習撞牆功來調理身體。我當時並未認真接觸中醫及氣功領域，對此功法也沒有太多理解，只感覺到每次做完後，全身舒暢。後來回到職場，忙於工作，就將此養生功法擱在一旁。一直到我 2014 年罹患肺癌，不幸 2015 年肺部再復發腫瘤，疑似轉移。主流醫學已無良策，為了自救，才又想起了撞牆功的演練。

此時我已經開始漸漸深入了解中醫及氣功調理的相關原理，才驚覺撞牆功的妙用，發現它尤其適合作為現代人忙碌生活中快速步調下的簡易有效養生之道。因為就中醫經絡理論，膀胱經涵蓋整個背部，從眼睛內側開始往上往後，除了到背部，並延伸到後下肢，

最後終止於腳的小指外側，是
人體最長的經絡（見右圖）。

2. 膀胱經是調節所有臟器的最重要經絡

這條經絡幾乎與全身五臟
六腑連結，是同時調節所有臟
器的最重要經絡，也是負責排
除體內之毒的要道。常練習此
功法，可以無病強身，緩解肩
頸腰背疼痛等症，加強排毒。
對於長期久坐氣鬱，常滑手機
及使用電腦的現代人非常有助
益，也可減少或改善三高及癌
症等慢性病或重症。

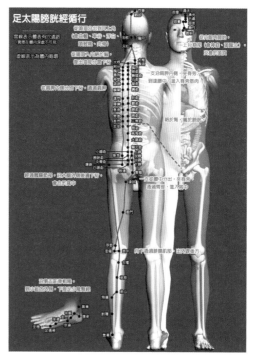

圖例資料來源 https://acupun.site/
FourteenChannel/BL.html

其練習的方法很簡單，如本書中第 2 章「貳·活動」中所提到
的，採取站樁的姿勢，背對者牆壁，距離約一個腳長距離（20 至 30
公分），身體保持直立，不要憋氣，自然呼吸，身體順勢往後平貼
靠向牆壁，接觸牆面時，自然用嘴吐出肺部的空氣並發出聲音。這
樣算一次。每一回合，依自己的體能狀況，可以連續 30 至 100 次不
等。只需要短短的幾分鐘，做完後會有全身舒暢的感受。尤其是對
於肺經虛弱者，例如高血壓及合併心血管疾病，肺部惡性腫瘤或感
染，如新冠病毒等尤其有效。同時也可以緩解肩頸僵硬及腰背疼痛
等症狀，並能舒緩過度壓力。

以下是我練習撞牆功的圖例示範。有些人問我為何要穿雨鞋練習？不是一定要穿雨鞋，只是因為當時我剛做完一小時的爬樓梯登山負重訓練（總共爬升 400 公尺，140 層），之後順便示範撞牆功，所以還穿着登山雨鞋（2.7 公斤重），背包 11 公斤。當時預計 2 週後出發中央山脈北二段行程（2021-12-4～9），共 6 天 5 夜。年齡 61 歲的我已經順利完成，相信各位讀者也一定行。

　　另外，附上一些我的親朋好友或是患者，練習此功法後在通訊軟體上的回饋分享，也讓本書的讀者對此功法更有信心。

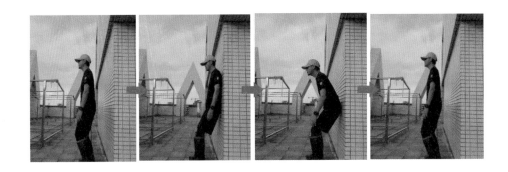

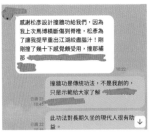

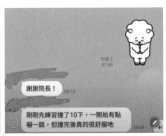

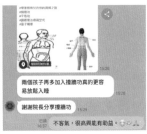

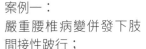

案例一：
嚴重腰椎病變併發下肢間接性跛行；

案例二：
癌症合併骨轉移個案；

案例三：
自閉症及注意力不足過動症患者。

互補另類療法產品或服務之廠商名錄

廠商或單位名稱 電話	產品或服務 網址	聯絡人
優善時空波科技股份有限公司 02-27600839	TimeWaver 時空波 www.usun-ap.com	邱秝綾 行銷長
安拓醫學 Medpex 04-23102307	MEAD 經絡儀、ZenStim 生物回饋儀 www.medpex.com	李建鋒 總經理
遠音聯合業務股份有限公司 0952-318007, 13520123895	AVS 氣場儀（POWER AVS 人體氣場攝錄儀） https://www.aurashop.com.tw; https://poweravs.com/as/	林維洋 首席氣場分析師
殷富瑞得醫療器材股份有限公司 0987-297373	殷富瑞得遠紅外線全身治療儀及局部治療儀 https://www.bestfir.com/	陸選禧 總裁
金姆健康科技有限公司 02-23463088	金姆脈診儀 https://www.jinmu.com.tw/	郭憶萱 經理
富足康科技足墊 0800-588-563	FootDisc 足墊 www.footdisc.com.tw	卓永仁
超微基因偵測科技股份有限公司 02- 2838-6658	癌症及其他基因檢測 http://www.vigenelab.com/	周啟蓓
碧陽健康國際股份有限公司 02-85012635	氫膠囊、優氫氫水氫氣機 https://4everh2life.wixsite.com/1688	廖佑霖
源頭科技 02-77307980	Rayonex 設備 https://www.rootfrequency.com.tw/	林俊言
蜜立恩生醫科技有限公司 0965-278627	MORA 設備 https://mmchwellness.com/	吳剛
明根股份有限公司 04-7688808	Bgreen 律動儀、運動健身設備 www.bgreen.com.tw	蔡政君 專員
澤康生物科技股份有限公司 06-2918138	IPP 3D-NLS Metatron http://www.tsekang.com/	凃麗珍

互補另類療法產品或服務之廠商名錄

廠商或單位名稱 電話	產品或服務 網址	聯絡人
菲德芳生物科技有限公司 02-29014485	御富通	林枝輝
自天然科技股份有限公司 0910-277064	經絡氣血共振儀 www.bios-nature.com.tw	趙光正
亞斯克生技股份有限公司 04-23781777, 0910-531807	腸道菌 NGS 檢測及客製化益生菌產品	蘇永村
潛川科技有限公司 0933-206511,03-4827379	氫水機	葉清源
先見基因科技股份有限公司 06-2695829	基因檢測、細胞治療 https://www.i-genomics.com.tw/zh-tw	張晉榮 經理
康善生技股份有限公司 03-5626398	腫瘤微環境檢測、抗癌能力檢測、免疫力檢測 www.connsante.com	李小姐
中華生物能醫學氣功總會 06-2369944	中華生物能醫學氣功 https://info.ck17.org/	
返老還童氣功協會 02-28946789	返老還童氣功 https://www.loveway.org.tw/	
返璞歸真氣功協會 02-27952988	身心機能活化養生氣功 https://www.rejuvenation.org.tw/	

CHAPTER 4

第四章

見證美好生命

01

罹患肝癌，從後期到末期，
生命反而獲得重生

　　我於民國 108 年 3 月初次確診肝癌，雖然立即開刀切除，但是僅月餘便復發。第一次復發採「栓塞治療」，以為終將獲得控制，未料再經月餘，肝癌第二次復發。此時，醫師告知：可採「肝動脈灌注化療」，但研判只可延續生命 6 個月（亦即是生命終點為 108 年 11 月份）。目前是 111 年 6 月份，在我第二次復發時，上天憐憫，讓我有幸遇到蔡松彥醫師，依循著他的指引，讓我的生命有著更多的體悟。雖然身體尚未痊癒，但是距離醫師宣布的肉體生命終點，又爭取了近 3 年的時間，參悟靈性生命所帶給我的滋養。

> ## 時程：108 年 3 月～108 年 12 月

- **主流醫學治療方式**：手術切除、栓塞治療、肝動脈灌注化療、免疫療法。
- **輔助治療**：陳昭輝醫師、顏宗碩醫師、陳鳳鳴老師。
- **說明**：前期主流醫學治療方式，並未完全遏止腫瘤的蔓延，甲種胎兒蛋白（alpha-fetoprotein，簡稱 AFP。抽血篩檢肝癌的

常見檢查項目，正常值應為 9 ng/ml）曾於 2 周內從 1931 ng/ml 攀升至 6202 ng/ml，腫瘤數量從 3 顆增加至佈滿肝臟（亦有人稱此狀況為滿天星），並在後期轉移至肺部。蔡醫師認為當病情進展過快時，應從冤結方面處理，先後指引我尋求陳昭輝醫師、顏宗碩醫師及陳鳳鳴老師的協助。幸得 3 位貴人多面向的化解，讓我度過第一個時程的難關。另外，從民俗療法上，我則是尋求「原始點」的協助。此時，甲種胎兒蛋白已降至 133.59 ng/ml、肝臟腫瘤數量為 1 顆及肺臟腫瘤數量為 3 顆。

時程：109 年 1 月 ~ 109 年 12 月

- **主流醫學治療方式**：放射線治療。
- **輔助治療**：遠紅外線全身艙、遠紅外線局部儀、離子機、氣功墊、夏語寬老師。
- **說明**：蔡醫師認為病情若獲得控制，可以嘗試其他的輔助治療，隨即進行遠紅外線全身艙、遠紅外線局部儀、離子機及氣功墊的療程。經過一個療程，甲種胎兒蛋白已降至 48 ng/ml、肺臟腫瘤數量從 3 顆降為 1 顆。蔡醫師仍耳提面命：要持續從身心靈提升，病情才能獲得痊癒。言猶在耳，我卻選擇了發病前的生活（忙碌於學校、事務所等工作）。終在年底，腫瘤第三次復發。此時治療方式：主流醫學採「放射線治療」，輔助治療則尋求夏語寬老師的心靈疏解。雖然病情稍獲抑制，但仍處於不穩定狀態。

時程：110 年 1 月 ~ 110 年 12 月

- **主流醫學治療方式**：免疫療法、全身性化學治療。

- **輔助治療**：頻率治療、順勢療法、顏宗碩醫師、陳鳳鳴老師、玄月宮。

- **說明**：由於 109 年下半年恣意揮霍得來不易的健康，110 年上半年身體一直在不穩定中度過，而在 110 年下半年爆發難以想像的場景：從 7/30 到 12/2 的 4 個月又 3 天，甲種胎兒蛋白從 1749 ng/ml 急遽升至 37929 ng/ml，肝硬化第 3 期，脾腫大，腫瘤轉移至多處（肺部 2 顆、肝臟 8cm 一顆及 2.6cm 數顆、淋巴結腫瘤、腹腔遍佈腫瘤）。主流醫學雖採「免疫療法」及「全身性化學治療」，但仍未見立即遏止。12 月初，又出現腹水、黃疸等症狀，雖然曾在急診緊急抽取腹水 2000CC，但是腹水仍繼續生成，造成我難以進食飲水，骨瘦如柴，腹大如蛙，鎮日忍受著腫瘤啃咬腹腔之痛。蔡醫師曾提示：此病已無治癒之可能，若是熬不住痛，可以住院打嗎啡減緩痛楚。此時蔡醫師又不放棄的將頻率治療儀提供我使用，並搭配順勢療法的滴劑，另外，又私底下請顏宗碩醫師及陳鳳鳴老師遠端為我祈福施救。隨即提供玄月宮資訊，要我前往尋求可能的療癒方式。玄月宮宮主鍥而不捨為我開蓮花點燈，以及辦了幾場不同解怨釋結的法會。12 月底，在未施予「腹水抽吸引流術」的情況下，醫院做了超音波掃描，腹水不多，抽血檢查結果，黃疸指數正常，甲種胎兒蛋白亦降至 19107ng/ml。

時程：111 年 1 月 ~ 111 年 6 月

- **主流醫學治療方式**：全身性化學治療。
- **輔助治療**：顏宗碩醫師、陳鳳鳴老師、鄭福長老師、玄月宮。
- **說明**：111 年 1 月 11 日，醫院見我指數下降，建議施打全身性

化療，以作為鞏固性療法，111 年 2 月 11 日甲種胎兒蛋白為 891.6ng/ml。同年 2 月份醫院亦希望我再次進行全身性化療，然而化療帶來的副作用，令人苦不堪言，故而跟醫院推辭。此階段，除了維持心靈上的修持外，當體能尚堪負荷時，會前往玄月宮為人助念。3 月 15 日檢測甲種胎兒蛋白，數值為 42.4ng/ml，此時，距離施打全身性化療的時間已逾 60 天。翌日，家人希望再進行一次全身性化療，未免家人擔心，我勉強配合。此階段，我參與玄月宮的讀經班，並嘗試解說「般若波羅蜜多心經」，期許自我能明心見性，4 月 26 日檢測甲種胎兒蛋白，數值為 5.5ng/ml（正常值需 9ng/ml 以下）。5 月份，鄭福長老師傳遞心法，要我時時自我觀照。迄今我已逾 90 天沒有進行主流醫學的治療。

後記：

回顧 3 年肝癌的反覆復發，併發肝硬化 3 期，轉移肺臟、淋巴結與腹腔。原本朝不保夕的我，尚能在此為文紀錄點滴。實該感激蔡醫師無私且耐心的指引、文中所提及的貴人以及我這凡夫俗子所看不見的諸佛菩薩。若是生命尚有奇蹟，我願轉為無私的大愛，豐富有緣眾生。合十。

02
藉由整合醫學，
自體免疫系統疾病改善了

自從我確診紅斑性狼瘡後，生活就完全不一樣了，內心的恐懼遠比身體所顯現的症狀更令人害怕！

紅斑性狼瘡的起因非常複雜，心理壓力絕對是其中之一，「與它和平共處」是我生病後最常聽到的一句勉勵的話。但重點是，我完全不了解這個迷般的病症，又如何和它和平共處？

直到我遇到蔡醫師，他非常有耐心地花了近一天的時間了解我發病前所面臨的身心問題，並仔細利用先進的科學儀器分析，引導我找出心理壓力的來源，並依照我的身體症狀給予飲食、運動、排毒、生活、信仰上的建議。諮詢後的我，身心靈皆感到煥然一新！

我以前從不知道毒素會引起紅斑性狼瘡，經由檢測才發現，原來我的身上有過多的汞及環境荷爾蒙苯甲酸酯，這些是紅斑性狼瘡及我另一個疾病——乾眼症的致病因子之一，而汞的來源之一是以前補牙所留下的汞合金，苯甲酸酯的來源之一可能是我長期所使用的除汗劑。同時藉由心率變異分析檢測，我才明瞭我的自律神經系統中的交感神經過亢，進而使副交感神經作用不足，讓我的免疫系

統更容易失衡，進而致病或加重病情，追根究底，是自己的個性凡事追求完美，以至於無形中給自己過多的壓力所致。過去因為不喜歡運動後大量流汗的溼答答不適感，所以並無規律的運動，以致於我的身體毒素無法藉由排汗來排除，也讓病情更不容易好轉。蔡醫師也告訴我，均衡的營養調理對於免疫系統的正常運作很重要，尤其是益生菌，有助於改善紅斑性狼瘡病情。我體內的某些重要微量元素如硒及鋅相對偏低，而硒與鋅不足也會在紅斑性狼瘡病人身上出現。

目前我每天早睡早起、持續服用益生菌、補充身體缺乏的維生素及礦物質、盡可能以有機食物為主、每天流汗排毒 30 分鐘、禱告和上帝分享每一天的成長！

確診至今 8 個月，我仍然按時回醫院追蹤檢查，定時服藥，但 4 個月前接觸蔡醫師的整合醫學的輔助後，才更清楚明白自己身體狀況，擺脫以往對病因、身體的不明瞭而產生的緊張情緒，進而安心、全面地從生活中調養生息！

目前身體的狀況已日漸改善，藥量也已減輕，生活品質更是大為提升，最重要的是，我終於能和紅斑狼瘡和平共處！

03
癌症需要轉念，
才能得到終極的療癒

認識蔡松彥醫師是在 2019 年，距離第一次因為發現惡性腫瘤而動手術，已經經過了 8 年。

因為家族的因素，身邊的親戚有多人是主流醫學的醫生，所以一直以來我都堅信只要依循主流醫學的腳步，就可以治療疾病和對抗癌症。

就在 11 年前首次發現腎細胞癌後，選擇了手術切除腫瘤部位（左腎），後續就一直依循著主治醫師的叮囑：追蹤、確認、再追蹤確認，如此自我感覺良好的過著日常生活。

8 年後，在一次定期的斷層影像追蹤裡發現了不明的腫瘤，手術後的病理切片，確認是原癌症腫瘤轉移且是惡性的，習慣性的選擇以手術切除的方式來做治療。就在此時，因緣際會下與蔡醫師有了接觸，也看到了蔡醫師《心轉，癌自癒》這本書，當時我只是用一個看工具書和看故事的心態來翻閱它，因為我直覺地認為，無論我長什麼癌腫瘤，只要把它切除就好，經過手術，我就會痊癒了。

當蔡醫師第一次輔導我時，我覺得那些觀念與想法好像離我很遠，我甚至認為自己不是個病人。但人生總是有很多的意料之外，在接下來的半年裡，因為發現腫瘤復發而連續動了 2 次手術，且手術後在斷層掃描的影像裡，依然可以在腹腔中發現已經轉移的癌細胞，以醫生的角度來看，就是所謂的四期癌末病患。就在此時，蔡醫師對我說了一句話：「你再不主動積極改變自己的心態，可能連神仙也救不了你。」

這句話開始了我的抗癌重生之旅。

再次與蔡松彥醫師懇談後，開始慢慢地調整自己的心態並體認到：癌細胞不是被消滅的，而是靠強化自身免疫力來將它們控制住。

蔡醫師經常說一個比喻：人體就像是一座城市，充斥著盜匪和小偷，但如果這個城市的警力完整充足時，盜匪和小偷就會隱匿不見。這並不是罪犯消失了，而是他們不敢犯案。就如同個人的自體免疫力強勁時，壞的癌細胞就不會作祟。

我一邊使用標靶藥物治療，一邊配合著蔡醫師的輔導，努力提升自體免疫力，就在 2022 年初，我的主治醫師告訴我，我的影像檢查結果顯示正常，無發現可視的癌細胞。

當下聽到這個消息時，心理非常感恩蔡醫師的教導。他平日總是諄諄的教誨，強調「少」與「多」兩個觀念，也讓我的努力看到了成果。

少就是：

- 少做對身體有害和產生壓力的事情
- 少進食不利身體健康的食物

多就是：

● 多吃原型無毒的食物

● 多補充有益身體健康的保健品

● 多做會大量流汗和排毒的運動

● 多執行能肯定自我的事物

　　這一年裡我持續進行以下措施：遠紅外線照射、補充益生菌、吃保健食品、快走運動、打太極拳和冥想。我不確定哪個部分對我影響最大，但我內心清楚的知道，它們已經全部內化為我的生活習慣。

　　雖然目前身體的狀況已經往「健康」邁進一大步，但距離真正的「康復」（蔡醫師的標準），還有很多的課業必須執行。真的很感恩他對我的引領和關懷，也慶幸駑鈍的自己，有開竅和轉換心態的一天。

　　人們常說：佛渡有緣人。

　　那個「緣」，指的就是我們的「心」吧！

04
整合醫學改善了
家族性心腦血管及新陳代謝疾病

一、家族史：

1. 父母是三高（高血壓、高血糖及高血脂）患者，皆於 64 歲得到腦中風，分別於 9 年及 14 年後離世。我也有三高問題，後來冠狀動脈堵的程度大了，就成了冠心病。

2. 姐姐大我 7 歲，52 歲時腦中風偏癱，但其康復得特別好，因為大姐得病以後，我已經開始探索使用整合醫學，也同時幫助了姐姐。

二、病史：

1. 39-40 歲（2001 至 2002 年），發現血糖高，血壓及血脂也略高，主要服用西藥控制，再配合針灸和按摩，病情可以緩解。

2. 自此開始往後近 10 年，吃醫院自己開發的一種中成藥，再搭配飲食、運動及心理調理，2006 至 2008 年期間，斷續打胰島素，但後來因不方便而停止。病情時好時壞，有時候控

制不住，亂吃亂喝，血糖就更不穩定了。

3. 47-48 歲（2009 至 2010 年），因為胸悶，被診斷有冠心病，醫師建議放支架，但我一直猶豫中。胸悶狀況則反覆不定。隨身準備速效救心丸，難受了就吃幾粒。自己長期練太極拳，另外從飲食開始控制減重，體重過重改善了很多，並經由學習心理學來穩定情緒。高血壓的狀況透過頸椎康復及針灸，也分別得到暫時的緩解。

4. 51-52 歲（2013 至 2014 年）開始嘗試多次辟穀（斷食），一般 7 至 10 天，最長達到 15 天，體重從 80 公斤持續降到了 57 公斤，往後維持在 57.5 至 62.5 公斤之間。（註 1）

5. 53-54 歲（2015 至 2016 年），認為人的健康問題應該從心入手，啟動心身健康醫學博物館建置，想藉由心理情緒來調理疾病重獲健康，助人自助。（註 2）2017 年博物館準備開業，當時因為工作強度大，暴食暴飲，血壓、血糖都高，身體出了問題，在這個情況下進行辟穀（斷食），結果發生胃出血。同時檢查了冠狀動脈，堵得更嚴重，院方建議要放支架，血壓也高，血糖也高，也正式被診斷為很嚴重的病人了，我當時也覺得如此。此時，蔡松彥醫師剛好擔任我的醫療專家顧問之一，於是就開始了冠心病和三高精準康復的自我實踐過程，擬由飲食、運動、心理三個層面來改善。

註 1：依該個案身高 163 公分，建議標準體重在 48 至 63 公斤之間。

　2：個案為地產開發商，規劃了一個名稱為心身博物館的整合醫學診治養生調理中心。

三、心身健康處方踐行

1. 飲食處方

　　飲食處方由營養師根據醫療小組醫生的意見及我的血壓、血糖、血脂的變化來安排我的飲食菜單，原建議三餐，但我自己調整為一天兩次（早餐與中餐），晚上偶爾會喝點小酒，吃一點點東西。

2. 運動處方

　　蔡醫師在運動處方方面給予我很大的鼓勵，他自己也是癌症患者，有一次他分享自己的運動康復經驗告訴我說：「沒問題」，這短短幾個字對我影響很大。針對我心臟問題的運動處方，是每週 5 次運動，每次 45 分鐘，在跑步機上或室外進行，心率達到每分鐘 110 下。一段期間後依狀況再逐步調整。當時我也同時服用血壓藥、血糖藥、血脂藥，運動改善最顯著的就是血糖狀況。

3. 心理處方

　　我本身也長期涉獵心理學，隨時隨地會回到當下，然後比較暢開，會說心裡話，會跟別人有連接感，會處理自己情緒，除了自我的心理處方以外，有兩個措施是蔡醫師對我實施的：

　　第一，是一個稱為阿卡西記錄的體驗，其目的是期望解決一個長期的問題，我老覺得自己隨時會死亡，此次阿卡西記錄的心理療癒方法就解決了我的心病。大概的意思就是，每個人你這個家族其實在宇宙中發生的所有的事，在阿卡西這個理論系統裡面，都有一個類似互聯網的雲端資料庫記錄所發生的事，有什麼事就可以問。在透過一位專家跟宇宙信息接通以後，由他轉述你的問題並調閱相關雲端資料庫的檔案，來找出可能的原因。當時我的情況是為什麼

總是害怕死亡？緣由是因為我的母親遺傳了這個心理印記給我。而我的母親為什麼會老擔心自己死亡？是因為她 5 歲的時候，她的親生父親（我的祖父）突然離世了，因此在她的深層記憶裡，人真的會隨時死亡的。她一直有這個信念，她的信念就轉給我了，然後我就會經常擔心會不會死。這是阿卡西記錄幫我找到的家族印記脈絡。我挺感謝蔡醫師這一次的安排，因為我原先對這種體驗有點不以為然，但是那一次阿卡西記錄體驗對我的心理療癒蠻震撼的，確實把我的長期心病解決了。

第二，蔡醫師對我實施的心理處方還包括 TimeWaver。會依狀況對我進行遠端的調理，雖然不像阿卡西那麼明顯的感受，但是我感覺蔡醫師對我這一方面的調理還是幫助挺大的。

有一個例子，我在香港做足底按摩，技師很賣力，做完 1 小時又加了 1 小時，在做第 2 小時期間我感覺身體不適，就停止按摩上樓休息，回去後感覺瀕臨死亡的狀態，聯繫心理專家高老師沒聯繫上，也沒聯繫上蔡醫師，隨後經過自己心理學的學習，知道要抓住家裡的人，就打電話給自己的妻子，因妻子在開會沒聯繫上，讓祕書聯繫上後說明了身體的狀況，做完足底，香港空調溫度低，身體能量不足，又通過一些心理學手段解決了這個事情，後來跟蔡醫師聯繫上後，蔡醫師說，在用 TimeWaver 對我進行調理時已經捕捉到了心理上的一些變化，說跟我的母親有關係，TimeWaver 是一種能量醫學，我覺得對自己是有效果的。

4. 整合醫學下的精準康復成效

執行上述精準康復後，最明顯的就是血糖的變化，透過「吃、動、心」三個面向的努力，已經可以自己控制血糖了。蔡醫師在此時提出讓我慢慢減藥，二甲雙胍也再慢慢減量，血糖也慢慢恢復正常。

後來發現，在一年之內不注意之後，血糖還是不正常，血壓也有些高，血脂在正常範圍，我後來發現我有個心理模式，可能對我的血糖血壓影響最大。因為我這個人要做一件事，做以後不會停下來，就一定得要做，每天都要求自己進健身房，早上是要跑步的，在香港住的社區，有個小山坡自己要跑上去，再跑下來，40 分鐘跑步，下午還要進健身房進行阻抗肌肉訓練。那一天，我突然感覺到自己為什麼明明很累還非要去做不可，那麼累身體能調整好嗎？於是在那天有了個開悟，累了就不做了，沒必要讓自己痛苦的去完成這個，調整了一周，發現血糖和血壓也是正常的。原來的「吃、動、心」已經對我身體的血壓血脂幫助很大，但是因為我的心理模式沒到位，老是刻意去做，所以血糖血壓那道坎還沒過去，我放下之後，覺察到這個模式，心理上調整了，血壓血糖都正常了，很高興。（註3）在吃動心精準康復，我自己的實踐當中，深深讓自己感受到心理處方真的太重要了。

從 2017 年 10 月開始，我還有一個經常出現的狀況，凌晨會不定時感覺自己心臟是不是又出問題了、要死亡了，慌忙跑去醫院，在醫院測了心肌酶和心電圖，結果顯示沒事醫生就讓我回去了。那 2、3 年經常會出現這樣的情況，去了很多醫院，內心很害怕，後來發現會有這種情形，可能是兩個問題，一就是吃他汀藥（註：某一類的降血脂藥物，可改善大多數的高血脂，但少數患者可能有不適反應），常感覺能量不足，恍恍惚惚的。二是胃食道逆流，其引起的不適，會自我聯想到是不是心臟的問題。後來經過醫師指導，學會了胃和心臟問題如何區分，也停止使用他汀藥，所以過去看起來像是心臟的問題，現在都沒了，再加上後來使用「吃動心」處方，血糖、血壓、血脂可以說全都控制住了。我經常提起我的心臟問題，

註3：過度心理壓力會使交感神經系統亢進失衡，進而引起血壓及血糖上升。

是因為醫院檢查結果告知兩條冠狀動脈分枝血管有超過 75% 的狹窄，但是我不覺得心臟有多大問題，現在我認為三高自己是可以控制的。但有時候仍會不忌口，血糖過高，自己一警覺就會再調整回來。偶而工作壓力大血壓也會高，但自己會注意，調整情緒後就下降了。

　　以上是我透過整合醫學的精準康復基本經歷，挺幸運的，在我有病的時候，正好從事心身健康的工作，首先將自己的慢性病及重症改善了，正因為有這個經歷，更深信不疑這套系統能幫助人，所以就義無反顧不管是否能夠營利，堅決的推動這個系統，並將一直做下去，希望奧倫達（**註 4**）能幫助更多人重獲健康的身心。

劉向陽

註 4：是該個案所建置的地產項目名稱。

05
身心靈的調理
讓糖尿病及腎病逆轉、
癌症得醫治

- **確診時間**：2015 年 7 月（膀胱原位癌零期）；2020 年 4 月（膀胱惡性腫瘤併前列腺及尿道侵襲）

- **主流治療方式**：主流醫療之膀胱鏡手術刮除、膀胱抗癌藥物灌注、傳統化療、放射治療、攝護腺銇雷射手術、達文西機械手臂輔助腹腔鏡根除性全膀胱切除合併迴腸造口及淋巴腺全刮除手術、尿道上皮組織全切除手術

- **非主流療法**：飲食療法（類生酮飲食、有機食材）、營養補充品、中藥、針灸、溫灸、運動、氣功、正念療法、接地氣等

當我發現自己罹癌時，已是罹患 30 年糖尿病的老病號。我以低糖有機飲食控制自己的血糖已有很長的一段時間，糖化血色素控制在 5.8 至 6.8 之間，飯前飯後血糖也在 70 至 120 之間。

罹癌後，有幸接受蔡醫師的輔導，接受其建議改採生酮飲食，其中最大的改變是餐前蔬菜淋上橄欖油、亞麻仁油、苦茶油等好油，

打破過往擔心血糖需避開油脂的迷思。此後我糖化血色素控制在 4.6 到 5.5 之間，體重明顯上升。

在運動方面，我每天走路大約 1 萬步，每週上溪頭爬山 1、2 趟，另外再加上返老還童氣功與李嗣涔的科學氣功（搯指甩手氣功）3000 下。

我也接受中醫調理。化療與放療會影響飲食、排便、膀胱。我化療後會有 2、3 天感覺虛弱無力，於是我在化療與放療的同時就近求診院內的中醫部主任，確實能有效的改善我的副作用。藥物、針灸、遠紅外線照射都足可切中要害，讓我能生活得更有品質。我的就診醫院為重症醫院，病人中大概有 4 至 5 成是癌症病患，他們的中醫部經常處理化療與放療後遺症，醫術嫻熟、經驗豐富。

關於中醫調理我想多著墨一些。我認為西醫是針對病來做病灶的移除或管控、打擊，所以西醫是「治病」，而中醫是針對病人本身於接受手術、化療、放療所產生的副作用來做處理，可以說是針對「人」來醫療。很多病人會因為無法承受手術、化療、放療的痛苦而逃避治療，甚至花大錢去尋求偏方，導致延誤了治療黃金時期，加重了病情，最後丟了生命，可惜啊！

抗癌路上，經過手術、化療、放療，日常飲食、運動、氣功、中醫調理等，並一路追蹤，正慶幸即將安然度過 5 年，卻因為攝護腺腫大，小便有些困難，接受銩雷射處理；於檢體切片中，意外發現癌細胞，沒想到前幾天才做膀胱鏡、核磁共振檢查，都正常啊！於是當機立斷接受達文西機械手臂輔助腹腔鏡根除性全膀胱切除等。

從手術後到現在已經 1 年多，身上少了一個器官（膀胱），多了一個負擔（尿袋）。有些許不便，但生活還要繼續過，最重要的是我還活著。以前糖尿病使我認清必須跟它和平共存，如今更嚴重

心轉病自癒

CHAPTER 4

452

的癌症，我也決定好好的活著，自己的健康絕對要自己努力去爭取，以感恩、平靜的心快快樂樂地過生活。

在罹患癌症的過程中，遇到了很多的貴人，尤其是蔡醫師，他一路輔導我，在營養上、運動上、氣功上、抗癌知識上主動提供種種幫助，更不吝指導使我更加篤定在主流醫學之外，另類醫學中有很多機會獲得改善。印象最鮮明的是，去年術後的檢查報告，腎功能明顯下降，深怕走入糖尿病患終極洗腎的不歸路，此時蔡醫師主動伸出援手，建議以古方為基礎的營養保健品；經過 3、4 個月服用並嚴格監測下，成效斐然，腎功能恢復正常。此外遠紅外線的照射及遠紅外線座艙，利用其中的機轉殺死癌細胞增進免疫力則又是另一個契機，更讓我能夠樂觀的面對自己的病症。

在心靈層次方面，效法蔡醫師盡力做到「心轉」，樂觀快樂去面對生活與疾病。不僅養生，盡量做到身心靈一體。信仰是非常重要的一件事，不論任何宗教。我是基督徒，聖經中腓力比書四章 6 節的一句話深為受用：「應當一無罣慮，只要凡事藉著禱告、祈求，帶著感謝，將你們所要的告訴 神。」這讓我在生活上、在抗癌的過程中獲得支持的力量。

蔡醫師的正面態度給予我極大的鼓舞，在抗癌路上增添了無比的力量。真是感謝再感謝！

以下是我的抗癌重點心得，再次與大家分享：

- 中醫可以彌補西醫主流醫療的不足，重點是找對中醫師。
- 萬惡「糖」為首，百善「動」為先。
- 喜樂的心乃是良藥，務必保持樂觀。
- 助人為快樂之本，有機會可多多分享經驗。
- 堅定的信仰有助癌症的治療。
- 歌唱能增強人體的免疫能力。

06
給癌友的一封信
（我的抗癌歷程）

　　我本身也是一位醫師，在 2019 年 9 月健康檢查接受低密度電腦斷層掃描，無意中發現右下肺葉長了一顆 2.5 公分的腫瘤，2 個星期後接受手術切除右下肺葉，病理切片報告是肺腺癌，但未轉移到淋巴結，算是第一期早期肺癌，之後接受了為期 2 個多月的 4 次化療，然後每 3 個月追蹤一次胸部電腦斷層掃描，追蹤期間生活一如往常，並沒有做太大的改變。

　　但在 2020 年 11 月底的肺部電腦斷層追蹤，發現兩側肺部長出了 5 個 0.3 至 0.8 公分不等的小結節，12 月初正子檢查發現右上肺也有問題，門診醫師研判是肺癌復發，於是我預約了 2 個星期後的臺大醫院門診。

　　肺腺癌復發之後，從網路看到蔡醫師的病程和我相似，以我對肺腺癌的了解，只要是復發有轉移的現象，要治癒幾乎是不可能，但是蔡醫師居然奇蹟似的痊癒了。於是我參照他在網路分享的方法，並且去臺中請教他細節，主要是以生酮飲食治療搭配平甩功（每天甩手 2000 至 3000 次），中間搭配 2 次完全斷食（一次 5 天，另一

次 2 天），只喝開水，次要以運動（每天跑操場 1200 公尺）、遠紅外線療法（局部和全身）和吸氫氣作為輔助治療。

12 月至臺大醫院回診，主治醫師以堅定的口吻斷定，我的情況「百分之百就是轉移」，令我殘存的希望瞬間破滅，他指示我申請開刀檢體做基因檢測，下次回診就要標靶治療，但是我要求標靶治療之前，1 月底再作一次胸部電腦斷層，或許還有一線希望。

臺大醫院回診後，高中同學介紹一位也是嘉義高中的學弟，他是舌癌末期但也奇蹟似的治癒，他很熱情的分享他的抗癌經驗（平甩功、大量蔬果飲食、少吃肉類、不吃加工食物、每天跑步 5000 公尺），學弟的方法和蔡醫師的方法很接近，加強了我對這些抗癌內容的信心。

1 月底胸部電腦斷層追蹤，結果肺部 5 個小結節只剩下 1、2 個，主治醫師說不用標靶治療了，5 月初再追蹤一次電腦斷層，肺部的小結節幾乎都消失了，連主治醫師也大感意外，感謝天！

07
透過身心靈的轉化，
我正往康復的路上前進

在這個時代，什麼是英雄？我覺得每個抗癌鬥士都是自己生命中的英雄！人生就是一場考驗，雖然癌症令我沮喪，但我也因此看到人生中充滿愛的一面。

透過我的老師，我認識了蔡醫師，他實在是給了我極大的幫助，每次有醫學上的問題，蔡醫師總是耐心的向我解釋，還買書送我，透過電話及 Line 為我解惑，像天使一般，他說惟有我痊癒了才能幫助更多的人。謝謝蔡醫生無私的付出，在此我也來跟大家分享我的經歷。

我在 2010 年第一次確診乳癌的第三期 C，淋巴感染了 10 顆，當時女兒才 4 歲，家族沒有遺傳，實在是晴天霹靂。經歷了手術、人工血管、16 次的小紅莓、太平洋紫杉醇，副作用讓我全身毛髮掉光、指甲變黑、眼睛紅腫、像個外星人般嘔吐，只能躺在床上，我想「死」大概就是這種感受吧！之後再加上 30 次的電療，皮膚都變成焦黑色，又打了 2 年的 Zolades，及 5 年的泰莫細芬，好不容易撐過了 5 年，我以為我的癌症已經好了，於是自行停藥，恢復以前的作息，一樣晚睡，吃不忌口，沒有運動，生悶氣……結果去年 2016 年又復發了，這次擴散到骨頭和肝，拿掉了卵巢。現在接受化療以及打癌骨瓦，因為是末期，蔡醫師教了我許多自然療法的合併

輔助治療，我自己也嘗試一些非主流療法。現在除了運動，我也打維他命 C、做咖啡灌腸、進行禱告等，其中禱告，對我來說是穩定我內心的強大力量。

我是一個基督徒，所以有許多教會的弟兄姊妹與我一同向神禱告。我非常感激所有關愛我的人。因為主的憐憫，我得以信入祂，藉著祂寶血洗淨我的罪，並賜下聖靈的平安與醫治，使我能不靠藥物，安然入睡，這對一個癌末的病人是何等的有福！我深信如聖經中羅馬書 8 章 10 節至 11 節：「但基督若在你們心裡，身體固然因罪而死，靈卻因義是生命，然而，那叫耶穌從死人中復活者的靈若住在你們裡面，也必藉著祂住在你們裡面的靈，賜生命給你們必死的身體。」願榮耀歸神，與弟兄姊妹一同見證我的主是信實又憐憫的神，祂醫治了我。現在我的癌指數下降，看來是穩定的與癌共存，雖然有時不免會擔心自己是否能堅持到最後，但既然活著，就如英文諺語說的，「生活給了我們檸檬，我們要把它變成好喝的檸檬汁」。放棄不是一種選擇，謝謝所有家人、醫師、好朋友的付出，我才能走到今日，讓我們珍惜得來不易的每一天！

註：以下是個案有接觸的方法：

- 飲食療法，例如低糖飲食、生酮飲食、葛森療法，改變飲食習慣如採用有機食材、減少外食及飲用天然礦泉或深海水等
- 營養補充品，例如補充維生素、礦物質，抗癌營養素如褐藻糖膠、白藜蘆醇、Omega-3 魚油等
- 中藥
- 針灸，拔罐，放血
- 運動，例如走路、跑步、健身、登山、球類、太極拳等
- 精油 SPA
- 同類療法 / 順勢療法
- 打維他命 C
- 咖啡灌腸
- 禱告交託於主

08
神的恩典令我敬畏

　　時間過得好快！病癒至今已逾 8 年，醫學界以 5 年為一截點，病癒超過 5 年者被稱為度過 5 年存活期，在醫界即視為成功的案例。如今已步入第 9 年；這是神的恩典，無時無刻不隨時警醒，我的餘生是耶穌基督所賜與的，我要將所剩餘的時間奉獻給主耶穌，努力傳福音榮耀神。

　　回想 8 年多前（103 年 4 月 8 日）病情嚴峻，肝臟、肺臟、腦部與全身骨頭均已轉移、佈滿癌細胞，醫生告知我只剩 4 個月的生命，時間不多了要立即決定治療，院方也規劃治療方案，準備治療藥物；當時我已病入膏肓，只知生命即將結束，距離死亡僅一步之遙，一時萬念俱灰、六神無主不知如何是好。這時有一念頭告訴自己不要治療，當靠主耶穌，二姊也對我說：「則煌，我們任何治療都不要做，我們全家族都在主裡，一輩子信耶穌，就用這短短的幾個月的時間，全心全意仰望主求主醫治，不管還剩多少時間，將生活品質過好，你一化療就沒品質了。」其他家人也都贊成不做傳統治療，這醍醐灌頂的一番話，讓我底氣十足的告訴醫生我不治療。醫生訝異我的決定，說：「你可以邊治療、邊尋求主靈修禱告，不衝突的」；基督徒醫生的妹婿，也持一樣的說法，但是我堅持不治療，在家將自己關鎖與耶穌作伴，每天只作三件事情：敬拜讚美、

讀經禱告與認罪悔改，僅僅 4 個月的時間，我的胎兒球蛋白指數從 39877 降到 42，連主治醫師醫師都驚訝不已的說：「陳先生，你是我們醫院的傳奇，謝謝你讓我見證到上帝的榮耀」。

感謝主，除了追蹤檢查以外，我是肝癌末期患者中，完全沒有做任何治療的個案，1 顆藥都沒吃、任何手術與療程都沒作。癒後回想起來真是慶幸，不治療的決定是正確的，當初如果做任何治療的話，就無法將榮耀歸給主耶穌了。這不是我自己的決定，我乃一介凡夫俗子，當災難來臨時也會害怕死亡，這一切都是主耶穌基督的引導，從確知病情後醫院回來開始，感謝主耶穌的一路帶領，我應該是最沒有受到癌症病痛折磨的人；我謝絕了所有的訪客，內心確信主耶穌會醫治我，每天關鎖在家裡靈修，與主親近，很奇妙聖靈的醫治讓我感覺得到，身體一天比一天舒服，第一個月（約 40 天的時候）回診檢查所有的數據居然都好轉了 60%；第二次回診是 4 個月的時候，檢查結果出來，各種數據顯示病情好了 99.9%，主治醫師不禁讚嘆主耶穌神奇醫治的大能，以他的醫學專業認知這是不可能的事。

感謝主，病癒至今，主耶穌神奇醫治的見證消息不脛而走，從北（基隆）到南（屏東）、從東到西，足跡踏遍臺灣各地，許多機構與教會團體邀約分享的邀請不斷，我自我期許不論教會大小、人數多寡，均應邀前往服事絕不拒絕，因為這是為服事神的事工；更有本國與海外華人有病痛者與癌友們，來電詢問養病期間如何靈修和問索靈修材料，我也都不吝傳授。

這幾年帶領無數的人決志信耶穌，也引導病友對生命有正確的認知，告訴他們靈魂的得救比病得醫治更重要；聖經約翰一書四章 18 節 a：愛裡沒有懼怕；愛既完全，就把懼怕除去。要知道主就是愛，無論在世時間多長總有一天要見主面，願我們見主面時是坦然不羞

心轉病自癒

CHAPTER 4

見證美好生命

愧的。

　　現在活著的不單單是我自己，還有耶穌與我同活，神的恩典令我敬畏。

　　主啊！願祢賜我一顆敬虔的心，讓我對你的熱情不減。

　　主啊！願祢的靈長與我同在，讓我能聽懂祢的聲音，以祢的話語來更新我的心思意念、貼近祢的心意。

　　奉 耶穌基督的聖名阿們！

主內 花蓮美崙浸信會　陳則煌

2022 年 6 月 10 日

註：陳則煌弟兄並非我的輔導個案，我與他是同一年罹癌，只因我康復後所著的第一本書《心轉，癌自癒》中提到他因神而得到救贖的事蹟，才彼此結識。在此書中特別邀請他親自分享並作見證。上帝的大愛永遠照亮世界每一角落，讓世人得到救贖。祂的大能必將幫助無數在病痛中無所倚靠之患者，使其重生。在此特別向陳則煌弟兄致謝。

檢核表

01
疾病原因分析自我檢核表

疾病形成的原因很多，找到問題才能有效率地解決問題，進而成功得到治癒。以下是可能導致疾病的各種層面，請您一一仔細檢視。

致病可能原因			有此問題請打勾
物理性原因			
環境源	現代風水（建築生物學）	電子煙霧	☐
		地理磁區干擾　地下水脈	☐
		地質斷層	☐
		地磁網格線	☐
	傳統風水		☐
有害物（源）	有害電磁波（場）	非游離輻射	☐
		游離輻射	☐
	外傷		☐
	聲波（噪音）		☐
	異常溫度		☐
化學性原因			
環境源	空氣汙染	生物性：塵蟎過敏原、細菌、寵物過敏原及病毒	☐
		非生物性：粉塵、油煙、煙霧、二手菸、媒灰、無機化合物、農藥、重金屬、有機溶劑	☐
	水汙染		☐
	慣行農法（使用農藥化肥）		☐
	食品安全問題		☐
	生活居家化學品危害		☐
	藥物		☐

致病可能原因			有此問題 請打勾
化學性原因			
環境源	有機及無機化合物		☐
	有害物質	農藥	☐
		有害重金屬	☐
		生物毒素	☐
		空氣汙染	☐
生物性原因			
病毒			☐
細菌			☐
黴菌			☐
寄生蟲			☐
不健康生活型態			
抽菸			☐
過量飲酒			☐
身體活動不足			☐
不適當 飲食營養	攝取過多高熱量食物（肥胖主因）		☐
	Omega-3 / Omega-6 多元不飽和脂肪酸比例失衡		☐
	蔬果攝取不足		☐
	維生素、礦物質不足，尤其是維生素 D		☐
	植化素、益生菌不足		☐
	食品安全問題		☐
睡眠品質不佳			☐
先天性原因			
遺傳、體質			☐
性格（人格特質）			☐
本命、原罪、業力			☐

致病可能原因			有此問題 請打勾
心理情緒性原因			
	壓力源	人際關係衝突	☐
		金錢經濟議題	☐
		預期目標無法達成	☐
過度壓力	身心情緒狀態	承擔過度、精疲力竭、體能耗盡	☐
		成癮或強迫症（工作、藥物、食物、行為）	☐
		受攻擊、被威脅脅迫、自卑自憐、無防衛能力、自覺能力不足	☐
		憂鬱、焦慮、煩惱、內疚、疑心、缺乏自信、羞恥、罪惡感、畏縮、自責	☐
		恐懼、驚慌、無安全感、害怕失去、絕望	☐
		悲傷、懊悔、消沉、孤單、冷漠	☐
		貪念、邪念、惡念、慾望、渴求	☐
		驕傲、自負、傲慢、輕蔑、鄙視	☐
		憤怒、生氣、憎恨、指（譴）責	☐

02

五維一心蔡氏養生療癒法
自我檢核表

疾病療癒靠的是全方位的實踐，我自己親身體驗證明，「五維一心蔡氏養生療癒法」不僅可以有效治癒疾病，甚至可以逆齡回春，獲得健康。

項目		有做到請打勾
壹・營養	體內抗氧化物足夠	☐
	減少攝取碳水化合物	☐
	增加好的油脂：Omega-3 多鏈不飽和脂肪酸	☐
	選購無農藥及化肥的新鮮原形食材及食物	☐
	補充蕈（菇）類及藻類	☐
	攝取 7 蔬 +2 果，蔬菜多樣多量，尤其是十字花科及蔥屬，不吃過甜的水果	☐
	食用含益生菌食物	☐
	依個人健康狀況，額外補充營養素，尤其是維生素 D、葉酸及維生素 B12、鎂等	☐
貳・活動	運動「533」	☐
	動態身體活動：心肺功能訓練	☐
	動態身體活動：動氣功	☐
	動態身體活動：撞牆功	☐
	靜態身體活動：站樁	☐
	靜態身體活動：頭背貼牆法	☐
	靜態身體活動：靜坐	☐
	其他	☐

項目		有做到請打勾
叁・紓壓	身體運動，如舞蹈、瑜伽、慢跑、騎腳踏車等	☐
	戶外活動，如登山、健行等	☐
	從事自己喜歡的興趣活動，如聽音樂、閱讀、園藝、唱歌、練字等	☐
	正念減壓，包括擁有正念 7 種態度、進行正念靜坐等	☐
肆・排毒	檢測居家環境是否受電磁波干擾	☐
	檢測居家環境是否受地理磁區干擾	☐
	避免無謂的電腦斷層或正子攝影檢查	☐
	檢視陽宅風水及陰宅風水	☐
	避免吸入懸浮微粒 PM2.5	☐
	遠離火力發電廠	☐
	避免農藥暴露	☐
	避免使用含有有害化學物質的居家用品	☐
	不吃過期食品	☐
	減少食品添加物	☐
	避免基因改造食物	☐
	選購有機農產品	☐
	少吃紅肉	☐
	避免毒性危害	☐
	攝取優質均衡的營養	☐
	進行規則及適量的運動	☐
	充足且早寢的睡眠	☐
	保持愉悅的心情	☐
	飲用足夠且無毒有能量的水	☐
	照射適量的陽光	☐
	接地氣	☐
	重視排汗	☐

項目		有做到請打勾
伍・靈昇	檢視是否有疾病的遺傳與體質	☐
	檢視是否有病病的性格（人格特質）	☐
	探討本命、原罪（Sin)、業力（Karma) 1. 前世今生與輪迴的探討 2. 疾病與因果報應關聯性 3. 疾病與冤親債主的關聯性 4. 卡陰（外靈干擾）的原因與解決	☐
	擁有堅定的信仰	☐
陸・心	改變心念（例如透過靜坐）	☐
	有意識地進行改變，朝向健康發展	☐
	學習誠服，順天敬天	☐
	心存感恩，將自身困境化為「無私的愛」	☐

03
互補另類療法體驗自我檢核表

運用各種經科學驗證有效的儀器或另類療法，有助於改善各種疾病及不適。您可以多方嘗試，找出最適合自己的方法。

項目	請打勾
超微癌症基因檢測	☐
經絡能量分析	☐
科學脈診	☐
人體能量狀況探索：AVS 氣場檢測	☐
時空波（TimeWaver）系統	☐
MORA 生物能共振系統	☐
Rayonex 生物共振系統	☐
IPP 3D-NLS 非線性健康管理系統	☐
經絡氣血共振：排除毒性重金屬	☐
精油	☐
花精	☐
順勢療法	☐
遠紅外線療法	☐
氫水／氫氣	☐
返老還童氣功	☐
中華生物能醫學氣功	☐
返璞歸真氣功	☐
撞牆功	☐
輔助性運動療法	☐
顱薦椎療法	☐
力學足墊	☐
營養品	☐
益生菌	☐

心轉，病自癒

心轉，
病自癒

心轉，
病自癒

悅讀健康系列 181

心轉，病自癒：
五維一心的
健康逆齡奇蹟

作 者／蔡松彥
企畫選書／林小鈴
責任編輯／潘玉女

業務經理／羅越華
行銷經理／王維君
總 編 輯／林小鈴
發 行 人／何飛鵬
出 版／原水文化
　　　　　台北市民生東路二段 141 號 8 樓
　　　　　電話：（02）2500-7008　　傳真：（02）2502-7676
　　　　　E-mail：H2O@cite.com.tw　部落格：http://citeh2o.pixnet.net/blog/
發 行／英屬蓋曼群島商家庭傳媒股份有限公司城邦分公司
　　　　　台北市中山區民生東路二段 141 號 11 樓
　　　　　書虫客服服務專線：02-25007718；25007719
　　　　　24 小時傳真專線：02-25001990；25001991
　　　　　服務時間：週一至週五上午 09:30 ～ 12:00；下午 13:30 ～ 17:00
　　　　　讀者服務信箱：service@readingclub.com.tw
劃撥帳號／19863813；戶名：書虫股份有限公司
香港發行／城邦（香港）出版集團有限公司
　　　　　香港灣仔駱克道 193 號東超商業中心 1 樓
　　　　　電話：(852)2508-6231　　傳真：(852)2578-9337
　　　　　電郵：hkcite@biznetvigator.com
馬新發行／城邦（馬新）出版集團
　　　　　41, Jalan Radin Anum, Bandar Baru Sri Petaling,
　　　　　57000 Kuala Lumpur, Malaysia.
　　　　　電話：(603) 90578822　傳真：(603) 90576622
　　　　　電郵：cite@cite.com.my

美術設計／劉麗雪
製版印刷／卡樂彩色製版印刷有限公司
初 版／2022 年 8 月 11 日
初版 5.6 刷／2024 年 2 月 27 日
定 價／550 元

ISBN: 978-626-96220-1-6

國家圖書館出版品預行編目 (CIP) 資料

心轉，病自癒：五維一心養生法 / 蔡松彥著.
-- 初版 . -- 臺北市：原水文化出版：英屬蓋曼
群島商家庭傳媒股份有限公司城邦分公司發
行 , 2022.08
　面；　公分 . -- (悅讀健康；181)
ISBN 978-626-96220-1-6(平裝)

1.CST: 健康法 2.CST: 養生

411.1　　　　　　　　　　　　　111008698

城邦讀書花園
www.cite.com.tw

—原水文化—
您的健康，原水把關